本书由大连市人民政府资助出版

女性盆底疾病

韩　璐　曲学玲　主编

辽宁科学技术出版社
·沈阳·

内容简介 盆底疾病严重地影响着女性健康，也越来越受到广大妇产科、泌尿科、肛肠科医务工作者的关注。本书向读者全面介绍了女性盆腔与盆底解剖，女性盆底疾病的种类、病因、常见症状与体征、检查与评估方法、治疗与预防、康复与保健等方面的知识。内容通俗易懂、深入浅出，将实用性、科学性、趣味性、可读性有机结合，从基础到临床，理论联系实际。本书可作为妇产科医生、从事盆底专业医护人员、全科医生的临床参考用书。

主编：韩　璐　曲学玲
编者：李龙卫　孙燕茹　翟晶　朱承峰　赵晓莉

图书在版编目（CIP）数据

女性盆底疾病 / 韩璐，曲学玲主编. — 沈阳：辽宁科学技术出版社，2020.1
ISBN 978-7-5591-1437-2

Ⅰ. ①女…　Ⅱ. ①韩…　②曲…　Ⅲ. ①女性－骨盆底－功能性疾病－诊疗－问题解答　Ⅳ. ①R711.5-44

中国版本图书馆CIP数据核字（2019）第289822号

出版发行：辽宁科学技术出版社
（地址：沈阳市和平区十一纬路25号　邮编：110003）
印 刷 者：辽宁新华印务有限公司
经 销 者：各地新华书店
幅面尺寸：185 mm × 260 mm
印　　张：14.5
字　　数：280千字
出版时间：2020年1月第1版
印刷时间：2020年1月第1次印刷
责任编辑：陈广鹏　邓文军
封面设计：刘冰宇
版式设计：图　格
责任校对：李淑敏

书　　号：ISBN 978-7-5591-1437-2
定　　价：120.00元

联系电话：024-23280036
邮购热线：024-23284502
http：//www.lnkj.com.cn

主编简介

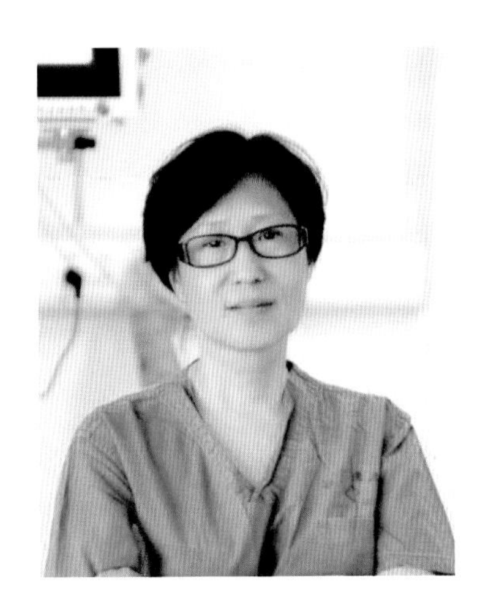

韩璐，医学博士，主任医师，硕士研究生导师，大连市妇幼保健院暨大连医科大学附属妇产医院业务副院长。擅长盆底功能障碍性疾病的诊治，妇科良、恶性肿瘤的微创治疗，女性生殖道畸形等妇科疑难疾病的诊治等。目前担任中华医学会医学伦理学分会学术专业组委员、中国医师协会妇产科分会专家委员会委员、中国医师协会微无创专业委员会单孔与阴道腔镜手术专业委员会副主任委员、中国医师协会整合医学分会盆底委员会常委、中国医师协会妇科内镜分会专家委员会常委、中国研究型医院学会妇产科专业委员会常委、中华预防医学会盆底功能障碍性疾病防治培训中心负责人、卫生部四级妇科内镜手术培训基地负责人、辽宁省妇科腔镜与微创治疗学委员会副主任委员、辽宁省生命科学学会妇科与泌尿盆底学专业委员会副主任委员、辽宁省中西医结合学会副主任委员、辽宁省抗癌协会妇科内镜委员会副主任委员、辽宁省普通高等学校专业教学指导委员会委员、辽宁省医学会理事会理

事、大连市医学会理事会理事、大连市医学会妇产科分会主任委员。《中国实用妇科与产科杂志》《妇产与遗传杂志》编委。先后主持国家自然科学基金子课题 1 项，辽宁省自然科学基金 1 项，大连市科学技术基金 3 项，以第一作者和通信作者先后在 SCI 和国内核心期刊发表论文 50 余篇。

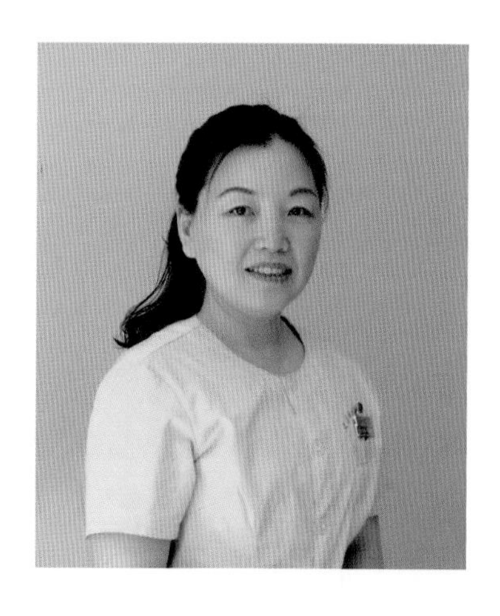

曲学玲，医学博士，主任医师，硕士研究生导师。2000 年毕业于大连医科大学，从事妇产科临床和盆底疾病的诊断和治疗 10 余年，尤其擅长盆底相关疾病保守性、康复性治疗。先后主持或参与国家自然科学基金 1 项，辽宁省自然科学基金 1 项，大连市科学技术基金 1 项，大连市卫生局课题 1 项，先后在 SCI 和国内核心期刊发表论文 10 余篇，先后获得教育部高校科技进步二等奖 1 项，辽宁省科技进步二等奖 1 项，三等奖 1 项，大连市科技进步二等奖 3 项、三等奖 1 项。

前 言

女性盆底功能障碍性疾病（FPFD）是由于盆腔支持结构缺陷或退化、损伤及功能障碍造成的疾病，主要包括阴道松弛症、盆腔器官脱垂、尿失禁、排便功能障碍、性功能障碍和慢性盆腔痛等。

在女性的一生中，盆底组织受重压和创伤的机会较多，如妊娠、分娩、盆腔肿瘤、盆腔和阴道手术、绝经后卵巢功能的逐步丧失、长期便秘和慢性咳嗽、提拉重物等增加腹压的行为等，均易造成盆底肌肉、筋膜、韧带等组织的损伤，导致盆底功能障碍性疾病的发生，出现尿失禁、排尿困难，不能控制的肛门排气排便、便秘，盆腔脏器脱垂，性交时阴道感觉变差、性高潮减弱，慢性盆腔痛，性交痛，腰骶部疼痛等症状，严重影响女性身心健康和生活质量。若损伤不能及时修复，随着年龄的增长，身体生理功能的下降，相应并发症会越来越严重，最后只能通过外科手术治疗，医疗费用增加，治疗效果也不理想。盆底功能障碍性疾病患病率超过了高血压、抑郁症和糖尿病，医疗费用高于冠心病、骨质疏松症和乳腺癌，正逐步成为影响女性生活质量的五大慢性疾病之一。

女性盆底功能障碍性疾病对女性的生理和心理健康均有重要的影响。良好的盆底功能是保证女性生活质量和家庭两性关系重要的基石。国际医学界对女性盆底健康给予高度关注，部分发达国家已经将产后盆底康复作为产后常规康复项目之一。在我国，发病人群中仅有 1/3 的女性认为这是一种需要诊治的疾病，对盆底功能障碍性疾病知识相对缺乏，尤其是轻度盆底功能障碍性疾病患者，由于症状轻，对生活和心理的影响不大，加之社会关注不够，错过了最佳的康复治疗时机。而中重度患者，由于文化程度、社会因素及医疗条件等相关因素，患者不愿暴露自己的隐私，导致延误病情。随着经济的发展，人民生活水平的提高，各级政府对于盆底功能障碍性疾病也给予了高度重视，不同医疗机构也将盆底功能障碍性疾病防治作为必不可少的诊疗项目，并推动医院—家庭联动的盆底康复模式。

FPFD必须坚持以预防为主、防治结合的方针。这需要以社区为基础的广泛宣传和健康教育，提高广大妇女的保健意识；同时需要提高卫生专业人员的技术水平，以新的服务理念为广大患者提供科学、规范、人性化、个性化的服务。本书立足我国国情，从实际出发，简单明了地介绍了盆底功能障碍性疾病的诊断及防治策略，尤其强调轻、中度盆腔器官脱垂患者的保守性治疗和预防方案，制订切实可行的临床操作规范，将盆底功能障碍性疾病防治的关口前移，无疑具有重大意义。

感谢在此书编写过程中为我们提供巨大帮助的合作者。由于编者水平有限，书中不足之处敬请各位前辈、同道和读者不吝指正。同时，感谢大连市人民政府对本书的资助出版。

韩璐　曲学玲

2019年8月18日

目　录

第一章　盆部和会阴部解剖

盆底作为一个整体共同维持盆腔器官位于正常位置，行使相应的生理功能。盆部上承接腹部和腰部，下连接臀部和股部。包括骨性骨盆、盆壁肌、盆筋膜及盆腔内脏器和盆部的血管、淋巴管、神经等。

会阴部是指盆膈以下的所有软组织。前部为尿生殖区，内有生殖器的部分器官；后部为肛区，内有肛管。

女性盆腔包含女性内生殖器和相邻的器官，内生殖器包括卵巢、输卵管、子宫、阴道；相邻器官包括尿道、膀胱、输尿管、直肠。女性内生殖器和相邻的器官由肌肉、筋膜、血管和神经组成盆底组织支撑，使其位于正常的解剖位置，行使相应的妊娠、分娩、性生活、排尿、排便等生理功能。

盆底是由肌肉、筋膜、血管和神经组成的弹性结构，封闭着骨盆底，女性的尿道、阴道和直肠通过其间。盆底犹如一张网状的吊床，肌肉和筋膜好比吊床底，承托盆腔器官，盆底韧带固定于骨盆的骨性结构上，起到了悬吊作用。尿道、阴道和直肠在盆底肌肉、筋膜形成的网状间隙间通过，在神经的支配下，通过肌肉的协调和配合，影响间隙中尿道、阴道和直肠的功能，进而调控着排尿、排便和性功能，甚至影响分娩过程。一旦这张“网”的承托力下降，“吊力”不足，便会导致“网床”内的器官无法维持在正常位置，出现盆腔器官的脱垂等。如果盆底的肌肉的收缩和放松不能有效地协调与配合，或者肌肉力量不足，就会出现相应的功能障碍。如果盆底肌肉不能有效地收缩，会表现为大小便失禁、性快感下降、分娩困难等；如果肌肉痉挛，不能有效地放松，会出现慢性盆腔痛、膀胱过度活跃、性交痛等。当然，在临床中，每一种疾病往往不是单独发生而是几种疾病同时发生或相继出现。

第一节　骨　　盆

盆部以骨性骨盆为基础，由关节、韧带、肌肉等连接而成。

一、骨性骨盆

骨盆是由骶骨、尾骨和左右 2 块髋骨（由髂骨、坐骨及耻骨融合而成）组成的完整骨环，通过关节、韧带连接在一起，位于身体的正中，起着支持脊柱、传递重力、促进运动及保护盆腔脏器的作用（图 1–1）。

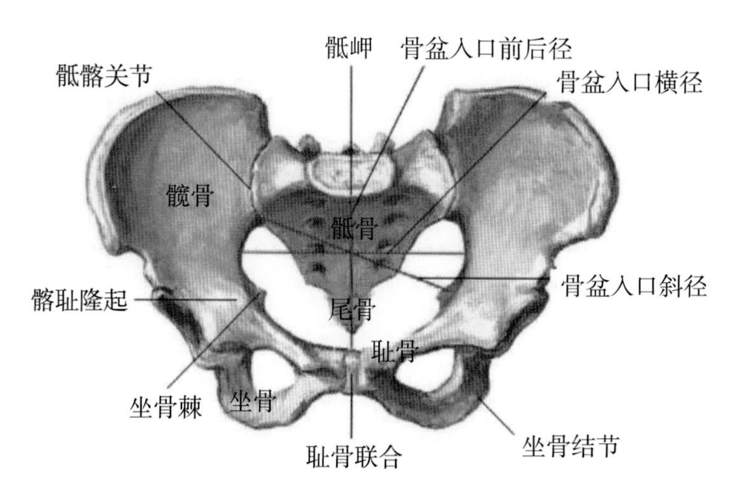

图 1–1　女性骨盆组成

骨盆两侧的髂耻线、骶岬上缘、髂耻隆起、耻骨结节、耻骨联合等的连线形成“骨盆界线”，该界线将骨盆分成上下两部，上为大骨盆或称假骨盆，下为小骨盆或真骨盆（简称骨盆）。

盆部是指界线以下的小骨盆部分，它容纳盆壁、盆膈和子宫、卵巢、输卵管、阴道及邻近的输尿管、膀胱、尿道、直肠等盆腔器官。盆腔上口由骨盆界线围成，下口以盆膈封闭，盆膈以下的软组织称为会阴。小骨盆是胎儿娩出的骨产道。

大骨盆与产道、性功能无直接关系。

二、骨盆韧带

与盆底功能障碍性疾病及盆底手术相关的主要韧带有骶结节韧带、骶棘韧带、耻骨联合韧带等（图 1–2）。

1. 骶结节韧带

位于盆腔的后半部，为强韧的扇状韧带。起于髂后上下棘及骶、尾骨的侧缘，斜向外下方，逐渐缩窄加厚，经骶棘韧带的后方，止于坐骨结节的内侧缘；由此，有一部分纤维呈钩状，继续延伸至坐骨支，称镰状突。

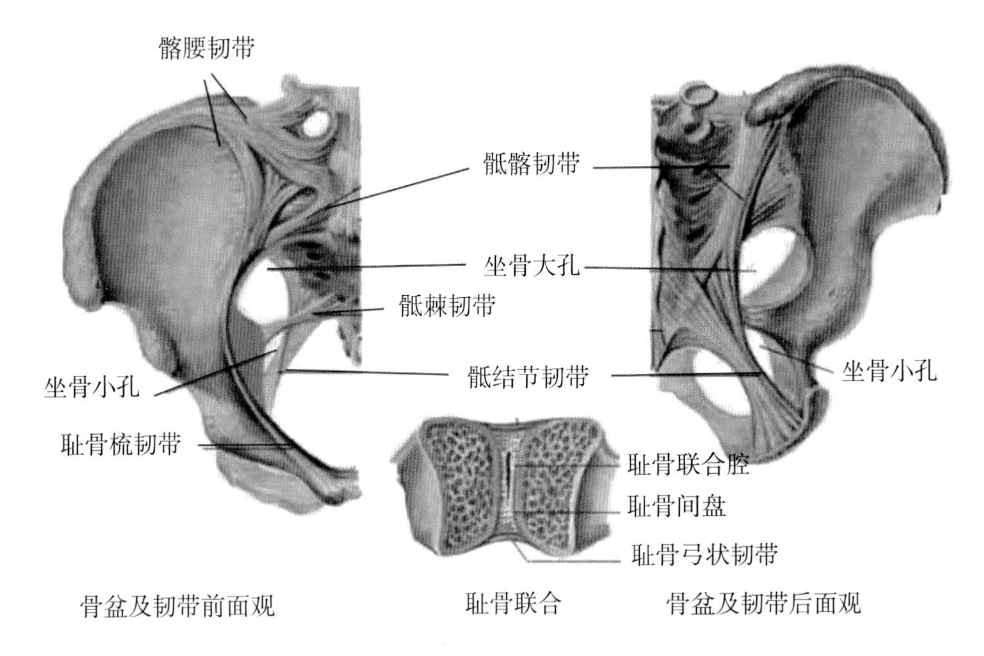

图 1-2　骨盆韧带

2. 骶棘韧带

位于盆腔的后半部，位于骶结节韧带的前方，为粗壮有力的三角形韧带。起自骶骨和尾骨的外侧缘，向外方与骶结节韧带交叉后，止于坐骨棘。骶棘韧带固定术是治疗中盆腔缺陷重建手术方式之一，因创伤小、效果持久，尤适用于年老体弱者。手术时，通过阴道后壁切口达直肠侧间隙，越过直肠柱，触及骶棘韧带，用 10 号丝线和不可吸收线将阴道断端固定于骶棘韧带上。因骶棘韧带无弹性，不会因牵拉而延长，避免术后复发，并能保持阴道足够的长度，不影响性生活。

上述两条韧带将坐骨大小切迹围成二孔，即坐骨大孔与坐骨小孔，是血管神经等出入小骨盆腔，分别于会阴、下肢交通的门户。坐骨大孔有梨状肌、臀上动脉与静脉、臀上神经、坐骨神经、股后皮神经、臀下动脉与静脉、臀下神经等通过。坐骨小孔有闭孔内肌、阴部内动脉和静脉、阴部神经等通过。

3. 耻骨联合韧带

由耻骨上韧带、耻骨前韧带、耻骨弓状韧带组成。耻骨上韧带加强耻骨联合上部的作用；耻骨前韧带位于耻骨前，肥厚而强韧；耻骨弓状韧带连接两侧耻骨下支。

妊娠后，由于雌激素水平增高，受雌激素的影响，再加上子宫重力增加，使耻骨联合关节及韧带松弛，有时甚至自发性分离而产生疼痛，称为耻骨联合分离症。表现为耻骨联合距离增宽或上下脱位，出现局部疼痛、下肢难以负重，行走、翻身困难等功能障碍。产后常会逐渐恢复。

第二节　盆腔脏器

女性盆腔包含女性内生殖器和相邻的泌尿系统、消化系统相关的器官，有子宫、卵巢、输卵管、阴道及邻近的输尿管、膀胱、尿道、直肠等器官（图 1–3)。卵巢为产生卵子和分泌女性激素的器官；输卵管是输送卵子和卵子受精的管道；子宫有孕育胎儿和定期排出经血的功能；阴道为性交、排经及分娩胎儿的管状器官。

女性内生殖器与外生殖器共同组成女性生殖系统。

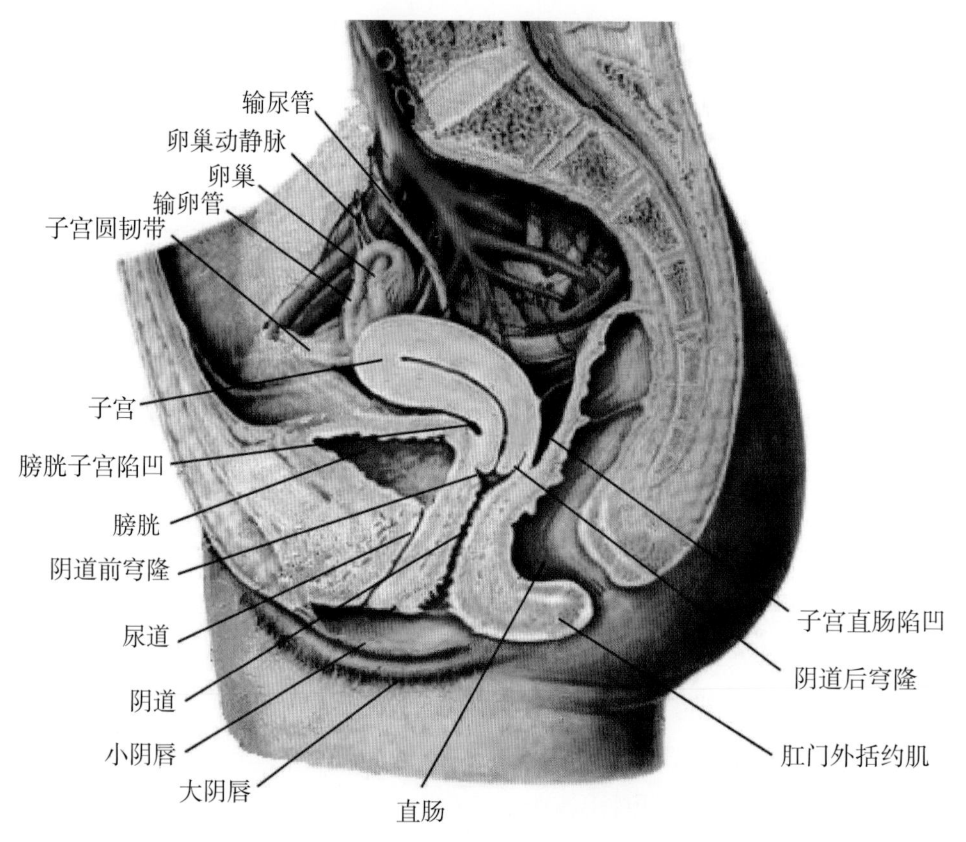

图 1–3　女性盆腔（正中侧面观）

一、女性内生殖器

女性内生殖器位于真骨盆内，包括阴道、子宫、输卵管和卵巢。

1. 阴道

阴道位于真骨盆下部的中央，为性交器官及月经排出与胎儿娩出的通道。其壁由黏膜、肌层和纤维层构成。

阴道为一上宽下窄的管道，前壁短为 6 ~ 7cm，后壁较长为 7.5 ~ 9.0cm。上端包围子宫颈，下端开口于阴道前庭后部。环绕子宫颈周围的腔隙称阴道穹隆，分前、后、左、右四部分。后穹隆较深，其顶端与子宫直肠陷凹紧密相邻，二者仅隔以阴道后壁和一层腹膜。

子宫直肠陷凹为腹腔最低部分，在临床上具有重要意义，是某些疾病诊断和手术的途径。阴道壁有很多横纹皱襞称阴道皱襞。阴道前壁近宫颈处有一横沟称膀胱沟，膀胱附着于宫颈的地方，即阴道段宫颈与膀胱交界处，是经阴道手术切开阴道前壁的主要标志。阴道前壁下半，膀胱筋膜与阴道筋膜相融合形成尿道后韧带，沿融合处的线性凹陷称阴道横沟。在尿道口上约 0.6cm 处有一横沟，称尿道下沟，相当于泌尿生殖膈的部位。(图 1–4)。

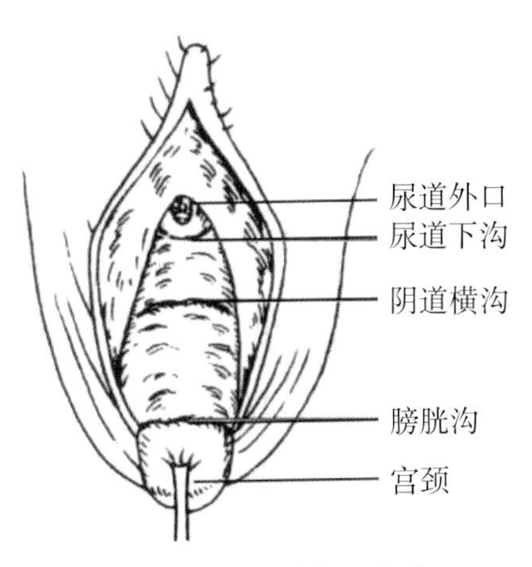

图 1–4　阴道前壁解剖标志

阴道壁自内向外由黏膜层、肌层和纤维组织膜构成。黏膜层由非角化复层鳞状上皮覆盖，无腺体，淡红色，有许多横行皱襞，有较大伸展性，受性激素影响有周期性变化，但在幼女及绝经后妇女，阴道黏膜菲薄，皱襞少，伸展性小，易受创伤而感染。肌层的肌纤维束排列疏松，由内环和外纵两层平滑肌交错排列构成，肌间有丰富的结缔组织和弹性纤维。纤维组织膜与肌层紧密粘贴，至阴道口由环形骨骼肌构成括约肌。阴道因有皱襞并富有弹力纤维，有很大伸展性且阴道壁富有静脉丛，局部损伤易出血或形成血肿。

2. 子宫

子宫位于盆腔中央，为一壁厚腔小的肌性中空器官，呈倒置梨形，为胚胎着床、发育、生长之处，是产生月经的器官。其形状、大小、位置与结构随年龄的不同而异，并由于月经周期和妊娠的影响而发生改变。

成人正常的子宫重 40 ~ 50g，长 7 ~ 8cm，宽 4 ~ 5cm，厚 2 ~ 3cm；子宫腔容量约

5mL。子宫底位于子宫上端，两输卵管与子宫口之间部分，子宫底两侧为子宫角，与输卵管相通。子宫底与峡部之间的部分上宽下窄，为子宫体，子宫下部较窄呈圆柱状为子宫颈，子宫体与子宫颈的比例因年龄而异，婴儿期为 1∶2，青春期为 1∶1，生育期为 2∶1，老年期又为 1∶1。

颈部与宫体相接的部分稍狭细，称子宫峡部，非孕期长约 1cm，妊娠中期以后，峡部逐渐扩展变长、变薄，临产前可达 7～11cm，形成子宫下段。峡管的上口，在解剖学上较狭窄，又称解剖学内口；峡管外口因黏膜组织在此处由子宫内膜转变为宫颈内膜，故又称组织学内口，也即子宫颈管内口。颈管的外口即子宫宫颈口，开口于阴道，简称宫口。未产妇的子宫颈外口呈圆形；经产妇受分娩影响形成横裂。子宫颈外口柱状上皮与鳞状上皮交界处是子宫颈癌的好发部位（图 1–5）。

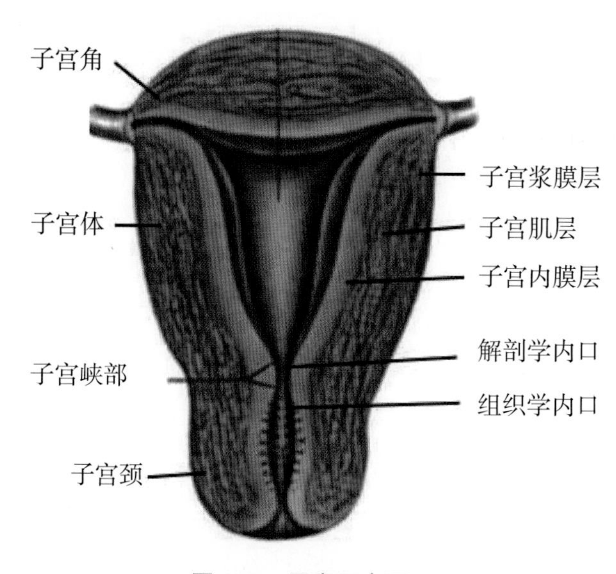

图 1–5　子宫示意图

子宫壁由三层组成，由外向内分为子宫浆膜层、肌层和内膜层。分别为①子宫浆膜层：即覆盖子宫体底部及前后面的腹膜脏层，与肌层紧贴。被覆于膀胱与子宫、子宫与直肠之间的腹膜，各形成一腹膜陷凹，前者较浅称膀胱子宫陷凹，后者颇深称直肠子宫陷凹。②子宫肌层：为子宫壁最厚的一层，非孕时约厚 0.8cm，肌层由平滑肌束及弹性纤维组成，肌束排列交错，大致分外纵、内环、中层。肌层含有大血管，肌层这种排列有利于分娩时的子宫收缩及月经、流产与产后的子宫缩复止血。③子宫内膜层：分为 3 层，致密层、海绵层和基底层。致密层、海绵层为功能层，受卵巢性激素影响，发生周期变化而脱落；基底层不受卵巢性激素影响，不发生周期变化。

自青春期开始，子宫内膜受卵巢激素的影响，表面的 2/3 功能层发生周期性变化，余 1/3 基底层直接与肌层相贴，无周期变化。

3. 输卵管

输卵管为一对细长而弯曲的肌性管道，外端游离呈伞状，为卵子与精子的结合场所及运送受精卵的通道。全长 8～14cm，根据输卵管的形态，由内向外分为 4 部分：①间质部：管腔最窄。②峡部：在间质部外侧，细而较直。③壶腹部：内含丰富皱襞，卵细胞在此受精，再经输卵管入子宫着床。④伞部：开口于腹腔，管口处有许多指状凸起，有“拾卵”作用。

输卵管由 3 层构成：外层为浆膜层，为腹膜的一部分；中层为平滑肌层，该层肌肉的收缩有协助拾卵、运送受精卵及一定程度地阻止经血逆流和宫腔内感染向腹腔内扩散的作用；内层为黏膜层，由单层高柱状上皮覆盖。输卵管肌肉的收缩和黏膜上皮细胞的形态、分泌及纤毛摆动，均受性激素的影响而有周期性变化。

4. 卵巢

卵巢为一对扁椭圆形的性腺，是产生与排出卵子并分泌甾体激素的内分泌器官。卵巢前缘中部有卵巢门，神经血管通过骨盆漏斗韧带经卵巢系膜在此出入卵巢；卵巢后缘游离。卵巢的大小、形状随年龄大小而有差异。青春期前卵巢表面光滑；青春期开始排卵后，表面逐渐凹凸不平。育龄期妇女卵巢大小为 4cm × 3cm × 1cm，重 5～6g，灰白色；绝经后卵巢逐渐萎缩变小变硬，盆腔检查时不易触到。

卵巢表面无腹膜，由单层立方上皮覆盖，称为生发上皮。上层的深面有一层致密的纤维组织，称为卵巢白膜。向内为卵巢实质，又分为外层的皮质和内层的髓质。皮质是卵巢的主体，由大小不等的各级发育卵泡、黄体和它们退化形成的残余结构及间质组织组成；髓质与卵巢门相连，由疏松结缔组织及丰富的血管、神经、淋巴管以及少量与卵巢韧带相延续的平滑肌纤维构成，髓质内无卵泡，对卵巢的运动具有作用。正常情况下卵巢不易扭转，但在卵巢肿瘤时，有时将卵巢系膜拉长，致使 10% 卵巢肿瘤发生蒂扭转。

二、子宫的支持结构

子宫的正常位置依靠子宫韧带、盆骨底肌和筋膜的支托，任何原因引起的盆底组织结构破坏或功能障碍均可导致子宫脱垂。维持子宫正常位置的韧带（图 1–6)。

1. 圆韧带

呈圆索状，由平滑肌和结缔组织构成，长 12～14cm。起于子宫两侧外角、输卵管近端附着部位的前下方，在子宫阔韧带前叶的覆盖下向前下方伸展达两侧骨盆壁，继沿侧壁向前，经深环入腹股沟管浅环，止于大阴唇前端皮下，是维持子宫前倾的主要结构。

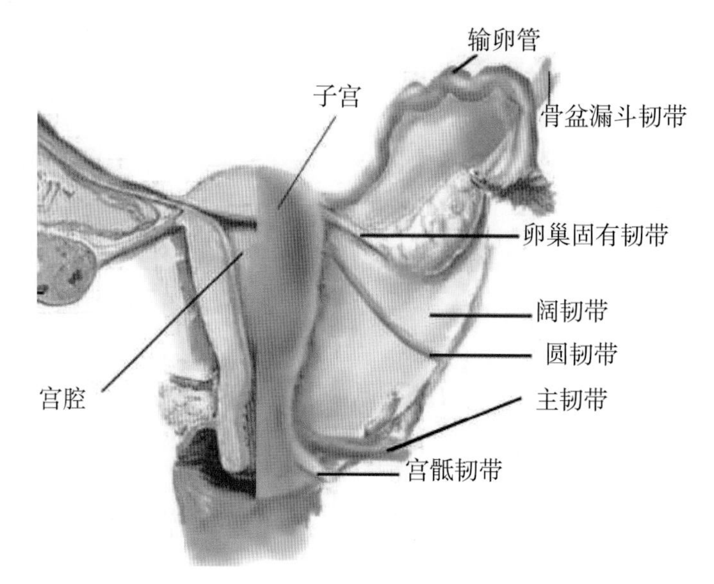

图 1–6　子宫的支持结构（韧带）

2. 阔韧带

为冠状位的双层腹膜皱襞，从子宫两侧向外移行于盆侧壁，将盆腔分为前、后两部；前部有膀胱，后部有直肠。阔韧带分为前后两叶，上缘游离，内 2/3 包围输卵管（伞端无腹膜遮盖），外 1/3 由伞端下方向外延伸至骨盆壁，形成骨盆漏斗韧带，也即卵巢悬韧带，内有卵巢动、静脉通过。卵巢内侧与子宫角之间的阔韧带稍有增厚，称卵巢固有韧带。在子宫体两侧的阔韧带中有丰富的血管、神经、淋巴管及大量疏松结缔组织，称为子宫旁组织。子宫动静脉和输尿管均从阔韧带基底部穿过。阔韧带可限制子宫向两侧移动。

3. 主韧带

在阔韧带下部由纤维结缔组织束和平滑肌纤维构成，由子宫颈两侧和阴道两侧向外扇形扩展至盆腔侧壁，又称宫颈横韧带，向下附着于盆膈上筋膜。是固定子宫颈位置、防止子宫下垂的主要结构。

4. 宫骶韧带

由结缔组织和平滑肌纤维构成。起自宫颈后面上端，向后绕直肠外侧附着于第 2、3 骶椎前面的筋膜。韧带外覆腹膜，内含平滑肌、结缔组织和支配膀胱的神经，广泛性子宫切除术时，可因切断韧带和损伤神经引起尿潴留。宫骶韧带短厚有力，向后向上牵引子宫颈，维持子宫前倾位置。

5. 耻骨宫颈韧带

起自宫颈前面，向前呈弓形绕过膀胱外侧，附着于耻骨盆面，韧带表面的腹膜为膀胱子宫襞，可限制子宫后倾后屈。

三、女性生殖器相关血管

1. 动脉

女性内、外生殖器官的血液供应主要来自卵巢动脉、子宫动脉、阴道动脉及阴部内动脉（图 1-7）。

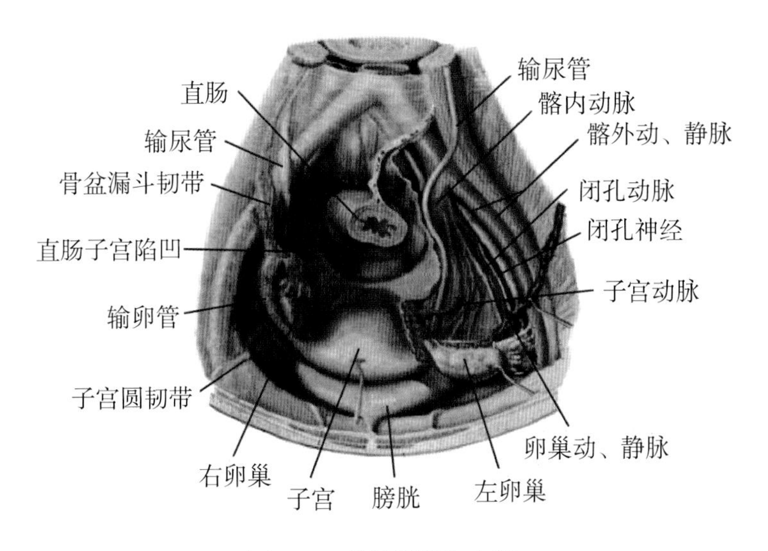

图 1-7　盆腔器官与血管

（1）卵巢动脉　自腹主动脉发出，在腹膜后沿腰大肌前行，向外下行至骨盆缘处，跨过输尿管和髂总动脉下段，进入骨盆漏斗韧带，继续下降至阔韧带的两层腹膜中，在输卵管下方与子宫动脉的卵巢支互相吻合成弓，供应输卵管，再向后穿过卵巢系膜，分支经卵巢门进入卵巢。

（2）子宫动脉　为髂内动脉前干分支，在腹膜后沿骨盆侧壁向下前行，经阔韧带基底部、宫旁组织到达子宫外侧，越过输尿管前方，至子宫侧缘相当于子宫颈内口水平约 2cm 处，分为升降两支：升支较粗，沿宫体侧缘在阔韧带的两层腹膜中迂曲上行，称为子宫体支，至宫底的卵巢固有韧带附着处分出宫底支和输卵管支，分布至宫底部和输卵管，最后向上移行于卵巢支，与卵巢动脉末梢吻合；降支较细，发出子宫颈支，分布于子宫颈及阴道上段，称为子宫颈—阴道支。子宫动脉经子宫肌层内的终末支，高度预期成螺旋状，称为螺旋动脉。子宫动脉可塑性很大，妊娠时口径变粗。

（3）阴道动脉　为髂内动脉前干分支，分布于阴道中下段前后壁、膀胱顶及膀胱颈。阴道动脉与子宫颈—阴道支和阴部内动脉分支相吻合。阴道上段由子宫动脉子宫颈—阴道支供应，阴道中段由阴道动脉供应，阴道下段主要由阴部内动脉和痔中动脉供应。

（4）阴部内动脉　自髂内动脉的前干起始，沿梨状肌和骶神经丛的前方下行，自梨状肌下缘出骨盆至臀部，经坐骨小孔至会阴部，沿坐骨直肠窝的外侧壁行于阴部管中，穿过尿生殖膈下筋膜至会阴浅隙中，并分出 4 支：①阴蒂动脉：分布于阴蒂及前庭球。②阴唇动脉：分布于大、小阴唇。③会阴动脉：分布于会阴浅部。④痔下动脉：分布于直肠下段及肛门部。

2. 静脉与静脉丛

盆腔静脉与同名动脉伴行，但数目比其动脉多，并在相应器官及其周围形成静脉丛。盆腔内脏器周围有丰富的静脉丛，包括膀胱静脉丛、子宫静脉丛、阴道静脉丛、直肠静脉丛，各静脉丛相互吻合（图 1–8）。①膀胱静脉丛：在膀胱两侧及底部，延伸到尿道起始部，收集膀胱、阴道下部和尿道的静脉血，并与阴道静脉丛相交通，汇合入髂内静脉。②子宫静脉丛：位于子宫两侧的阔韧带两层之间。同阴道静脉丛、膀胱静脉丛和直肠静脉丛相通。子宫和阴道静脉丛收集子宫、阴道以及输卵管的静

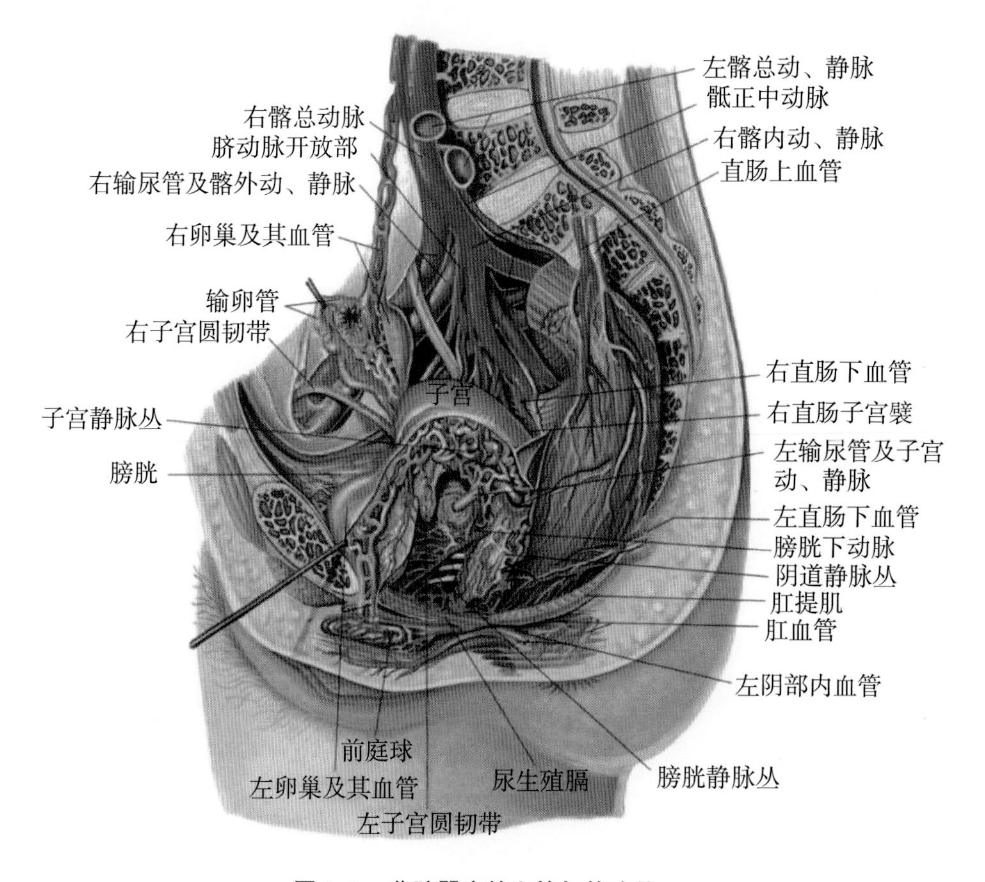

图 1–8　盆腔器官的血管与静脉丛

脉血，汇合成子宫静脉，最后注入髂内静脉。该丛中有一部分血液经子宫静脉的卵巢支与卵巢静脉的卵巢支相交通，经卵巢静脉注入下腔静脉。③阴道静脉丛：位于耻骨联合后方，收集阴蒂背静脉、膀胱前壁、膀胱间隙及阴道壁的小静脉，与膀胱静脉丛吻合，经膀胱静脉注入髂内静脉。④直肠静脉丛：位于直肠周围及直肠壁内外，分为直肠内丛和直肠外丛，直肠内丛形成直肠上静脉，注入肠系膜下静脉；直肠外丛一部分合成直肠下静脉，注入髂内静脉，另一部分汇成肛门静脉和阴部内静脉注入髂内静脉。

盆腔静脉的下列的解剖学特点，易于发生盆腔静脉淤血。①盆腔静脉多于动脉。②盆腔静脉壁较薄弱，无筋膜组成的外鞘，弹性差，故容易发生迂曲扩张。③盆腔的中小静脉进入大静脉前才有瓣膜。④女性生殖器、膀胱、直肠来源于3个系统的静脉丛因缺少瓣膜彼此相通，任一系统的静脉回流障碍，都会影响到其他两个系统。⑤卵巢静脉右侧汇入下腔静脉，左侧汇入左肾静脉，因左肾静脉走行经过腹主动脉与肠系膜上动脉的夹角，当夹角过小时可以导致左肾静脉受压，继而汇入其中的卵巢静脉高压甚至逆流，造成盆腔淤血综合征。

四、女性生殖器相关淋巴系统

女性内外生殖器官具有丰富的淋巴管及淋巴结，淋巴结通常沿相应的血管排列，淋巴管多注入盆部淋巴结、腹股沟淋巴结、骶前淋巴结及腰淋巴结（图1-9）。

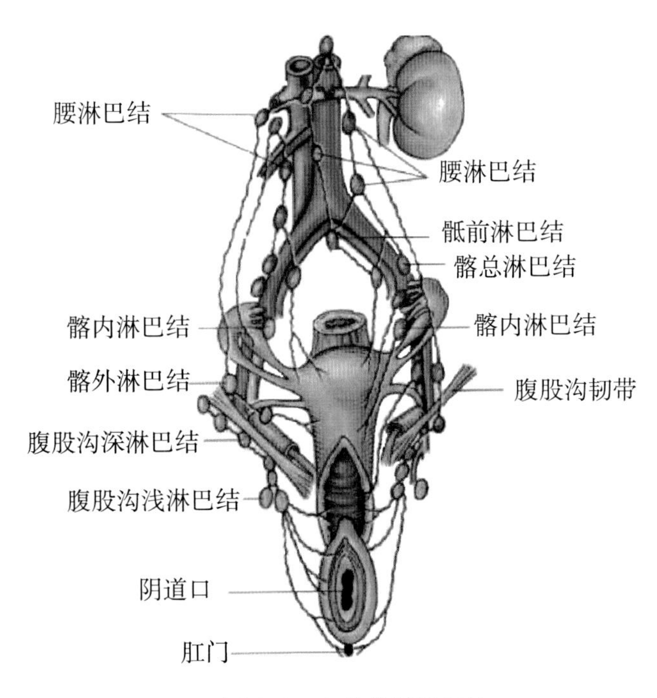

图1-9 女性盆腔淋巴结

1. 内生殖器相关的盆部淋巴结

依据其所在部位分为盆壁淋巴结及盆部内脏淋巴结。①盆壁淋巴结位于盆壁内面，多沿盆部的动、静脉主干及其分支排列，可分为髂总淋巴结、髂外淋巴结、髂间淋巴结及髂内淋巴结四群，各群由多个淋巴结组成。②盆部内脏淋巴结多位于盆内脏器周围，淋巴结的数目、大小不恒定，可分为膀胱旁淋巴结、子宫旁淋巴结、阴道旁淋巴结及直肠旁淋巴结。

2. 外生殖器相关的腹股沟淋巴结

分为深浅两部分：①腹股沟浅淋巴结：分上下两组，上组沿腹股沟韧带排列，收纳外生殖器、阴道下段、会阴及肛门部的淋巴，下组位于大隐静脉末端周围，收纳会阴及下肢的淋巴，腹股沟浅淋巴结输出管大部分汇入腹股沟深淋巴结，少部分汇入髂外淋巴结。②腹股沟深淋巴结，位于股静脉内侧，收纳阴蒂、腹股沟浅淋巴，汇入髂外及闭孔等淋巴结。

3. 骶前淋巴结

位于骶骨前面，接受子宫颈、子宫体下部、阴道上部、直肠肛管黏膜部及盆后壁的淋巴回流。

4. 腰淋巴结

位于腹膜后间隙内，沿腹主动脉和下腔静脉周围分布，30 ~ 50 个，按其位置分为 3 群：左腰淋巴结群、中间淋巴结群及右腰淋巴结群，各淋巴结群借淋巴管相交通。

阴道下段淋巴主要汇入腹股沟浅淋巴结；阴道上段淋巴回流基本与子宫颈淋巴回流相同，大部汇入髂内及闭孔淋巴结，小部汇入髂外淋巴结，经髂总淋巴结汇入腰淋巴结和（或）骶前淋巴结；子宫底、输卵管、卵巢淋巴大部分汇入腰淋巴结，小部分汇入髂内外淋巴结；子宫体前后壁淋巴可分别回流至膀胱淋巴结和直肠淋巴结；子宫体两侧淋巴沿圆韧带汇入腹股沟浅淋巴结。当内外生殖器官发生感染或癌瘤时，往往沿各部回流的淋巴管扩散或转移。

五、女性生殖器相关神经

女性内外生殖器官由周围神经系统的躯体神经和自主神经共同支配（图 1–10）。

1. 外生殖器的神经支配

主要由来源于腰丛的生殖股神经和骶丛的阴部神经所支配。生殖股神经来自第一腰神经和第二腰神经，自腰大肌前穿过，分布于大阴唇及附近皮肤；阴部神经由第二、三、四骶神经分支组成，含感觉和运动神经纤维，走行与阴部内动脉途径相同。在坐骨结节内侧下方分成会阴神经、阴蒂背神经及肛门神经（又称痔下神经）3 支，分布于会阴、阴唇及肛门周围。

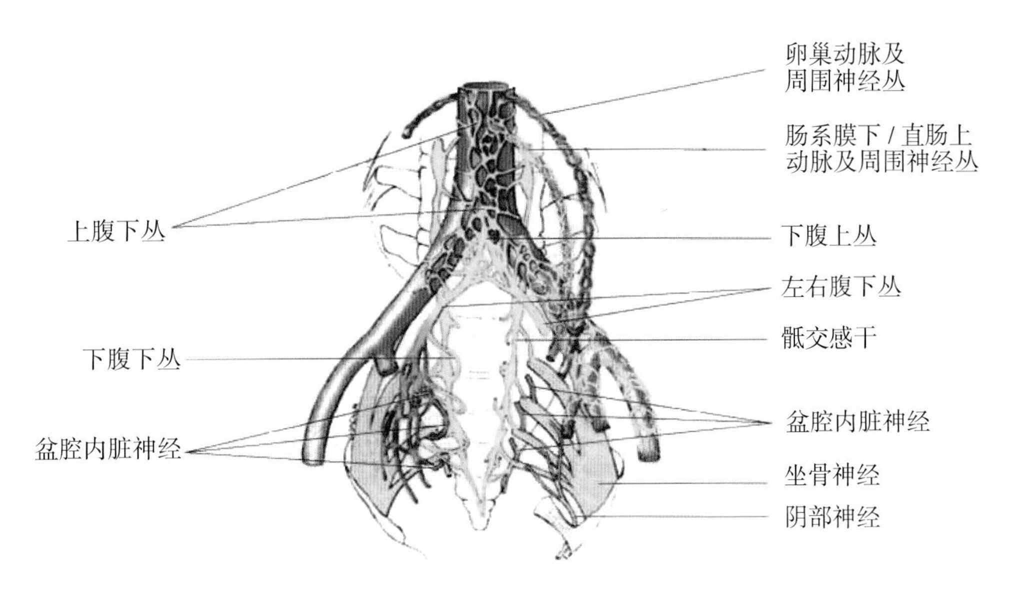

图 1–10　女性盆腔神经与神经丛

2. 内生殖器的神经

支配主要由自主神经系统的交感神经和副交感神经支配。交感神经纤维由腹主动脉前神经丛分出，进入盆腔后分为卵巢丛和骶前丛即上腹下丛两部分：①卵巢神经丛：分布于卵巢和输卵管。②骶前神经丛即上腹下丛：含有来自第Ⅱ、Ⅲ、Ⅳ骶神经的副交感神经纤维及向心传导的感觉纤维，发出部分纤维分布于子宫体、子宫颈、膀胱上部等。上腹下丛在盆腔接受骶交感干的节后纤维盆内脏神经的副交感神经节前纤维，膀胱丛、子宫阴道丛、直肠丛，支配子宫体、宫颈、膀胱上部、阴道上段及直肠等子宫平滑肌有自主节律活动，完全切除其神经后仍能有节律性收缩，还能完成分娩活动，临床上可见低位截瘫产妇仍能自然分娩。

膀胱、直肠的充盈等引起的感觉，经副交感神经干内的内脏感觉神经的传入纤维来传递，排尿、排便主要受副交感神经控制，故脊髓骶段以下受损可引起大小便失禁。病理状态下，盆腔内脏过度膨胀引起的牵张痛或平滑肌痉挛产生的内脏痛觉，则经与盆腔交感神经伴行的部分内脏感觉传入神经传递。

3. 闭孔神经

虽不支配内外生殖器管，但因走行于盆腔，妇科恶性肿瘤手术中有损伤的风险。从腰丛分出，多始于腰 2 ~ 4 神经根部，沿髂总动、静脉的后方走行，经骶髂关节进入盆腔，在沿髂内动、静脉外侧缘，于闭孔血管的上方穿闭膜管至股内侧部，支配股内收肌群和闭孔外肌。如术中损伤该神经，则出现患侧股内侧皮肤感觉障碍及大腿不能内收、内旋。

六、女性生殖器官的邻近器官

女性生殖器官与盆腔其他器官如尿道、膀胱、输尿管、直肠及阑尾相邻，解剖关系密切（图 1–3)。当女性生殖器官出现病变时，常会累及邻近器官，反之亦然。了解邻近器官的解剖层次、毗邻、变异对正确的鉴别诊断和康复与手术治疗非常重要。

1. 尿道

女性尿道为一肌性管道，约平耻骨联合下缘始于膀胱的尿道开口，穿过泌尿生殖膈，终止于阴道前庭部的尿道外口，长 4 ~ 5cm，直径约 0.6cm。由两层组织构成，即内面的黏膜和外面的肌层。黏膜衬于腔面，与膀胱黏膜相延续。尿道肌肌层又分为两层，内层为环行纤维，外层为纵行纤维；环形肌为膀胱颈部环行肌的延续，其在颈部增厚形成内括约肌，为不随意肌；纵行纤维与会阴深横肌密切融合，形成尿道外括约肌，为随意肌。内层为纵行平滑肌，排尿时可缩短和扩大尿道管腔；外层为横纹肌，称尿道括约肌，由“慢缩型”肌细胞构成，可持久保证尿道长时间闭合，但尿道快速闭合需借助尿道周围的肛提肌收缩。肛提肌及盆筋膜对尿道有支持作用，在腹压增加时提供抵抗而使尿道闭合，如发生损伤可出现张力性尿失禁。由于女性尿道短而直，与阴道邻近，容易引起泌尿系统感染。

2. 膀胱

膀胱为一肌性空腔器官，一囊状肌性器官，成人平均容量为 400mL(350 ~ 500mL)。其大小、形状、位置及壁厚均随其盈虚及邻近器官的情况而异，排空的膀胱位于耻骨联合和子宫之间，膀胱充盈时可凸向盆腔甚至腹腔。膀胱分为顶、底、体和颈 4 部分，各部间无明显界限，膀胱底部内面为膀胱三角，三角底的两侧为输尿管口，三角的尖向下最低点为尿道内口。膀胱壁有黏膜、肌层和外膜或浆膜三层组成。黏膜层形成许多皱襞，扩张时皱襞减少。肌层较厚，肌束间结缔组织丰富，肌纤维相互交错，可分为内纵、中环和外纵三层，在尿道内口处，中层纤维增厚形成括约肌，肌层内含丰富的神经纤维分布，多系副交感神经。外层除腹膜覆盖部分外，余部为外膜，主要为纤维膜，纤维排列疏松，含有血管、神经和淋巴；前腹壁下部腹膜覆盖膀胱顶，向后移行达子宫前壁，两者之间形成膀胱子宫陷凹。膀胱底部与子宫颈及阴道前壁相连，其间组织疏松，盆底肌肉及其筋膜受损时，膀胱与尿道可随子宫颈及阴道前壁一并脱出。

3. 输尿管

一对管状肌性管道，全长 25 ~ 30cm，管壁厚 1mm。起自肾盂，在腹膜后沿腰大肌前面偏中线侧下行（腰段）；在骶髂关节处跨髂外动脉起点的前方进入骨盆腔（盆段），并继续在腹膜后沿髂内动脉下行，到达阔韧带基底部向前内方行；在子宫颈部外侧约 2cm，于子宫动脉下方与之交叉，位于子宫颈阴道上部的外侧 1.5 ~ 2.0cm 处，再于阴道侧穹隆顶端绕向前内方，穿越主韧带上方的输尿管隧道，进入膀胱底，在膀胱肌壁内斜行 1.5 ~ 2.0cm（壁内段）开口于膀胱三角底的外侧角。输尿管由黏膜、肌层、外膜构成。在输尿管走行过程中，支配肾、卵巢、子宫及膀胱的血管在其周围分支并相互吻合，形成丰富的血管丛营养输尿管。输尿管行程和数目可有变异且可随子宫发育异常连同该侧肾脏缺如。

4. 直肠

位于盆腔后部，上接乙状结肠，下接肛管，前方为子宫及阴道，后方为骶骨，成人直肠与肛管的平均长度为 15 ~ 20cm。直肠上 1/3 段为腹膜间位器官，中 1/3 段为腹膜外位器官，直肠下 1/3 段全部位于腹膜之外。直肠中段腹膜折向前上方，覆于阴道后穹隆及宫体上形成子宫直肠陷凹。直肠前面与阴道后壁相连，盆底肌肉与筋膜受损伤，常与阴道后壁一并脱出。肛管长 2 ~ 3cm，借会阴体与阴道下段分开，阴道分娩时应注意保护会阴，避免损伤肛管。

5. 阑尾

为一细长盲管，盲肠游离端的后内侧壁。其位置、长短、粗细变异很大，常位于右髂窝内，长为 6 ~ 10cm，下端有时可达右侧输卵管及卵巢位置，妇女患阑尾炎时有可能累及右侧附件及子宫，尤其妊娠期，增大子宫将阑尾推向外上侧，容易延误诊断。

第三节　盆壁和盆底

骨盆壁由骨盆内侧的盆壁肌、盆筋膜及盆筋膜间隙构成，外阴皮肤和腹膜之间的盆底肌、盆筋膜等诸多结构封闭骨盆底。

一、盆壁肌和盆底肌

盆腔的肌肉包括封闭小骨盆侧壁闭孔内肌、封闭小骨盆后壁梨状肌的盆壁肌和封闭盆底的盆底肌（盆膈肌）。（图 1–11~ 图 1–13）

（1）闭孔内肌　起于闭孔盆面周缘的骨面及闭孔膜的内面，该肌与闭孔膜上缘、闭孔沟围成闭孔管，闭孔神经、闭孔血管于其间通过。

（2）梨状肌　起于骶骨盆面骶前孔外侧部和骶结节韧带，止于大转子尖端，穿过坐骨大孔时，其上下缘与孔间形成梨状肌上下孔，有神经与血管穿过。

（3）盆底肌　由肛提肌及尾骨肌组成，肛提肌的内外各覆盖一层筋膜组成盆膈；尾骨肌：起自坐骨棘盆面，止于尾骨和骶骨侧缘。

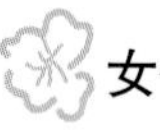

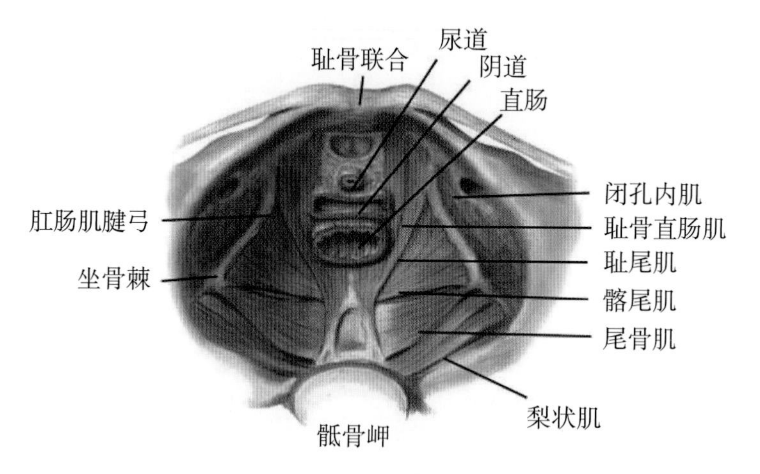

图 1–11　女性盆底肌（上面观 ）

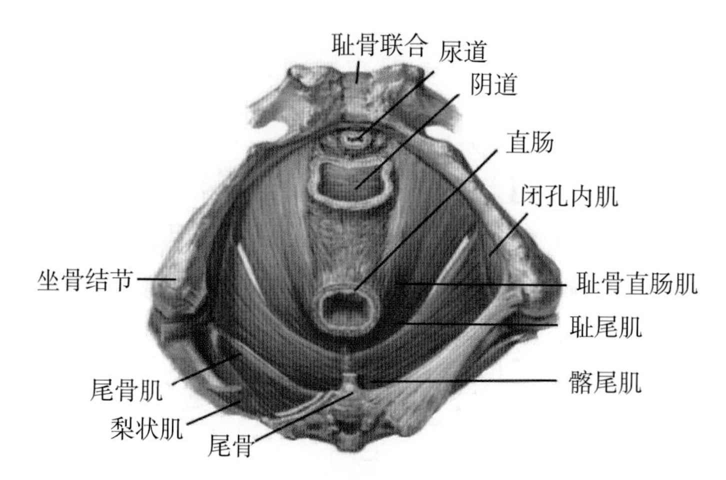

图 1–12　女性盆底肌（下面观）

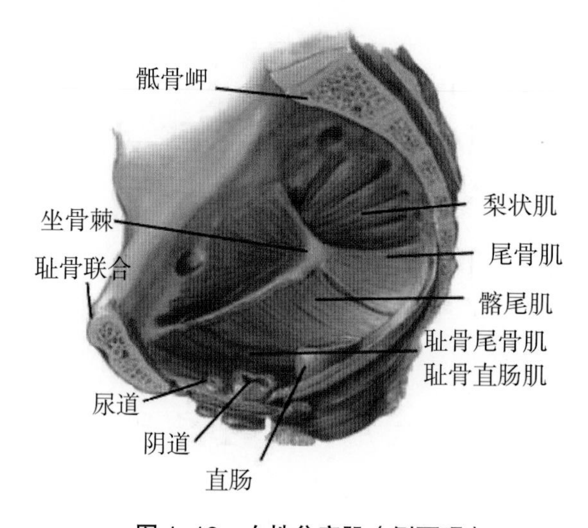

图 1–13　女性盆底肌（侧面观）

二、盆筋膜

包括盆壁筋膜、盆脏筋膜、盆膈筋膜，为腹内筋膜的直接延续。

（1）盆壁筋膜　覆盖于骨盆腔前、后及两侧壁的盆面，覆盖于闭孔内肌、梨状肌盆面的称闭孔筋膜与梨状筋膜，覆盖在骶骨前的称骶前筋膜。盆壁筋膜从耻骨联合后面至坐骨棘之间的筋膜显著增厚，形成肛提肌腱弓，是盆壁筋膜、盆膈上筋膜的汇合处。

盆膈上筋膜从耻骨联合下部的耻骨结节向两侧延伸至坐骨棘的下缘，形成一条白色的较厚的筋膜带，称为盆筋膜腱弓，又称真膀胱韧带。

盆筋膜腱弓是盆膈上筋膜的局部增厚外侧附着部，盆膈上筋膜继续往外上方延续与盆壁筋膜汇合处即肛提肌腱弓。盆筋膜腱弓位于肛提肌腱弓内下方。（图 1–14）

盆筋膜腱弓是全盆重建手术重要的解剖固定点。在全盆重建手术植入前路网片时，前路网片的前支经生殖股皮皱与尿道外口水平交界处刺入，于距耻骨弓 1cm 处沿盆筋

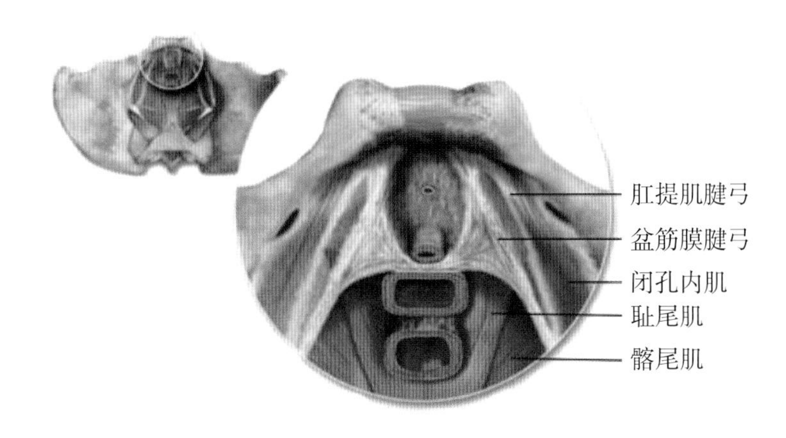

图 1–14　盆筋膜腱弓与肛提肌腱弓（上面观）

膜腱弓穿过闭孔膜进入阴道旁间隙，自阴道内引出；前路网片的后支于大腿内侧前支穿刺点外侧 1cm、下方 2cm，在距坐骨棘 1cm 盆筋膜腱弓处深入阴道旁间隙，自阴道内引出。调整网片，使网片平铺于膀胱阴道间隙之间，起支撑作用。

（2）盆脏筋膜　盆脏筋膜是介于骨盆腔腹膜之外、盆膈之上、盆壁筋膜之间的结缔组织膜，包裹在骨盆腔内各脏器及血管、神经的表面，有些形成脏器的鞘或包裹，如直肠筋膜鞘；有些增厚形成韧带，如耻骨宫颈韧带、子宫主韧带、骶韧带，这些韧带起维持脏器正常位置的作用。

盆脏筋膜在直肠与阴道之间形成直肠阴道隔（直肠阴道筋膜）；在阴道与膀胱、尿道之间形成膀胱（尿道）阴道隔（膀胱阴道筋膜）。上述筋膜隔向上分别达直肠子宫陷凹、膀胱子宫陷凹等处的腹膜，向下续与盆膈上筋膜。

（3）盆膈筋膜　为覆盖于盆膈肌上、下面的盆筋膜，分别称盆膈上筋膜和盆膈下筋膜，盆膈上筋膜、盆膈下筋膜及盆膈肌（盆底肌）共同组成盆膈。（图 1-15）

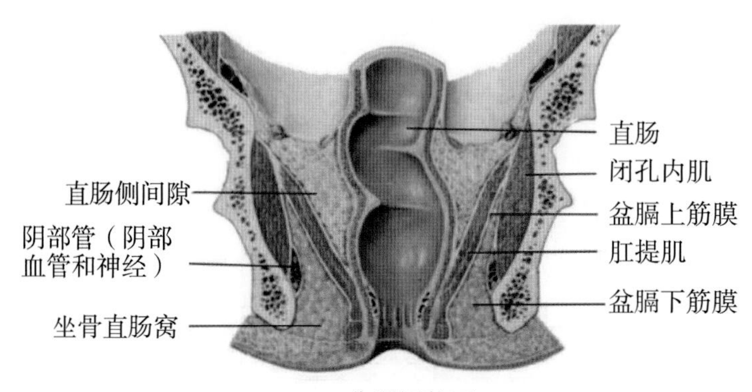

A. 盆膈冠状面

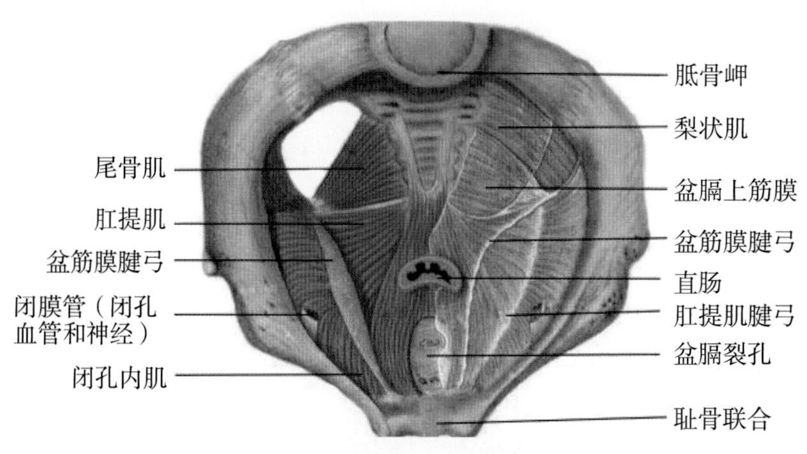

B. 盆膈上面观

图 1-15　盆膈解剖图

在盆膈上面的筋膜称盆膈上筋膜，向前附着于耻骨体背侧面，并向两侧延伸越过耻骨上支，在耻骨下缘上方约 2cm 处与闭孔筋膜融合，并继续沿一条不规则的线到达坐骨棘。盆膈上筋膜向后与梨状肌筋膜，向前与骶尾韧带相连。盆膈下的为盆膈下筋膜，向两侧与闭孔筋膜相延续，并覆盖着坐骨直肠窝的内侧壁，向下与覆盖尿道阴道括约肌和肛门括约肌的筋膜汇合。盆膈肌由肛提肌、尾骨肌组成。

盆膈位于骨盆腔与会阴之间，盆膈以内为骨盆腔，盆膈以外的前部为尿生殖三角、后部为肛门三角。盆膈的前部有盆膈裂孔，女性有尿道和阴道通过。盆膈与其外侧的尿生殖膈共同封闭小骨盆，承托盆腔内脏器。

三、盆筋膜间隙

盆筋膜在盆腔内形成一些潜在的间隙，称盆筋膜间隙，间隙内充满疏松的腹膜外筋膜，并有血管、神经等通过，盆筋膜间隙是利于盆底手术分离的空间，血、液体也易于聚集于间隙内。盆筋膜间隙有耻骨后间隙、膀胱旁间隙、直肠旁间隙、直肠后间隙。(图 1-16)

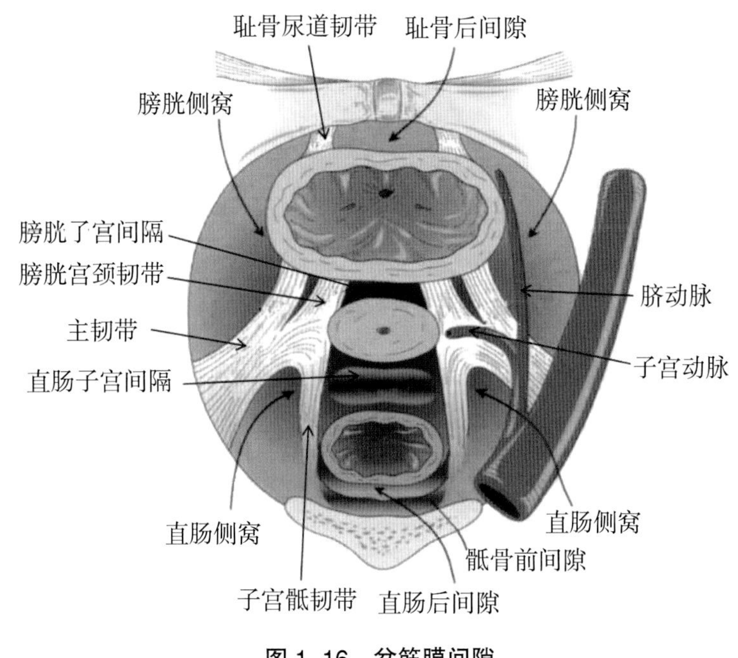

图 1-16　盆筋膜间隙

（1）耻骨后间隙（膀胱前间隙）　前界为耻骨联合、耻骨上支及闭孔内肌筋膜，后界膀胱，两侧为脐内韧带，上界为膀胱反折腹膜，下界为盆膈及耻骨膀胱韧带。间隙内充满疏松结缔组织，以利膀胱的功能活动。

耻骨后膀胱尿道悬吊术时需暴露此间隙，以不可吸收线将膀胱颈旁 1cm 外的阴道筋膜组织缝合于同侧的 Cooper 韧带上。

耻骨后路径阴道无张力尿道中段悬吊带术，穿刺针经过尿道旁的盆腔内筋膜，于耻骨与膀胱间，紧贴耻骨后表面走行。

（2）膀胱旁间隙　前界为耻骨上支及闭孔内肌筋膜，后界相当于子宫主韧带，内侧为膀胱子宫韧带，外侧是闭孔内肌筋膜及髂内血管、闭孔神经，上界为膀胱旁窝的腹膜及脐内韧带，下界为盆膈上筋膜。

在经阴道置入网片的全盆底重建手术中这一间隙是前路网片的必经之路。前盆腔重建需先纵形切开阴道前壁，分离膀胱阴道间隙，向两侧分离进一步扩大膀胱旁间隙及阴道间隙，达双侧闭孔内肌，为置入前路网片创造条件。

（3）直肠旁间隙　前界为直肠阴道隔，后界为直肠与直肠侧韧带，内侧为直肠筋膜鞘，外侧髂内血管、盆侧壁，上界为腹膜，下界为盆膈。

在经阴道置入网片的全盆底重建手术中这一间隙是后路网片的必经之路。后盆腔重建需先纵形切开阴道后壁，分离直肠阴道间隙，向两侧分离进一步扩大直肠旁间隙及阴道间隙，达双侧坐骨棘及骶棘韧带，为置入前路网片创造条件。

（4）直肠后间隙　前界为直肠筋膜鞘，后界为骶前筋膜，两侧借直肠侧韧带与直肠旁间隙分开，上界为腹膜至骶骨前面的反折部，下界为盆膈上筋膜。

骶前筋膜与骶骨间有骶前静脉丛，分离直肠后间隙时应在直肠筋膜与骶前筋膜间分离，否则易损伤骶前静脉丛引起难以控制的大出血。

四、盆底

1. 骨盆底

骨盆底简称为盆底，广义的来讲，盆底包括腹膜和外阴皮肤之间的诸多结构，从外至内包括会阴浅层肌肉、会阴膜、肛提肌、盆内筋膜、盆腔器官（膀胱、子宫、直肠）以及腹膜等，有尿道、阴道和直肠贯穿其中（图 1–3）。狭义的盆底是由封闭骨盆出口的多层肌肉和筋膜组成，起着封闭骨盆底，承托盆腔器官的作用。临床上常说的盆底是指狭义的盆底。

女性盆底肌肉群、筋膜、韧带及其神经构成了复杂的盆底支持系统和功能系统，其互相作用和支托，对保持子宫、尿道、膀胱和直肠等盆腔器官的正常位置和功能具有非常重要的作用。若盆底结构和功能异常，可影响盆腔器官位置与功能，造成盆腔器官的脱垂，如子宫脱垂、尿道膨出、膀胱膨出、直肠膨出等，并进一步引起尿失禁、便秘、分娩障碍等。

2. 盆底的界限

盆底的底界为会阴体皮肤，前方为耻骨联合下缘，后方为尾骨尖，两侧为耻骨降支、坐骨升支、坐骨结节及骶结节韧带（图 1–1）。

3. 盆底的层次结构

骨盆底由外向内，共包括三层组织，包括外层、中层和内层。(图 1–17)

中层为泌尿生殖膈，由 1 对会阴深横肌、1 条尿道阴道括约肌及内外两面的盆筋膜组成。

内层为盆膈，是盆底最坚韧的一层，由 1 对肛提肌、1 对尾骨肌及内外两面的盆筋膜组成，是维持盆底支持结构的主要部分，起着最为重要的支持作用和生理作用。

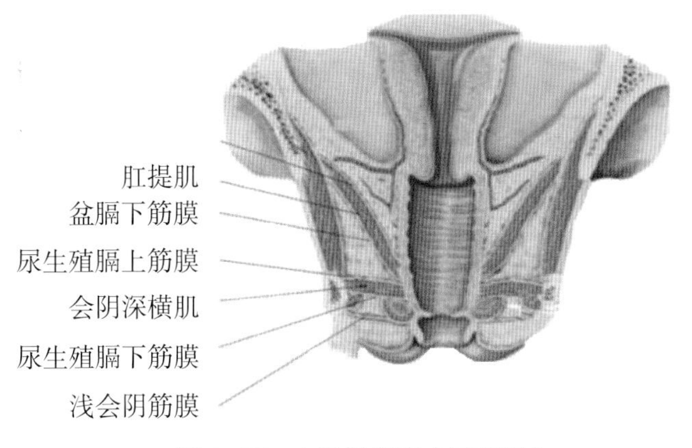

图 1-17 女性骨盆底（正面观）

外层包括会阴浅筋膜及其深面的球海绵体肌、坐骨海绵体肌、会阴浅横肌、肛门外括约肌，3 对肌肉与 1 块括约肌于阴道外口和肛门之间形成会阴中心腱（图 1-18）。

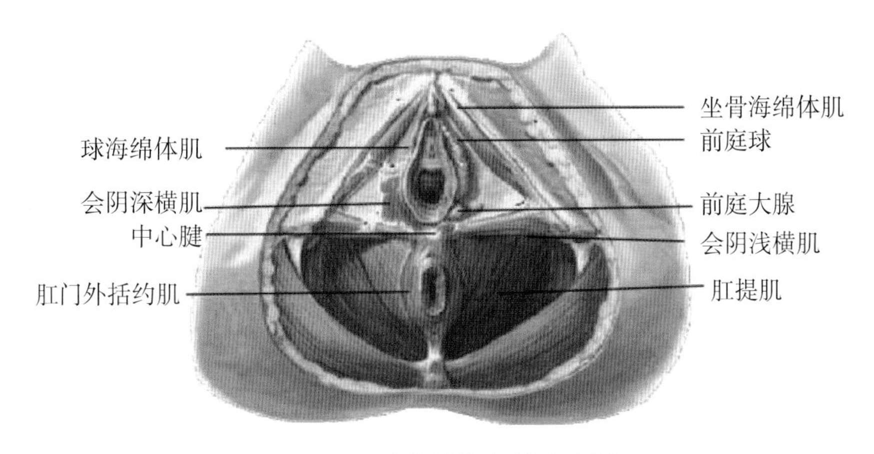

图 1-18 女性骨盆底（下面观）

肛提肌

肛提肌是骨骼肌，有持续的基础张力并能进行自主收缩。基础张力是静息状态下保持盆腔器官以正常位置的支持作用，关闭盆膈裂孔；自主收缩可提高张力，以对抗咳嗽的腹内压增高等。常说的“凯格尔运动”就是主动锻炼盆底的肛提肌。

肛提肌是一对三角形肌肉，两侧对称成漏斗形，由两侧盆底向下向中线行走。起自耻骨联合后面肛提肌腱弓和坐骨棘，止于尾骨、肛尾韧带和会阴中心腱。肛提肌按纤维起止和排列不同可分为三部，由前内向后外依次为耻骨阴道肌及耻骨直肠肌、耻尾肌、髂尾肌（图 1-11~ 图 1-13）。耻尾肌、髂尾肌以起止点命名。

（1）耻骨阴道肌　起自耻骨盆面和肛提肌腱弓前部，肌纤维沿尿道、阴道两侧排列，与尿道壁、阴道壁肌互相交织，并与对侧肌纤维构成“U”形袢围绕阴道、尿道，有协助缩小阴道的作用。

耻骨直肠肌：起自耻骨盆面及肛提肌腱弓的前部，止于肛管侧壁、后壁及会阴中心腱；此肌可括约阴道与肛门，其收缩可关闭尿生殖裂孔。耻骨直肠肌的撕裂与切断可引起大便失禁。

（2）耻骨尾骨肌　起自耻骨盆面及肛提肌腱弓的中部，止于骶骨、尾骨侧缘及肛尾韧带，为一长条性肌肉，前方内侧纤维连着尿道与阴道周围组织，后方内侧纤维连于肛门外括约肌。分娩造成的耻尾肌的损伤可导致膀胱与直肠膨出。

（3）髂尾肌　起自肛提肌腱弓的后部和坐骨棘盆面，在两侧呈扇形，止于尾骨侧缘及肛尾韧带，为盆膈最薄弱处，易发生会阴疝。

4. 盆底肌的特点

人体肌肉根据结构和功能的不同，可分为骨骼肌（又叫横纹肌）、平滑肌及心肌三种。按照是否可以随人的意志而收缩，又分成随意肌和不随意肌。骨骼肌是随意肌；心肌、平滑肌是不随意肌。骨骼肌能在意识控制下做强力的收缩，盆底肌属于骨骼肌，可以在人的有意识的支配下产生收缩运动。也就是说，盆底肌可以通过科学的方法进行主动锻炼，来增强盆底肌肉的力量和协调性。

骨骼肌又依据其活动功能而言，肌纤维的类型分为慢缩肌（Type Ⅰ）与快缩肌（Type Ⅱ）。组织学的研究显示，盆底的肛提肌大多数是由Ⅰ类肌纤维即慢缩肌纤维组成，具有持久而耐疲劳的收缩力。其基础张力所维持的静息压力，夹闭尿道和肛门括约肌，收紧盆膈裂孔，对盆腔器官提供持久而有力的支持，从而维持盆腔器官正常的解剖位置。而少量Ⅱ型纤维，即快缩肌纤维，分布在尿道和肛门周围，影响尿道、阴道和肛管的功能。

五、盆膈裂孔

1. 盆膈裂孔

盆膈裂孔又称为肛提肌裂孔，偶又称为泌尿生殖裂孔。

（1）狭义的盆膈裂孔　位于盆膈前部，会阴中心腱前方，两侧肛提肌之间留有的空隙，有尿道和阴道通过。盆膈裂孔的浅层为尿生殖膈。尿生殖膈由会阴深横肌及尿道膜部括约肌以及覆盖在两肌上下面筋膜共同组成（图 1-15B）。

（2）广义的盆膈裂孔　在超声、MRI 等影像学上，盆膈裂孔是由前方的耻骨联合后缘、两侧的耻骨支和耻骨直肠肌内侧缘、后方的肛提肌板前缘共同围成的菱形裂隙样结构，内有尿道、阴道和直肠，呈前、中、后排列于裂孔中线处。

未婚未育女性，正常状态下，当腹压增加时肛提肌反射性或自主收缩可使盆膈裂孔缩小，使盆腔脏器维持在正常位置。妊娠、分娩或年龄等因素综合作用，肛提肌受损或功能退化时，肛提肌的收缩力和弹性减弱，盆底支持结构能力降低，导致盆底功能障性疾病。

2. 盆膈裂孔与妊娠、分娩

妊娠及分娩均会对盆底肌肉、筋膜、韧带等造成松弛、损伤，使盆膈裂孔增大。

妊娠期正常生理变化包括羊水增长、子宫体积增大、胎儿体重增加。在妊娠晚期，羊水量不断增加，子宫体积逐渐增大，胎儿体重进一步增加。盆底组织长期处于持续张力状态。妊娠过程中，受孕妇体内雌激素、孕激素及血清松弛素变化的影响，加上盆底组织承受压力的不断增加，盆底肌肉神经和结缔组织不断扩张伸展，导致肌纤维变形、比例改变，胶原纤维溶解增加、连接减弱；同时盆底肌肉长时间的过度拉伸，可发生去神经支配、缺血、缺氧等现象，最终导致肛提肌薄弱、松弛、收缩力降低。此外，分娩过程中胎儿对产道的巨大压力和牵拉均可影响盆底肌肉、筋膜等支持组织。

在产后妇女盆底功能检查中，经会阴三维超声诊断应用价值较高，可准确反映盆膈裂孔情况。

盆底超声研究显示：分娩、产次影响盆隔裂孔。产后 42d 初产妇的盆隔裂孔面积显著大于未产妇盆隔裂孔面积，产后 42d 的经产妇的盆隔裂孔面积大于产后 42d 初产妇。剖宫产虽然避免了经阴道分娩时胎头下降对盆底肌肉的直接损伤，但妊娠本身对肛提肌等盆底支持组织造成损伤为独立危险因素。阴道助产者，产后近期未发现盆膈裂孔较未助产者明显增大，但显著增加了肛提肌撕裂和肛门括约肌损伤的风险。另有报道远期盆隔裂孔面积增大发生率增高。

三维超声观察盆膈裂孔形态学，在盆底横断面上，未育女性盆膈裂孔的形态学表现为菱形，妊娠早、中期女性盆膈裂孔形态呈“菱形”，妊娠晚期产妇女性盆膈裂孔形态表现为“椭圆形”，肛提肌走行发生了改变。自然分娩产妇因胎儿经盆膈裂孔娩出，盆底肌肉发生拉伸、扩张，使盆膈裂孔表现为“椭圆形”，产后经过一段时间修复后，可逐渐恢复正常，表现为菱形。这也提示分娩后随着胶原组织的再生、神经血管再分布、盆底肌纤维营养代谢逐渐恢复，女性盆膈裂孔的形态及肛提肌弹性均有自然修复的倾向。但有高危因素者，应该及时予以干预措施，并加强随访，减少出现盆底功能障碍疾病的风险。

3. 盆膈裂孔与盆腔脏器脱垂

盆膈裂孔的大小与盆腔脏器脱垂相关且脱垂程度与盆膈裂孔大小呈正相关。盆隔裂孔的大小与盆腔脏器脱垂患者病情状况程度有关，盆隔裂孔直径增大越明显，脱垂程度就越重，肛提肌的收缩能力就越弱。

盆底超声研究显示：盆腔脏器脱垂患者静息、缩肛及 Valsalva 状态时盆隔裂孔前后径、横径及面积均较未脱垂者增大，接近圆形，即裂孔两侧肛提肌松弛失去对称性并向外凸出，肌纤维排列紊乱。故肛提肌收缩能力下降是导致盆腔脏器脱垂发生的最基本因素。另有研究显示：手术失败影响因素中，术前过大的盆膈裂孔占有重要地位。

4. 盆膈裂孔与子宫切除术

子宫全切术后患者较未行子宫切除术女性盆膈裂孔面积增大。

子宫全切术目前是妇科最常见的手术方式，是治疗各种子宫良恶性病变的有效手段之一，而女性盆底功能障碍性疾病是子宫全切术后患者最常出现的并发症之一。在子宫全切术中，在切除宫颈的同时，不仅要切断位于盆底中心位置的子宫主韧带和骶韧带，而且还要下推膀胱和直肠，由于子宫骶韧带是由平滑肌、疏松结缔组织、致密结缔组织、血管、神经和淋巴管组成，手术操作过程中难免会造成肛提肌及其周围的神经组织损伤以及血管营养障碍等，如果肛提肌受损，其收缩力减弱，盆膈裂孔面积的增大，盆腔器官被推着经过增大的盆膈裂孔下降，将得不到肛提肌的支持，导致盆腔脏器脱垂发生。

子宫全切术后患者超声影像学上表现：盆膈裂孔的前后径、横径、面积均明显增大，耻骨直肠肌的厚度变薄，说明子宫全切术后对妇女盆底结构和功能可能造成不同程度的损伤，削弱了盆底的支持组织，从而导致了盆腔器官脱垂的发生。

六、盆底功能解剖

1. 盆底的功能

盆底与我们的日常生活、生理活动密切相关。

（1）盆底在泌尿系统的排尿、储尿过程中起着重要的作用，盆底功能不健全的女性会出现尿频、尿无力、尿不尽、排尿困难和尿失禁等症状。

（2）盆底功能与排便功能也密切相关，盆底功能不健全的女性同样会出现便秘、大便不尽感甚至便失禁等。

（3）盆底功能与分娩关系密切。盆底肌作为组成阴道和会阴的主要组成部分，它的延展性和伸缩性对于扩张软产道作用明显，肛提肌的收缩力是助胎儿娩出的重要产力之一，在分娩过程中起着辅助胎儿先露俯屈、仰伸等作用，是能够顺利分娩的重要因素。

（4）盆底与性生活质量密不可分，紧实有力的阴道，性生活过程中盆底肌肉有节律的强有力地收缩，对于男女双方有效地达到性高潮至关重要，阴道松弛者的物理康复、手术治疗等方法均可起到缩窄阴道的疗效。

2. 肛提肌的功能

肛提肌之间有尿道、阴道和直肠通过，盆腔器官通过的通道称为盆膈裂孔。肛提肌的基础张力将尿道、阴道和直肠压向耻骨，关闭盆膈裂孔，使盆底和盆腔器官保持竖直方向。

覆盖于肛提肌上下表面的筋膜称肛提肌上筋膜和肛提肌下筋膜，肛提肌及其上下筋膜构成盆膈。盆隔像吊床一样在前面的耻骨和后面的尾骨间伸展，盆腔肌肉功能正常时，盆腔器官保持在肛提肌板之上，远离盆膈裂孔，当腹腔内压力增加可将盆腔内器官向骶骨窝推挤，肛提肌能够防止盆底及其器官的脱垂。

肛提肌不仅在盆腔器官支持方面非常重要，同时它还具有自主功能，能够主动收缩和放松，从而参与维持脏器的正常生理功能。组织学研究显示，肛提肌大多由Ⅰ类肌纤维，即慢缩肌纤维构成，具有持久而耐疲劳的收缩力，它所具有的静息压力，夹闭尿道和肛门括约肌，收紧盆膈裂孔，对盆腔器官提供持久有力的支持，从而维持盆腔器官正常的解剖位置；而少量Ⅱ类肌纤维，即快缩肌纤维，分布在尿道和肛门周围，影响尿道、阴道和肛管的功能。

3. 与排尿相关的肌肉组成

与排尿活动相关的肌肉主要由两部分组成，即平滑肌和随意肌，包括逼尿肌、尿道外括约肌、肛提肌、腹肌及膈肌。

（1）逼尿肌　可整体看作由平滑肌纤维交织排列构成的具有弹性与收缩功能的肌性网袋，具有自律性及牵拉时主动性张力反应同时又受自主神经冲动的调节。逼尿肌在膀胱颈部附近分三层，即内纵肌层、中环肌层和外织肌层。女性无解剖上的尿道内括约肌存在，而由可以收缩的后尿道平滑肌及膀胱颈平滑肌构成生理性尿道内括约肌，膀胱颈和后尿道还含有丰富的弹力纤维，平滑肌与弹力纤维的弹性与张力是组成膀胱出口阻力的重要因素。

（2）尿道外括约肌　由尿生殖膈两层之间的横纹肌构成。横纹肌由 2 种肌纤维组成：尿道内层纤维为慢纤维肌，短而薄，收缩作用持久，在非排尿期保持尿道的正常压力；尿道周围的肌纤维为快纤维，在腹压突然增加时能够迅速保持尿道压与膀胱内压力的平衡，防止尿失禁，尿道外括约肌可由主观意识控制。在主动中断尿流及对抗压力性尿失禁时发挥重要作用。

（3）肛提肌　也参与了储尿、排尿过程。在排尿过程中，包绕尿道的肛提肌放松，尿道阻力减小，尿道口打开，利于尿液的排出。排尿结束后，包绕尿道膀胱颈的肛提肌也收紧，为膀胱储尿做准备，并能对抗腹压增加等行为，防止漏尿的发生。肛提肌除了具有尿道括约肌作用外，还间接地参与支持膀胱底部的作用，如果盆腔底部组织薄弱，将减弱膀胱的贮尿能力与括约肌的控制排尿作用。

（4）腹肌与膈肌　正常情况下即使没有腹肌与膈肌的参与，排尿活动可正常进行，腹肌和膈肌具有辅助和加速排尿的作用，腹肌和膈肌的收缩可增加膀胱内压。当某种原因引起膀胱逼尿肌功能减弱（如严重的阴道前壁膨出）或排尿阻力增加（如广泛性全子宫切除术后）时，如宫颈癌广泛性全子宫切除术后，腹肌和膈肌的收缩可辅助排尿。

4. 盆底肌在尿控过程中的作用

尿控是一个复杂的生理行为，但在整个储尿、排尿过程中，需要盆底肌尤其是肛提肌的协调与配合，在大脑神经中枢的支配下，能够通过非条件反射，一次性的排空膀胱，并有效防止尿失禁的发生。

排尿是指尿液在肾脏生成后经输尿管而暂贮于膀胱中，贮存到一定量后，一次性地通过尿道排出体外的过程。排尿反射是一种简单的非条件反射。

当膀胱容量充盈到一定程度，女性在 400～500mL，大脑皮层向下发放冲动，引起膀胱壁逼尿肌收缩，内、外括约肌舒张，将贮存在膀胱内的尿液排出。

当逼尿肌开始收缩时，又刺激了膀胱壁内牵张感受器，由此导致膀胱逼尿肌反射性地进一步收缩，并使收缩持续到膀胱内尿液被排空为止。

在排尿过程中，包绕尿道的肛提肌放松，尿道阻力减小，尿道口打开，利于尿液的排出。

排尿结束后，肛提肌的一部分形成的尿道外括约肌立即收缩，包绕尿道膀胱颈的肛提肌也收紧，为膀胱储尿做准备，并能对抗腹压增加等行为，防止漏尿的发生（图 1–19）。

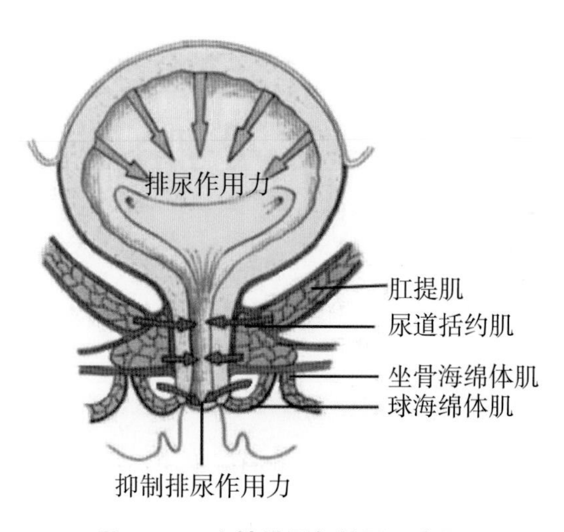

图 1–19　女性排尿与控尿示意图

阴道分娩可造成盆底肌与括约肌的损伤及去神经病变，从而使盆底肌变得薄弱，其支持功能也减弱，导致压力性尿失禁与盆腔器官脱垂，产后 42d 给予及早的康复治疗，有利于预防产后压力性尿失禁与盆腔器官脱垂的发生。

5. 与排便相关的肌肉组成

与排便活动相关的肌肉主要由两部分组成，即平滑肌和随意肌。肛管周围有肛门内外括约肌环绕。

肛门内括约肌是不随意肌，是直肠环形肌层向远端的延伸增厚，环绕肛管上 2/3，内括约肌持续处于最大收缩状态，阻止粪便和气体不随意排出，提供 50%~80% 的静止性紧张力。

肛门外括约肌是随意肌，被直肠纵肌和肛提肌纤维穿过而分为皮下部、浅部和深部 3 部分。皮下部为环形肌束，位于肛管下端皮下层内，肛门内括约肌的下方，直肠指诊时可扪到肛门内括约肌与肛门外括约肌皮下部之间为一环形浅沟，称为白线，相当于肛管中下 1/3 的交界线；浅部是椭圆形肌束，起于尾骨，向前分为两束，围绕肛管止于会阴部，与尾骨相连部分形成坚强韧带，称为肛尾韧带；肛门外括约肌深部、耻骨直肠肌、肛门内括约肌和直肠纵肌纤维组成一个环肌，可以在直肠指诊时清楚扪到，称为肛管直肠环。

肛提肌是直肠周围形成盆底的宽薄肌肉，由耻骨直肠肌、耻骨尾骨肌和髂骨尾骨肌 3 部分组成。肛提肌起自骨盆两侧壁，斜行向下止于直肠壁下部两侧，左右连合成向下的漏斗状，属于随意肌，具有承托盆腔脏器、协助排便、括约肛管的功能。特别是耻骨直肠肌，是一种强壮的“U”形横纹肌环，将肛门直肠交界处悬吊于耻骨后方。在收缩时，能将肛管向耻骨联合处牵拉，增加肛管直肠交界处的角度（直肠向下向前、肛管向下向后）形成“肛门直肠角”，有重要的括约作用。

在肛门内外括约肌之间，由直肠外层纵行肌和肛提肌纤维交织形成联合纵肌，沿肛门内外括约肌之间下行，部分纤维穿透外括约肌最下端进入肛周皮肤。具有将肛门直肠固定在骨盆、保持肛门闭合、阻止痔和直肠脱垂发生的作用。

女性会阴体位于肛门与阴道前庭后端之间。附着于会阴体上的肌肉有肛门外括约肌、球海绵体肌、会阴浅横肌、尿道括约肌和肛提肌等，具有加强盆底和承托盆内脏器的作用。耻骨直肠肌以会阴体为基点，包绕直肠，形成角度，调节排便，上述肌肉的互补协调控制肛门的收缩，从而达到调控肛门的排气排便功能。（图 1-20）

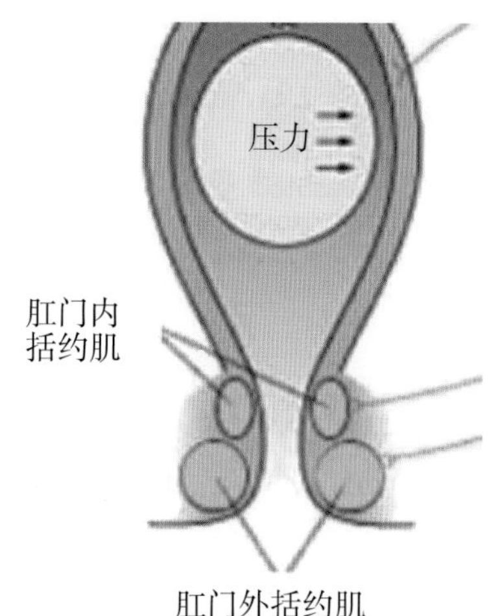

图 1-20　排便与控便示意图

6. 盆底肌在控便过程中的作用

排便是人类复杂的生理活动，是经过长久进化形成的协调准确的生理反射功能。排便动作虽然是一种非条件反射，但大脑中枢的意识却可以加强或抑制排便。

当直肠内粪便量达 150～200mL 时，直肠被充盈而膨胀，刺激和兴奋直肠壁上的压力感受器，产生有效的神经传入冲动，即引起便意。

如果条件允许，降结肠、乙状结肠和直肠收缩，肛门内括约肌松弛，与此同时，盆底肌肉舒张，肛门外括约肌放松，加上腹肌收缩、膈肌收缩，闭口鼻屏气后用力等协同形成直肠推动力，将粪便排出体外。

反之，如果条件不允许，通过环绕肛管周围肛提肌的自主收缩，增强直肠储存粪便的承托力，防止便失禁的发生；与此同时形成直肠肛管相应的抑制性反射，使内括约肌收缩，减少排便的欲望。一旦环境允许，再次产生便意，肛门括约肌松弛，产生排便。

在整个储便、排便过程中，盆底肌的反射调整和协调配合发挥了至关重要的作用。

7. 盆底肌在分娩过程中的作用

阴道分娩能否顺利完成，取决于产道、产力、胎儿和精神因素，这几点也被称为分娩的四要素。

在这其中，产道分为骨盆的骨性产道和由子宫下段、子宫颈、阴道及会阴形成的软产道。盆底肌作为组成阴道和会阴的主要组成部分，它的延展性和伸缩性对于扩张软产道作用明显，也是是否能够顺利分娩的重要因素。同时盆底肌肉具有良好的弹性，有利于恢复产后阴道紧实的状态，防止阴道松弛。

虽然子宫收缩力是最主要的产力，在整个产程中起主导作用，但是当宫口开全后，肛提肌的收缩会反射性引起的排便动作，产妇向下屏气用力，帮助胎儿娩出。

在分娩的第二产程中盆腹协调性同样起到引导作用，直接影响产程的顺利与产后盆底功能的恢复。能够在第二产程中协调地应用盆腹肌肉的力量，会使产程更加顺利，分娩的副损伤更小，产后恢复更迅速，康复效果更好。

8. 盆底筋膜与盆底肌在维持盆底功能上分别担当的角色

盆底筋膜和盆底肌肉作为盆底结构的支持组织，在维持盆底的结构和功能方面起着共同的作用。盆底筋膜和韧带在保持盆底组织器官在正常位置及盆底功能障碍的发生发展中，起着决定性的作用；盆底肌肉是维持盆底正常生理功能及对筋膜和韧带起保护作用，起到辅助的弥补作用。

在盆底结构中，盆底筋膜和韧带的张力或拉力及盆底肌的基础张力使盆底组织器官免受损伤并维持完整性。

盆底筋膜与盆底肌肉在正常生理状态下，在静止状态时，因盆底筋膜和韧带固有的张力，使盆底组织器官维持在正常位置；由Ⅰ类肌纤维即慢缩肌纤维组成的盆底的肛提肌，其基础张力所维持的静息压力，夹闭尿道和肛门括约肌，收紧盆膈裂孔，对盆腔器官提供持久而有力的支持，从而维持盆腔器官正常的解剖位置。当咳嗽等突然腹压增加的状态下，盆底筋膜的拉力及盆底肌反射性的收缩力对抗了来自腹压的冲击力，以保证盆底组织器官维持在原有位置不下垂。同时，筋膜与肌肉均保护了双方免受损伤，起着完好的相互保护作用。而在盆底筋膜韧带和（或）盆底肌损伤的病理状态下，盆底筋膜韧带的退化薄弱、撕裂、断裂往往难以恢复，需手术修补。而肌肉的受损经过康复理疗治疗会好转，盆底电刺激治疗可通过电磁脉冲启动神经脉冲，引起盆底肌肉收缩，从而增强盆底肌肉力量。

这就可以解释为什么在产后早期即使存在筋膜韧带损伤，盆底功能障碍的症状轻微和能够逐步缓解，因为年轻患者的肌肉的功能状态良好，可以部分弥补代偿筋膜受损所导致的功能减退或可以自然康复；但筋膜韧带损伤严重，同时盆底肌肉也严重受损者，如不积极进行康复治疗，肌肉的损伤不得以恢复，不足以弥补筋膜受损，盆底功能障碍会持续存在，并随着年龄的增长逐步加重。而在进入绝经期后，随着雌激素水平的下降使钙离子丢失，导致肌肉萎缩并逐渐退化、功能降低，肌肉的维护弥补筋膜韧带受损的功能下降，最终导致出现症状，包括尿失禁、盆腔器官脱垂等。

在保证盆底解剖位置与生理功能上，盆底筋膜和韧带对保证盆腔器官维持在正常位置起着主要作用，盆底肌肉在维持盆底生理功能方面，如肠道、尿道、生殖道的功能起着重要作用。在盆腔器官脱垂和尿失禁的发生发展中，筋膜和韧带起着决定性的作用，肌肉则发挥辅助作用，在维护筋膜和韧带不受损伤的过程中提供完好的保护功能。

9. 与盆底修复手术相关的韧带

（1）前纵韧带　为全身最长的韧带是椎体前面延伸的一束坚固的纤维束，整个看来是一条长而宽的纤维带，非常坚韧。上起于枕骨底部和环椎前结节，下至骶骨上半部，紧贴椎体韧带的宽窄厚薄各部有所不同。

阴道断端或子宫骶前固定术是将阴道断端或子宫缝合固定于骶前的前纵韧带上。骶骨岬附近和第1~4骶椎体前方的前纵韧带均有不同的文献报道作为网片的缝合固定点。《铁林迪妇科手术学》中指出骶骨阴道固定术是暴露骶前筋膜后，在第3、第4骶椎水平用持久缝线间断缝三针将移植筋膜或替代物固定在骶骨前骨膜和骶前筋膜上。

（2）骶棘韧带（SSL）起于第4骶椎平面到尾骨间的侧缘和前面，止于坐骨棘中内2/3段与骶结节韧带融合，两条韧带与坐骨大切迹、小切迹分别围成坐骨大孔和坐骨小孔，为血管、神经的重要通道。

骶棘韧带固定术是将脱垂的阴道断端或子宫缝合固定于骶棘韧带上。缝合时宜选择距离坐骨棘至少2.5cm处以内的骶棘韧带中间的1/2作为缝合点，注意缝合时只缝合浅层、不能穿透骶棘韧带的全层，但缝合过浅、力量过小，悬吊不够牢固。

（3）髂尾肌筋膜　覆盖于髂尾肌的盆膈筋膜。髂尾肌为肛提肌的一部分，起自肛提肌腱弓的后部和坐骨棘盆面，在两侧呈扇形，止于尾骨侧缘及肛尾韧带。

髂尾肌筋膜固定术是阴道断端缝合固定于髂尾肌筋膜，因其周围无大的神经血管，相对安全。其缝合点应在坐骨棘前下方1cm处，缝合方向基本垂直于该处髂尾肌肌肉纤维的走行，即从内上往外下缝合，可带少量肌肉组织以增强牢固性，但不宜过深，避免损伤下方的阴部管内走行的阴部内血管与阴部神经。

（4）子宫骶韧带　起自子宫颈后面，向后绕过直肠，止于第2~3骶椎前。起到牵引子宫向后上方的作用。盆腔脏器脱垂的患者宫骶韧带多薄弱、拉长。

高位子宫骶韧带悬吊术是在坐骨棘水平缝合缩短骶韧带，可同时关闭子宫直肠窝。

10. 女性的盆底容易受伤

女性因特殊的生理特点和承担着生儿育女、繁衍后代的的重任，使其盆底更容易受到伤害。

盆底最常见的损伤是妊娠10个月对盆底的慢性损伤和一朝分娩对盆底的急性损伤。

妊娠期间，由于孕激素的增加，松弛素分泌旺盛，盆底肌肉和结缔组织纤维变得稀疏、松弛，为分娩做好准备。同时，增大的子宫又不断地压迫盆底组织，此时极其考验盆底的支撑能力。而大部分女性的盆腔器官会经受住考验，维持在正常位置并有良好的功能，但有的孕妇在妊娠期出现了阴道壁的膨出和子宫脱垂等症状，有些还会在怀孕后期出现尿失禁、便秘等功能障碍。阴道分娩过程中，胎儿经过产道，扩张了阴道，压迫甚至撑裂了盆底肌肉，进一步损伤了盆底。分娩巨大儿、阴道助产的产妇，大约 70% 以上会出现不同程度的盆底功能障碍。如果分娩后没有及时正确地进行盆底修复，即使原来没有明显症状的盆底功能障碍也会在 40 岁以后逐渐显现，并不断加重。

衰老也是盆底损伤的合谋者，随着年龄的增大，盆底肌肉松弛、韧带弹性和承重力下降，也有未生育女性，到了一定年龄后，出现压力性尿失禁等症状，年龄是影响盆底功能的重要因素。

此外，长期便秘、慢性咳嗽、提拉重物等长期增加腹压的行为，也会在盆底功能障碍性疾病的发生和发展中推波助澜。

产后 42d 检查，了解盆底情况、保护盆底是非常有必要的，可以及时发现阴道壁膨出、子宫脱垂、压力性尿失禁和盆底肌肉力量受损等情况，通过正规的产后盆底康复，恢复盆底功能，既适时又必要，提高了生活质量与性生活的满意度。

七、盆底功能解剖学说与理论

1. 盆底的“三腔系统”

盆底组织结构主要包括盆底肌肉和筋膜、盆底结缔组织、盆腔器官以及盆腔血管、淋巴和神经组成。

从空间位置上来看盆腔器官，盆腔可分为前、中、后三部分。女性前盆腔包括尿道和膀胱；中盆腔由子宫和阴道顶端组成；后盆腔有阴道后壁和直肠。

盆腔器官借助与耻骨、肌肉和结缔组织的连接维持正常位置，中枢神经和周围神经支配控制其功能。支持组织损伤的部位决定了盆腔器官膨出的类型。前盆腔支持结构的损伤会造成尿道、膀胱膨出，中盆腔支持结构的损伤会造成子宫脱垂或穹窿脱垂（子宫切除术后）（图 1–21~ 图 1–24），后盆腔支持结构的损伤会造成直肠膨出。

2. 盆底的“三个水平”理论

由于盆底是由有肌肉、筋膜、神经血管等组织共同组成的动态平衡系统，子宫和阴道的支撑系统在不同区域是不同的。为了更直观地阐述盆底肌肉、筋膜和韧带支撑

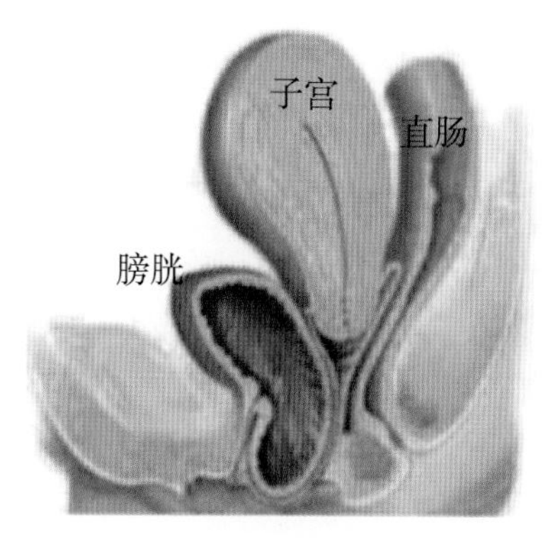

图 1–21 阴道前壁膨出（膀胱膨出）

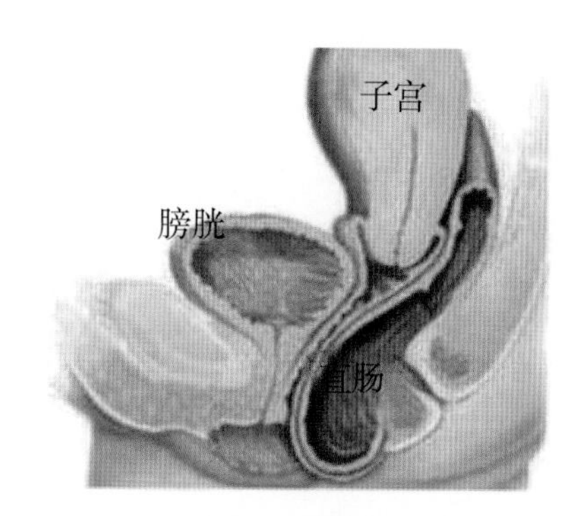

图 1–22 阴道后壁膨出（直肠膨出）

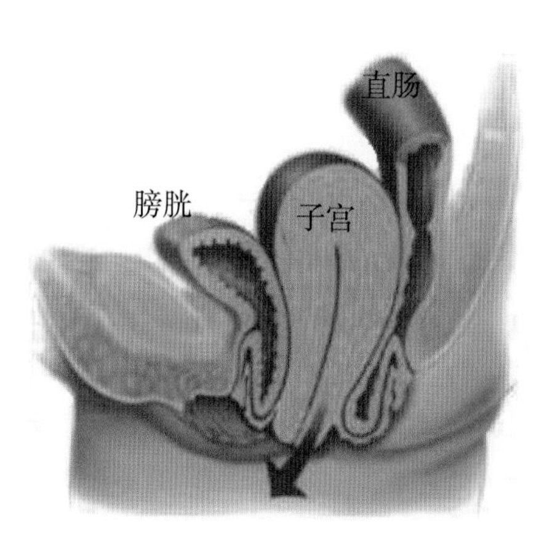

图 1–23 子宫脱垂

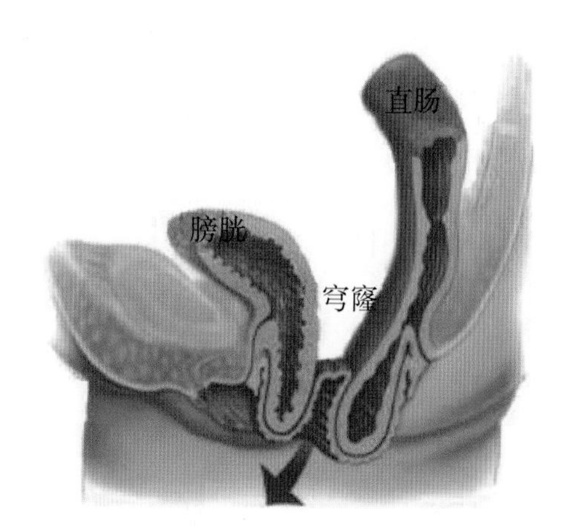

图 1–24 穹窿脱垂

方向和方式的不同，1992 年 Delancy 又将支持阴道的筋膜、韧带等结缔组织分为上中下 3 个水平：Ⅰ水平为最上段的支持结构，主要为骶主韧带的复合体。Ⅱ水平为阴道中段两侧方的支持结构，包括盆腔筋膜腱弓及阴道直肠筋膜。Ⅲ水平为最远端的支持结构，由会阴体与会阴筋膜构成。

Ⅰ水平的顶端支持位于宫颈和阴道上 1/3，主要是由主韧带的复合体组成，在最上段、沿与地面垂直的方向悬吊子宫和阴道顶端。Ⅱ水平的水平支持位于阴道的中间部分，是由盆筋膜腱弓和阴道直肠筋膜形成的侧方支撑。Ⅲ水平的远端支持位于最末端区域，阴道直接贴合于盆底的肌肉和筋膜组织，盆底的肛提肌和会阴筋膜形成强有力的弹性承托，防止盆腔器官的脱垂（图 1–25)。

3 个水平理论的提出，帮助临床医生进一步理解不同水平支持结构的缺损引起不同盆腔器官的脱垂，在临床实践中，对于不同部位的脱垂应采用不同的手术方式，针对损伤部位进行解剖学修复。

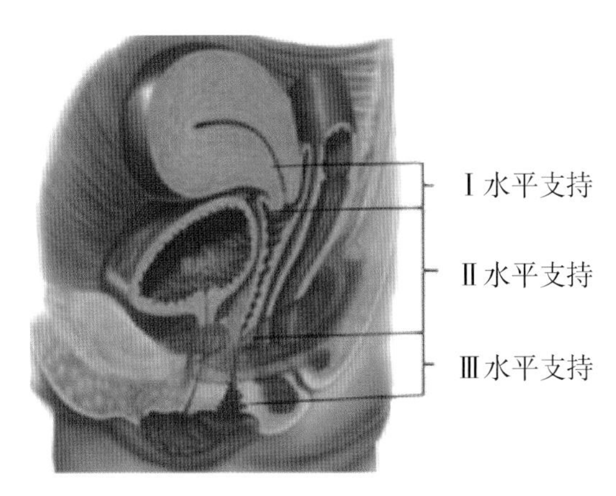

图 1-25　盆底支持系统的 3 个水平

3. 盆底的“吊床理论”

1992 年，Delancey 发表了“吊床”假说，即认为女性尿道和膀胱颈位于盆腔内筋膜和阴道前壁组成的支持结构（“吊床”）之上，这层支持结构的稳定性又依赖于通过侧方连接的盆腔筋膜腱弓和肛提肌，随着肛提肌的收缩和放松可使尿道上升或下降，两者相互作用，协调与配合，共同完成对盆底的支撑和尿道的开合功能。

腹压增加时，盆筋膜周围与盆筋膜腱弓相连的肛提肌收缩、拉紧“吊床”结构，尿道被压扁，尿道内压能有效抵抗升高的腹内压，而控制尿液排出，即尿自禁。尿道闭合压的维持，依赖于压力沿着耻骨膀胱筋膜和阴道前壁的支撑结构向膀胱颈和尿道近端的有效传导，肛提肌板是稳定这一结构的重要成分。（图 1-26）

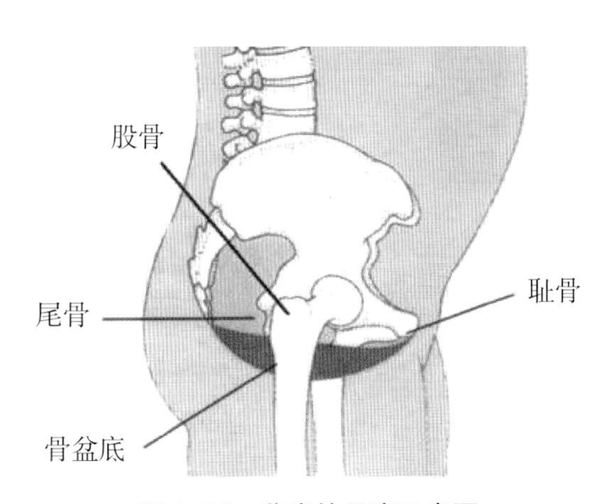

图 1-26　盆底的吊床示意图

当“吊床”这一支撑结构被破坏时，产生膀胱尿道过度活动或阴道前壁膨出（膀胱膨出），腹压增加时，阴道压缩尿道的力量减弱，尿道不能正常闭合而增加抗力，导致压力性尿失禁的发生。

“吊床”假说理论将治疗压力性尿失禁的重点从提升尿道转至加强其支持结构。

4. 盆底的“吊桥理论”

盆底是一个相互关联的有机整体，澳大利亚学者 Peter Petros 将这一有机整体比喻为悬吊桥（图 1–27），盆底类似吊桥的结构，吊桥主要依靠悬吊钢缆（相当于盆底筋膜与韧带）的张力支撑着尿道、膀胱、阴道、直肠，其张力受盆底肌肉舒缩的调节，削弱任何部分结构，都会导致整体失衡，盆底支撑力量和功能受破坏。

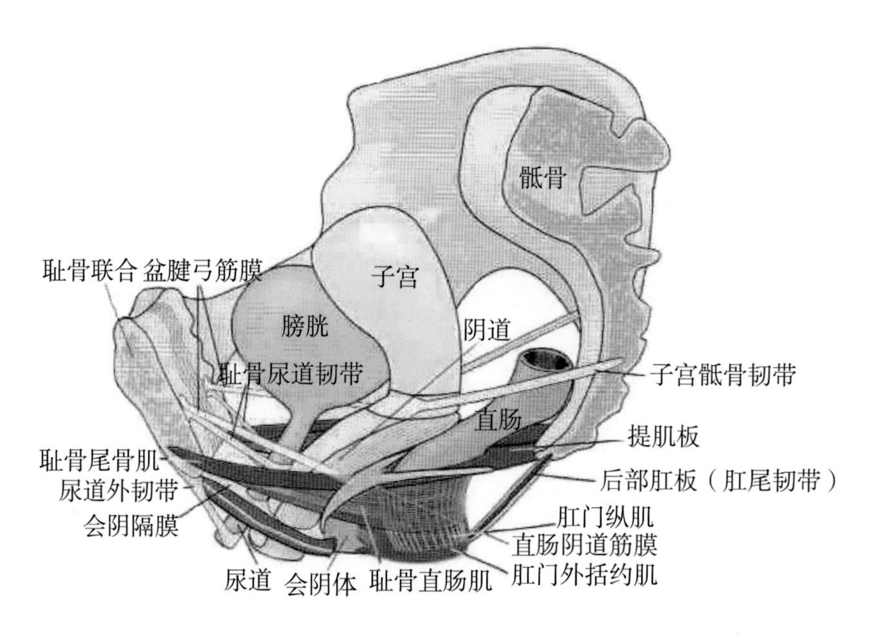

图 1–27　盆底的整体理论模拟图

5. 盆底的“整体理论”

1990 年 Peter Petros 提出了盆底整体理论。整体理论其核心内容是盆底功能障碍性疾病的发生是由于盆底肌肉、结缔组织损伤共同作用的结果，手术不仅需要恢复器官的解剖位置，同时应通过修复受损的韧带完成解剖结构的重建，进而达到恢复盆底结构和功能的目的。

整体理论认为，盆底的肌肉、结缔组织和神经成分组成了相互关联的有机整体，强调肌肉、结缔组织与神经的相互关联和协调作用，共同执行着正常的开合和支撑功能（图 1–28）。其中肌肉的收缩和放松作用是主动的，并可以通过外力进行加固，比如通过缩肛运动、盆底电刺激和生物反馈治疗可以加强盆底力量；而结缔组织的作用是被动的，并且一旦结缔组织受损，没有好的康复手段，只有通过手术治疗进行纠正；在盆底器官与组织执行其功能过程中，神经在各成分中发挥了支配与协调的作用。

有人比喻盆腔器官好比停泊在水中的船，盆底肌肉组织好比水，结缔组织犹如缆绳，当水足够深，船会悠哉地漂浮在水中，缆绳承受的应力很小，即使有点风浪，船也不至于漂走。但如果没有水的支撑，缆绳承担的压力必然加大，直至断裂，船脱离缆绳的控制，最终发生盆腔器官的脱垂。

整体理论的提出，使基础理论指导临床实践，从而带动了盆底手术方式的改变，使临床医生在手术过程中，更加关注盆底顶端的修复，注重对于韧带组织的修复，诞生了骶前固定术、尿道中段悬吊术等手术方式。

盆底相关疾病诊断和治疗必将随着整体理论的进一步完善，有的放矢的不断发展与进步。

八、盆底动态解剖

1. 盆底动态解剖

静态解剖学即传统的解剖学，研究人体在静止状态时的组织、器官的结构与形态。相对于静态解剖学，人体在行使其生理功能时其组织、器官动态变化的结构与形态称其为动态解剖学。功能解剖学研究人体组织、器官在完成其生理功能时所起到的作用。

盆底的静态解剖学：盆底的静态支持主要由筋膜和韧带构成。盆底的筋膜是附着在器官表面，连接器官、肌肉和韧带的纤维肌性组织。盆底的主要韧带：位于前盆腔的有尿道外韧带、耻骨尿道韧带和耻骨膀胱韧带，与前阴道壁共同形成尿道下“吊床”，对尿道、膀胱起悬吊支撑作用；中盆腔有耻骨宫颈筋膜、盆筋膜腱弓和宫颈环；后盆腔有子宫骶韧带、直肠阴道筋膜和会阴体。盆底的筋膜和韧带对器官起悬吊和固定作用。

盆底的动态解剖学：盆底组织、器官的动态变化主要由附着在盆底不同平面的肌肉所产生。盆底肌肉排列成3层：内层、中层、外层。内层由肛提肌、尾骨肌构成。其作用力为水平方向，主要是将器官向前或向后牵拉，对器官起支持作用以及开放、关闭尿道、阴道和直肠。肛提肌形成盆隔，其内有尿道、阴道和直肠穿过称盆膈裂孔。盆腔肌肉功能正常时，盆腔器官保持在肛提肌板之上，远离盆膈裂孔，腹腔内压力增加将盆腔内器官向骶骨窝推挤，肛提肌板能防止其下降。中层肌肉由会阴深横肌和尿道阴道括约肌构成，可紧缩尿道与阴道，尿道括约肌和会阴深横肌不能截然分开，有学者将其统称为尿生殖三角肌。外层肌肉由会阴浅筋膜及其肌肉构成，包括球海绵体肌、坐骨海绵体肌和会阴肌浅横浅筋及肛门外括约肌。这层肌肉的主要作用是稳定尿道、阴道和肛门远侧部，同时还帮助容纳腹部内容物；同时也能够产生向下的力作用于尿道、阴道和肛门。

盆腔的功能解剖学：腹盆肌的协调作用使盆底组织、器官完成其生理功能。腹盆肌均为骨骼肌，有持续张力并能进行自主收缩。通常腹肌与盆底肌是协同收缩的，腹肌收缩可激发盆底肌收缩，空腹时、屏住呼吸时可激发盆底肌的收缩。由于重力的关系，坐位和站位的直立位较卧位使腹内容物对盆底结构的压力更大。

盆底整体理论认为，女性盆底是一个骨骼、结缔组织、器官相互关联的整体，对盆底功能和功能障碍要以相互联系和动态的解剖学新视角进行认识。在整体理论中，“结构”是静态的，“形态”是动态的，结构决定形态，形态赋予结构功能，静态与动态相互转化。结构的损伤导致形态和功能异常，同样结构的修复能引导功能的恢复。

2. 盆底肌性—弹力系统

从盆底动力解剖学的角度来看，盆底作为一个整体，是由盆底筋膜、韧带、肌肉组成的肌性弹力系统相互协调、支撑，以赋予盆腔器官特有的形态、强度和功能。筋膜起着加强和支持器官的作用，韧带则是进一步用来悬吊器官、锚定肌肉的，器官周围的肌肉以一定的肌力牵拉使器官获得一定的形状、形态和强度。

盆底肌性—弹力系统中涉及的主要结缔组织结构：尿道外韧带、耻骨尿道韧带、盆腱弓筋膜、耻骨宫颈筋膜、直肠阴道筋膜、子宫骶骨韧带等。盆底筋膜某一位置发生断裂，导致盆底筋膜完整性的破坏，最后出现盆底位点特异性的支持缺陷。

肌性—弹力系统中涉及的主要肌力是肛提肌。肛提肌在盆腔器官支持方面非常重要，肛提肌的基础张力将尿道、阴道和直肠压向耻骨，关闭盆膈裂孔，使盆底和盆腔器官保持竖直方向。肛提肌具有自主功能，能够主动收缩和放松，从而参与维持脏器的正常生理功能，影响尿道、阴道和肛管的功能。

3. 盆腹动力学

盆腹动力学将盆腹腔的结构分为主动支持系统（由盆底肌肉构成）、被动支持系统（由筋膜组织构成）和混合支持系统（由骨骼和韧带构成），使身体功能在静息和活动状态下保持协调一致。

盆底肌肉主要包括耻骨阴道肌、耻骨直肠肌、耻尾肌、髂尾肌和尾骨肌。其功能主要是维持盆腔器官的正常位置及阴道紧缩度，保证尿道括约肌、直肠括约肌的正常功能。盆底肌肉纤维分为Ⅰ类肌纤维和Ⅱ类肌纤维。Ⅰ类肌纤维属于盆腹腔支持系统，在耻骨阴道肌、耻骨直肠肌占70%，在耻尾肌占90%，在髂尾肌、尾骨肌占68%。功能特点为强直收缩，收缩时间长且持久，不易疲劳。Ⅱ类肌纤维属于盆腹腔运动系统，功能特点为阶段性收缩，快速短暂，易疲劳。

当耻骨阴道肌收缩时，会阴中心腱向上、向前移动，并牵引阴道和尿道壁向上，关闭尿道或抵抗腹腔压力对尿道的向下的挤压。当盆腔器官的整个主动支持系统（如肛提肌）发挥作用时，盆腔脏器向上、向前移动；当被动支持系统伸缩性（如脏器受挤压）发挥作用时，盆腔脏器向下、向后移动，使盆腹的压力传到骶骨，避免盆底肌肉受力损伤。

正常状态下腹腔压力是将子宫向骶骨和尾骨的方向推，腹腔压力增加（如妊娠、盆腔筋膜纤维化或多重粘连等）时，腰部向前凸出，腹部向前下凸出，把子宫向下向阴道的方向推。所以，在妊娠时，子宫是向下移位的，盆底肌肉也就会因压力的作用向下，盆底电生理出现肌肉肌力和疲劳度下降，盆腹动力出现盆底张力和压力下降等改变，进而逐渐出现肌肉不同类型的肌纤维的能力下降松弛，而出现盆底功能障碍症状。

4. 盆腹协调性

女性尿道、膀胱、子宫、阴道和直肠等盆腔器官自身缺乏固有的形态和强度，而是由盆底韧带、肌肉和筋膜组成的肌性弹力系统相互协调、支撑，以赋予其特有的形态、强度和功能。在整体理论中，“结构”是静态的，“形态”是动态的，结构决定形态，形态赋予结构功能，静态与动态相互转化。结构的损伤导致形态和功能异常，同样结构的修复能引起功能的恢复。在大量的临床实践中发现，单纯的静态损伤，不足以解释女性盆底功能障碍性疾病的发生和发展。在关注静态的异常之后，体现动态的盆底收缩功能的盆腹协调性逐步得到重视。这在一定程度上可以解释没有盆腔器官脱垂的产后女性，存在尿失禁、便秘和性功能障碍的现象。

对于盆腹协调性，目前尚缺乏统一的定义。一般认为盆腹协调性是指盆底肌肉与腹部肌肉协调，共同维护并完成正常的盆底功能。

腹盆肌均为骨骼肌，有持续张力并能进行自主收缩。通常腹肌与盆底肌是协同收缩的，腹肌收缩可激发盆底肌收缩。正常情况下盆底肌肉收缩时，人体可以控制腹部肌肉收缩或不收缩；异常情况下在身体运动时腹压突然增加，盆底肌肉不能有效收缩，以抵抗腹部压力。在盆底肌肉收缩时，又无法控制腹肌的参与，也就是盆腹肌收缩不协调。

对于盆腹协调性的检查和诊断标准，目前尚未见报道，笔者认为可以通过以下几点诊断盆腹协调性。其中具备下列指标一条及以上者，即为盆腹不协调。

①妇科内诊检查指标：阴道肌肉和腹部肌肉在静息和活动（咳嗽）状态下收缩和放松保持协调一致。盆腹协调性表现：当提肛肌收缩时，宫颈向上移动；增加腹

腔压力时，宫颈向骶骨和尾骨的方向移动，后穹隆向下移动；阴道收缩时，会阴中心腱向上和向前移动，牵引阴道壁向上。当其中任何肌肉收缩或放松出现与前述不一致者，即记录为盆腹不协调，反之记录为协调。

②盆底压力筛查指标：盆底肌收缩时腹部曲线在评估全过程的10%以下；不存在腹部肌肉与盆底肌同时收缩的情况，全部符合记录为协调，否则记录为不协调。

③盆底超声指标：超声在静息、缩肛和向下屏气状态下，在轴平面上观察肛提肌的收放情况，并以耻骨联合下缘为标志线，记录盆腔脏器运动方向。如果收缩时肛提肌有效收缩，盆腔脏器向上运动，记录为协调，反之为不协调。

5. 盆底的三维重建

医学图像的三维重建是指把从超声、CT、MRI等医学成像设备获得的二维断层数据序列转换成三维数据，以直观立体的重建图像展示人体组织器官的三维形态。盆底的三维重建多为采用超声、MRI等获得的二维断层数据，对盆底的组织结构进行重建，形成三维立体形态。

由于盆底解剖结构复杂，盆底异常的诊断以往受到了很大的限制。对于盆底功能障碍性疾病的诊断，以往普遍采用的影像学检查方法为超声检查、膀胱尿道造影术、排粪造影术等以及近几年发展起来的几种技术相结合的检查方法，如动态膀胱直肠造影术、排粪造影结合小肠或乙状结肠造影术等，但这些影像检查技术仅能显示器官腔的影像，无法显示器官周围软组织结构，并且无法全面分析盆底的病变情况且有放射线辐射。CT图像不能将肌肉等软组织很好地分离开来，尤其对于女性盆底内组织来讲，组织间的灰度值相似，更加不易分离，应用于盆底组织结构的检查有其局限性。

随着影像诊断技术的进步，三维超声、MRI等为了解盆底功能障碍性疾病患者盆底解剖结构及功能提供了直接而有用的信息。

超声检查能够实时、动态、立体观察女性静息状态和Valsalva动作时盆底结构的解剖及形态学变化，利用解剖学参数显示盆底的结构及形态。经会阴三维超声不仅能够非常完整、清晰地显示出盆底立体结构，还可以动态、多平面观察盆腔脏器在静息状态和Valsalva动作时的变化，能够更客观、准确评价盆底结构在不同状态下的变化。

MRI检查属于非侵入性检查，无辐射，一次性检查可全面评价盆腔器官脱垂和盆底形态且具有动静态功能、多平面成像和软组织高分辨率等优点，是研究盆底解剖的最佳影像手段。MRI结合先进的计算机图像后处理技术，实现了盆底结构的可视化。

第四节　会　　阴

广义的会阴是指盆膈以下与骨盆出口皮肤间所有软组织结构的总称，其边界与盆底的底一致，底为会阴体皮肤，前方为耻骨联合下缘，后方为尾骨尖，两侧为耻骨降支、坐骨升支、坐骨结节及骶结节韧带，前外侧以股沟和股部分界，后外侧以臀大肌下缘和臀部分界。狭义的会阴指阴唇后联合至肛门之间的部分，为 3 ~ 4cm。

一、女性外生殖器

女性外生殖器常称为外阴，指女性生殖器官的外露部分。位于两股内侧间，前为耻骨联合，后为会阴（狭义），包括阴阜、大阴唇、小阴唇、阴蒂和阴道前庭（图 1–28）。

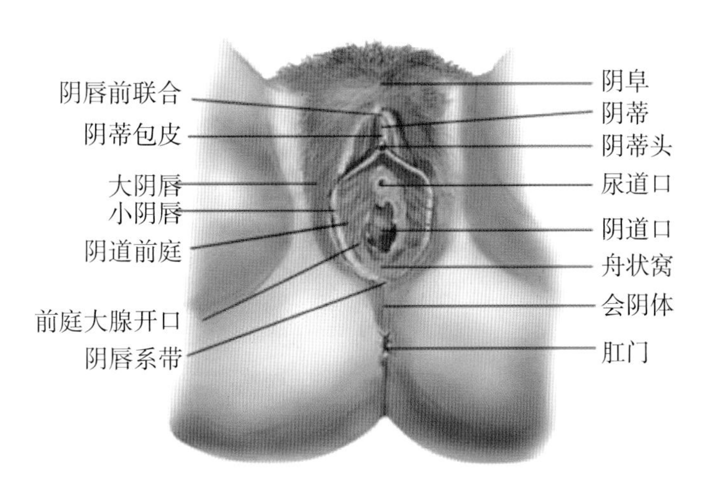

图 1–28　女性外生殖器

1. 阴阜

为耻骨联合前隆起的脂肪垫。青春期后该部皮肤开始生长阴毛，分布呈尖端向下的三角形。阴毛为女性第二性征之一。

2. 大阴唇

为起自阴阜、止于会阴的一对隆起的皮肤皱襞。左右大阴唇的前后端联合，前端联合称阴唇前联合，后端称阴唇后联合。大阴唇外侧面与皮肤相同，皮层内有皮脂腺和汗腺，青春期长出阴毛；内侧面皮肤湿润似黏膜。大阴唇有很厚的皮下脂肪层，其内含有丰富的血管、淋巴管和神经。

3. 小阴唇

位于大阴唇内侧的一对薄皱襞。未产妇小阴唇后端左右连接形成阴唇系带，经产妇多因分娩而撕裂。

4. 阴蒂

位于两侧小阴唇的顶端，部分被阴蒂包皮围绕，是与男性阴茎海绵体相似的组织，有勃起性。分阴蒂头、体、脚三部分，表面色褐，湿润，无毛，富于神经末梢，故极敏感。

5. 阴道前庭

为两小阴唇之间的菱形区。其前为阴蒂、后为阴唇系带；阴道前庭中央有阴道口，阴道口周围有处女膜或处女膜痕；阴道口的后外侧，在小阴唇内侧与处女膜间，左右各有一前庭大腺开口；阴道口前方有较小的尿道外口，为略呈圆形的矢状裂隙；其后壁上有对并列的腺体，称尿道旁腺或斯基恩腺，其分泌物可润滑尿道口；阴道口后侧与阴唇系带将有一小隐窝称舟状窝，未产妇显著，经产妇多不明显。

（1）前庭球　位于阴道口两侧，由许多弯曲的静脉组成，有勃起性。

（2）前庭大腺　约黄豆大小，左右各一，位于阴道口两侧，前庭球后端，阴道括约肌深面。其有一很细的腺管，长 1.5～2cm，向前方斜行，开口于阴道前庭、小阴唇中下 1/3 交界处与处女膜之间的沟内，其分泌物有润滑作用。如因感染，腺管口闭塞可形成脓肿或囊肿，则能看到或触及。

（3）处女膜　位于阴道口与阴道前庭分界处。膜的两面覆有鳞状上皮，其间含有结缔组织、血管与神经末梢；处女膜中间有孔，处女膜多在初次性交时破裂，产后受分娩影响残留数个小隆起状的处女膜痕。

二、会阴分区及层次结构

1. 会阴三角区

通过两侧坐骨结节的连线可将会阴分为 2 个三角区：前部为尿生殖三角，后部为肛门三角。

尿生殖三角和肛门三角之间为会阴中心腱。会阴中心腱位于两侧会阴浅横肌之间，在会阴深部的结缔组织块，长约 1.25cm，球海绵体肌、会阴浅横肌、肛提肌和肛门外括约肌的一部分都附着于会阴中心腱上。会阴中心腱起到加固盆底的作用，分娩时应注意保护，以免引起会阴撕裂。（图 1–29）

尿生殖三角内有外生殖器、尿道、阴道以及球海绵体肌、坐骨海绵体肌；肛门三角内有坐骨直肠窝、肛管以及经过坐骨直肠窝的血管和神经。

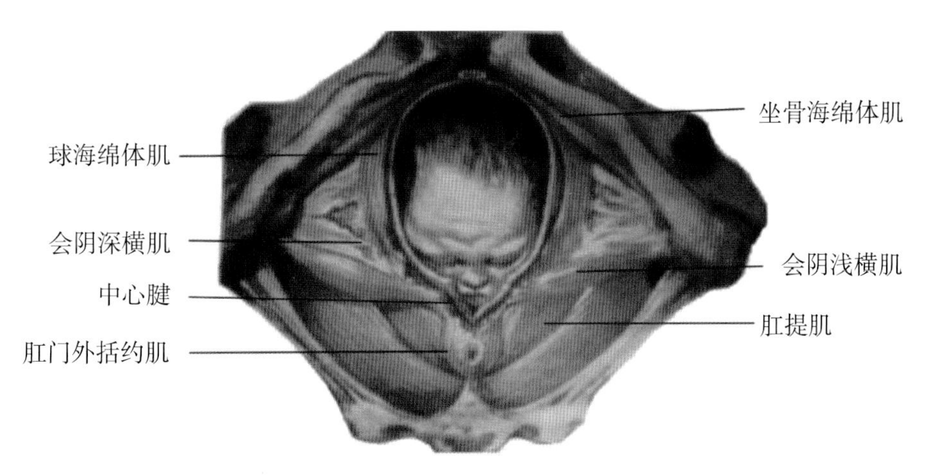

图 1–29　分娩胎头经过会阴三角区示意图

2. 会阴尿生殖三角区的盆底结构

尿生殖三角区的盆底由外向内由三层结构组成。

第一层（外层）：由会阴浅筋膜及下方的 3 对肌肉、1 块括约肌组成。

3 对肌肉为①球海绵体肌，又称阴道缩肌或尿道阴道括约肌，起于会阴中心腱，肌纤维环绕阴道口和尿道口，覆盖于前庭球和前庭大腺表面，该肌压迫前庭球可使阴道缩小，环绕尿道口的肌纤维有括约尿道的作用。②坐骨海绵体肌，在女性又称阴蒂勃起肌，两侧起于坐骨结节内侧，汇合于阴蒂海绵体，覆盖在阴蒂脚表面帮助阴蒂脚勃起。③会阴浅横肌，自两侧坐骨结节内侧，向中线汇合于中心腱。

1 块括约肌：肛门外括约肌，为环绕肛管下端的横纹肌，两端汇合于中心腱。

第二层（中层）：尿生殖膈层，由会阴深横肌及上下两层筋膜、尿道阴道括约肌组成，尿道与阴道穿过此膈。①会阴深横肌是一对位于两侧坐骨支之间部分纤维交织、部分止于中心腱的一层薄肌肉，其收缩可以加固会阴中心腱的稳固性。②尿生殖膈上、下筋膜：在会阴深横肌的上下两侧的强韧的筋膜。③尿道阴道括约肌：围绕在尿道和阴道周围的括约肌，可紧缩尿道与阴道。尿道括约肌和会阴深横肌不能截然分开，有学者将其统称为尿生殖三角肌。

第三层（内层）：盆膈，由肛提肌、尾骨肌及其肛提肌筋膜所组成，尿道、阴道、直肠穿过此膈。肛提肌由耻骨阴道肌、耻骨直肠肌、耻尾肌、髂尾肌组成。

3. 会阴肛门三角区的盆底结构

肛门三角区的盆底由外向内由两层结构组成。第一层（外层）：含有坐骨直肠窝、肛管及血管神经，是盆膈下方肛管和坐骨之间的楔形腔隙。底为肛门三角区的皮肤、皮下组织；窝尖为盆膈下筋膜与闭孔筋膜交界处；前壁为尿生殖膈与会阴浅横肌；后壁为臀大肌及骶结节韧带；外侧为坐骨、闭孔内肌及其筋膜；内侧壁为肛门外括约肌、肛提肌、尾骨肌和盆膈下筋膜。其间有重要的阴部内血管和阴部神经。第二层（内层）：盆膈，由肛提肌、尾骨肌及其肛提肌筋膜所组成，尿道、阴道、直肠穿过此膈。肛提肌由耻骨阴道肌、耻骨直肠肌、耻尾肌、髂尾肌组成。

三、会阴损伤与修复相关解剖

1. 会阴裂伤的分度及损伤的组织

阴道分娩和粗暴性交会引起会阴裂伤，其中产伤是最主要的原因。胎位不正、不正确的阴道助产往往会导致会阴裂伤。接产时保护会阴不当、会阴侧切不及时、暴力阴道助产、急产、会阴发育异常等都可以造成会阴裂伤。如果会阴裂伤未及时修补、没有正确的按照解剖结构进行修补或者修补后护理不到位切口愈合欠佳等，形成陈旧性会阴裂伤。

会阴裂伤分为Ⅳ°　。(图 1–30)

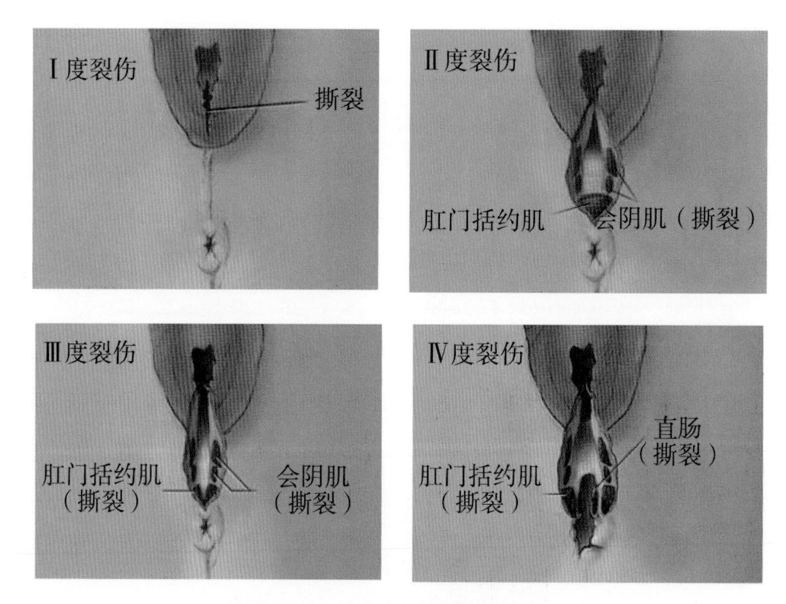

图 1–30　分会阴裂伤的分度

Ⅰ度会阴裂伤：只是会阴皮肤及阴道入口黏膜撕裂，包括阴唇、前庭黏膜、阴唇系带、前庭黏膜或阴道黏膜破裂，不累及肌层与筋膜。往往出血不多，有可能不需要缝合即可自然愈合。

Ⅱ度会阴裂伤：会阴皮肤、黏膜、肌肉（会阴深、浅横肌和肛提肌）和筋膜撕裂，会阴中心腱受损但肛门括约肌尚保持完整。阴道后壁两侧沟向上撕裂，使原解剖结构不易辨认，出血较多。Ⅱ度会阴裂伤，裂伤深度达肌肉或筋膜，但肛门括约肌保持完整。

Ⅲ度会阴裂伤：裂伤不仅累及会阴皮肤与黏膜、会阴体，同时累及部分或全部的肛门括约肌，肛门外括约肌断裂，但直肠黏膜完整。肉眼可看到断裂的肛门括约肌和外翻的直肠黏膜。重度会阴裂伤，肛门括约肌出现断裂，如果没有及时进行有效地修补，常伴有不同程度的大便失禁和尿失禁。

Ⅳ度会阴裂伤：裂伤除累及肛门外括约肌外，累及直肠阴道壁、直肠壁及黏膜，肛门、直肠和阴道完全贯通，直肠肠腔外露，为最严重的阴道会阴撕伤。

2. 会阴裂伤需要修复的组织

Ⅰ度裂伤的修复：以双侧处女膜缘对合作为恢复原来解剖关系的标志，需要缝合阴道黏膜及会阴皮肤。

Ⅱ度裂伤的修复：需要缝合裂伤的肌层（肛提肌、球海绵体肌）、筋膜（会阴中心腱）、阴道黏膜及会阴皮肤。裂伤复杂者，先缝合阴道裂伤顶端，再缝合肛提肌及会阴中心腱，缝合球海绵体肌，最后缝合皮下组织与皮肤。

Ⅲ度会阴裂伤：需要缝合裂伤的肌层（肛门括约肌、肛提肌、球海绵体肌）、筋膜（会阴中心腱）、阴道黏膜及会阴皮肤，重建会阴体。先缝合断裂的肛门括约肌，再缝合肛提肌及会阴中心腱，缝合会阴体肌层，最后缝合皮下组织与皮肤。

Ⅳ度会阴裂伤：需要缝合直肠黏膜、直肠肌层及裂伤的肌层（肛门括约肌、肛提肌、球海绵体肌）、筋膜（会阴中心腱）、阴道黏膜及会阴皮肤，重建会阴体。

3. 会阴切开术损伤的组织

（1）会阴正中切开术。切开的组织包括阴唇系带、舟状窝、处女膜环及阴道黏膜、会阴皮肤、球海绵体肌及会阴体。此术式只适用于自然分娩。此术式具有出血少、局部反应轻，术后愈合好的优点。

（2）会阴左（右）中侧切开术。小切口切开的组织包括：小阴唇皮肤、球海绵体肌、会阴浅、深横肌，部分大切口还包括肛提肌内侧部分的耻骨直肠肌、耻骨尾骨肌。小切口用于自然分娩，大切口用于阴道手术产。此术式具有出血多、术后切口疼痛、水肿等缺点。

第二章　阴道松弛症

阴道松弛症是生育后妇女中的常见情况，由于阴道周围结缔组织及盆底肌改变而表现为阴道口和（或）阴道壁松弛，其发生发展主要与阴道分娩和年龄的增长有关，可显著影响男女双方的性生活满意程度。阴道松弛症临床发生率高，但患者多羞于就诊，使诊断率和治疗率低，未引起广大医务工作者的足够重视。阴道松弛症诊断尚缺少标准的客观量化指标和评估方法，治疗方法可采用 KEGEL 训练、盆底电刺激生物反馈、射频、激光等非手术治疗和阴道缩窄术等手术治疗方法。

第一节　阴道松弛症的定义和发病情况

一、阴道松弛症的定义

阴道松弛症是因妊娠、分娩和外伤造成阴道壁或盆腔的支持组织盆底肌肉、筋膜薄弱、损伤，或年龄增大盆底组织退化等，使阴道壁顺应性降低收缩力下降，盆底肌松弛，阴道感觉神经敏感度下降，阴道黏膜皱襞变少、变浅等，阴道空隙变大，阴道肌肉收缩力下降、阴道口变宽变大，性生活时阴道缺乏紧握力，影响性生活质量（图 2–1~ 图 2–3）。阴道松弛症可导致患者出现压力性尿失禁、女性生殖道炎症，进一步发展可导致盆腔器官脱垂。

二、阴道松弛症的发病情况

阴道松弛症相关研究较少，其发病情况目前缺乏准确的数据。不同年龄阶段其发病率不同，在中老年女性疾病中的发病率约在 40%。在临床中，阴道松弛症是种很少被提及的情况。2011 年对国际妇科泌尿协会成员所进行的网络问卷调查显示，83% 完成问卷的医师认为阴道松弛症在临床中仅被少数受此情况困扰的患者提及。

第二节　阴道松弛症病因和发病机制

一、阴道松弛症的病因

女性妊娠与分娩、年龄增长后雌激素水平下降、存在长期腹压增高因素等是造成阴道松弛的主要原因。

二、阴道松弛症的发病机制

1. 妊娠影响

非妊娠期女性正常体位时，因脊柱的生理弯曲使腹腔内压力和盆腔脏器的重力轴向指向骶骨；而妊娠时，随孕周的增加、胎儿体重逐渐增加，腹腔压力亦增加，腰部向前凸出，腹部向前隆起、向下凸出，使身体的重力轴线向前移。身体轴向的改变使腹腔内压力和盆腔脏器的重力指向了盆底肌肉，加上日益增加的子宫重量，使盆底肌肉处在持续的受压中，而逐渐松弛。因此，妊娠可使盆底肌张力减弱；妊娠期间激素水平变化加重了盆底肌肉及筋膜的松弛。

2. 阴道分娩的影响

在阴道分娩过程中，胎儿娩出时的强大推拉力，使围绕阴道的盆底肌肉、筋膜及会阴中心腱等组织过度伸展，甚至造成撕裂，破坏了盆底结构的完整性，改变了阴道前后壁的紧贴状态，阴道发生松弛，严重者甚至伴有阴道膨出。

通过经阴道描记肌电图发现，阴道分娩后盆底肌的纤维密度增加、运动单位的潜伏期延长；另发现电刺激会阴神经致引起肌肉收缩之间的时间明显延长。这些结果反映了阴道分娩除会造成盆底肌肉的机械损伤外，还会对盆底的神经造成损伤，盆底神经受损时可导致局部肌肉萎缩变薄，张力降低。

急产分娩时，若未来得及行会阴切开，或尽管已行会阴切开、但切口不够大，或保护会阴不当等，可发生严重会阴裂伤；造成肛门括约肌裂伤，甚至部分或全部直肠前壁裂伤，即会阴Ⅲ度裂伤，愈合后更易引起阴道松弛症。已行会阴切开缝合术（中侧外阴切开术、正中切开术），如缝合过程中出现解剖对位不确切或愈合不良，术后会因局部肌肉缺损而出现阴道松弛症。

3. 雌激素水平下降的影响

随着年龄的增长、机体的老化，女性体内的雌激素水平下降，致使盆底肌肉与筋膜损伤与退化，阴道壁的胶原减少及支撑阴道壁肌肉纤维断裂等，使阴道口变得宽大，阴道壁顺应性降低及变薄、萎缩，无法维持阴道壁原本的紧致而松弛。

4. 长期腹压升高的影响

如存在体重过重、咳嗽、便秘等长期腹压升高因素。盆底长期受到如此高压作用，除了盆底的筋膜、肌肉、神经被不断牵拉处于紧张状态而不能得到松弛休息外，盆底局部的血供也将受到影响，其直接结果是造成上述组织的营养不良、变性而失去弹性，最终发生阴道松弛。

第三节　阴道松弛症临床表现与危害

一、阴道松弛症分类

阴道松弛症分为阴道前壁松弛和阴道后壁松弛，两者常同时存在。

（1）阴道前壁松弛：伴有膀胱膨出和尿道膨出，以膀胱膨出为主；

（2）阴道后壁松弛：伴有直肠膨出，可以单独存在，也常合并阴道前壁松弛。

二、阴道松弛症分级

将阴道松弛症分为 4 级。

Ⅰ级：①分娩使阴道松弛，黏膜皱襞减少；②多年的性生活使阴道延伸扩张，同时盆底肌肉的张力和韧性下降，阴道黏膜皱襞减少。

Ⅱ级：①性生活中男女双方的性快感降低，高潮次数减少；②阴道壁出现少部分松弛、阴道黏膜皱襞减少；③阴道口基本上可以闭合。

Ⅲ级：①性生活中男方体会不到“紧握感”；②易患妇科炎症等妇科疾病；③阴道壁约 2/3 部分出现松弛。

Ⅳ级：①性生活中感觉明显松弛，甚至出现漏气、排气的现象；②性生活时出现阴道干涩、疼痛难忍；③大笑、大喊或者弯腰用力时有尿液溢出。

三、阴道松弛症表现症状

1. 症状　①长时间走路有外阴下坠感。阴道松弛症的患者长时间走路会有外阴下坠感。外阴有下坠感还见于阴道壁膨出、子宫脱垂等疾病时。阴道松弛症、阴道壁膨出、子宫脱垂等均是盆底松弛的表现，由于器官失去有力的支托，受腹压影响而子宫脱垂、膀胱或直肠膨出，韧带、筋膜受到牵拉，使盆腔及骶前神经丛被拽扯而发生外阴下坠感、下腹及骶背部疼痛。②走路阴道排气。当盆底的肌肉组织和筋膜断裂或因过度伸张而失去弹性时，使阴道松弛，从而阴道前后壁不能密贴而形成了空腔；会阴裂伤又使阴道外口张开，不能遮盖阴道口，使空气进入阴道内；当阴道内形成负压时，如仰卧位、吸气时，空气便进入了阴道的最深处，在起身或腹压增加的时候，空气即从阴道内排出，严重的情况下走路时也会出现阴道排气。阴道排气是阴道松弛的一种表现。③男女双方的性生活满意度下降。分娩和外伤可造成盆底肌肉、筋膜损伤，或年龄增大盆底组织退化等使盆底肌松弛，导致阴道空隙变大，阴道肌肉收缩力下降、阴道口变宽变大，性生活时阴道的缺乏紧握力，性生活中男女双方的性快感降低，高潮次数减少，严重影响性生活的质量。

2. 体征　①视诊外观表现为阴道外口张开宽大，阴道前后壁不能有效的贴合，阴道黏膜松弛外露，伴或不伴有会阴体短缩。②触诊阴道内诊阴道黏膜弹性下降，阴道收缩力量下降，阴道环抱力量下降。以手指进入阴道的数量为标准，可轻松进入 2 指并略有余地为轻度松弛，3 指为中度松弛，4 指及以上为重度松弛。

四、阴道松弛症的危害

阴道松弛症在中老年女性中的发病率达到 40%。阴道壁的组织或盆底支持结构由于妊娠、分娩时产程过长或阴道助产等，体重过重、咳嗽、便秘的腹腔压力长期升高，年龄增大致雌激素水平降低等原因，致使盆底肌肉与筋膜损伤与退化，阴道壁的胶原减少及支撑阴道壁肌肉纤维断裂等，使阴道口变得宽大，阴道壁顺应性降低及变薄、萎缩，无法维持阴道壁原本紧致而松弛。

（1）导致阴道感觉神经兴奋性降低，变得迟钝，从而出现性欲冷淡、性生活时疼痛、性生活时阴道排气严重等情况，易导致夫妻性生活质量下降。性生活时男方注重紧握感，而女方则更在意容纳感，阴道松弛症会使男方紧握感和女方容纳感均减弱或缺失，严重地影响性生活质量。

（2）阴道松弛症使病菌更容易入侵阴道，引起阴道炎的反复发作。阴道松弛症会使病菌更容易入侵阴道，造成阴道的自净能力下降，如果再加上错误的阴道用药造成阴道菌群失调，两者相互作用就会导致阴道炎的反复发作。

阴道炎好发于已婚妇女，它的发生与多种因素有关，其中包括不良的生活习惯。①经常使用卫生护垫可使阴道潮湿、不透气等；②长期不规范地使用抗真菌药物，使念珠菌过度繁殖易致念珠菌性阴道炎反复发作；滥用抗生素改变阴道内菌群的比例，使微生物之间的相互制约关系遭到了破坏，致使致病菌繁殖；③患者的性伴侣不同时治疗、性伴侣不固定、男方的生殖器或周围皮肤有念珠菌存在等，性生活时均可使女方感染；④服用避孕药等可改变体内雌孕激素水平，导致的低雌激素水平利于阴道细菌、真菌的繁殖等；药物治疗得不彻底也可使阴道炎反复发作。

3. 阴道松弛症由于阴道松弛致前壁膨出，间接导致膀胱膨出和尿道膨出，严重时还易造成女性压力性尿失禁。

因而，阴道松弛症需要积极预防并及早治疗。

第四节　阴道松弛症诊断和评估

一、阴道松弛症的诊断

目前，阴道松弛症的诊断多依赖于患者主诉，诊断尚缺少诊断的客观量化标准。临床上较难判断患者有无阴道松弛症及其严重程度，因常与其他盆底功能障碍疾病合并存在，难以相鉴别。下列几种方法可供参考。

1. 问卷

阴道松弛问卷和性生活满意问卷可反应患者的症状。

（1）阴道松弛问卷（vaginal laxity questionnaire，VLQ）是患者根据自我感知给出阴道松弛程度及其评分，将患者主观感受的阴道松弛程度分为非常松弛、中等松弛、轻微松弛、不松也不紧、轻微紧、中等紧、非常紧共 7 度，分别给与相应 1 ~ 7 分的评分；评分 <4 分的患者可被诊断为阴道松弛症。

（2）性生活满意问卷（sexual satisfaction questionnaire，SSQ）由患者根据阴道性生活的满意程度给出 6 个等级中的 1 个，分别是无、差、中等、好、很好和极好。也常被用以评价阴道松弛症带来的影响，被广泛应用于阴道松弛症的临床研究。

2. 手测法

以手指进入阴道的数量为标准，可轻松进入 2 指并略有余地为轻度松弛，3 指为中度松弛，4 指及以上为重度松弛。该方法缺乏量化标准，准确性差。

3. 阴道压力和盆底肌力测定

法国国家卫生服务认证与评估局（ANAES）修改的盆底肌肉测试标准（GRRUG）将肌力分为 0 ~ Ⅴ级，应用盆底康复治疗仪的压力治疗头进行盆底肌肉肌力检测应用盆底压力检测仪的压力探头进行阴道压力和盆底肌力检测。阴道压力及收缩时间的测定是由压力探头置入阴道口内 2cm 进行检测。

阴道静息压力，是无主动收缩盆底肌肉时的压力值，反映的是盆底肌的基础张力，大于 10cmH_2O。

阴道最大压力，是主动收缩盆底肌肉时的压力差值，反映的是盆底肌的最大收缩能力，正常值为 80 ~ 150cmH_2O。

最大收缩压力：是主动收缩盆底肌肉时的阴道最大压力与静息压力之间的差值，反映的是盆底肌的应激力。

二、阴道松弛症的评估

目前国内外尚无一全面、详细的统一评估方法。目前临床对阴道松弛症的评估多采用多种方法联合进行。下列几种方法可供参考。分为显著改善、中等改善、轻微改善、无变化、轻微恶化、中等恶化和显著恶化 7 个选项。

1. 阴道松弛问卷（VLQ）

可作为初诊、治疗前后评估患者对治疗效果的主观认识，患者选择自己的治疗反应。

2. 性生活满意问卷（SSQ）

可作为初诊、治疗前后评估患者对性生活的满意度。分为 6 个等级，分别是无、差、中等、好、很好和极好。

3. 女性性功能指数量表（FSFI）

评估治疗对阴道松弛症患者性功能的影响。从 6 个方面对女性性功能进行评估，包括性欲、性唤起、性生活中的阴道润滑程度、性高潮、性生活满意程度及性生活疼痛。

4. 女性性不适量表修订版（FSDS-R）

女性性不适量表修订版（female sexualdistress scale-revised，FSDS-R）则被用以评价性相关的个人困扰程度。

5. 手测盆底肌力评估

（1）改良牛津肌力分级（modified OxfordScal，MOS）

0 级：无肌肉活动；

1 级：有肌肉颤动；

2 级：有非振动样的弱压力；

3 级：较 2 级压力增大，并有弱顶举感；手指向头侧轻度移位；

4 级：检查者手指被较牢固地抓住并吸进，可对抗中等阻力的向上移位；

5 级：手指被牢牢地抓住并有明显的顶举感，可对抗强阻力的向头侧移位。

（2）肛提肌检测分级（LAT）

普遍接受的观点是盆底肌肉低于 2 级，考虑有阴道力量减弱，阴道松弛可能，力量越差，松弛程度越高，盆底功能越差。

表 2-1 肛提肌检测分级（LAT）

级别	盆底肌的反应	持续时间
0	没有收缩	
1	没有移位的肌肉颤动	1s 完成 1 次收缩
2	有轻度移位的弱的收缩	2s 完成 2 次收缩
3	中等的收缩，没有抵抗的向内移位	3s 完成 3 次收缩
4	可对抗中等阻力的完全收缩	4s 完成 4 次收缩
5	对抗强阻力的完全向内移位的强有力的收缩	5s 完成 5 次收缩

6. 盆底压力评估

专业的盆底评估仪既可以通过阴道球囊的注气量也可以通过特殊的压力传导装置测量盆底肌肉力量反应阴道松弛程度。这些肌肉力量包含深层Ⅰ类肌纤维肌力、深层Ⅱ类肌纤维肌力、静息压力、最大压力和最大收缩压力。但阴道松弛程度与仪器测量结果之间的量化指标具体是多少，尚缺乏大样本的循证医学的研究。

第五节　阴道松弛症治疗

阴道松弛症是一种很常见的丧失阴道最佳结构的疾病，多次怀孕和分娩导致阴道松弛综合征以及随着年龄的增长，体内激素水平的下降和阴道萎缩相关症状和体征会逐步加重，阴道松弛不但对女性自身生活带来诸多不变，对两性生活也有一定的影响。阴道宽大的状态和阴道收缩能力的丧失，导致在性交中摩擦减少，是男女双方性满足降低或丧失的直接原因。

阴道松弛症的治疗主要为非手术治疗与手术治疗。非手术治疗包括生活方式干预、阴道哑铃和 KEGEL 训练、盆底电刺激生物反馈治疗、药物疗法、射频治疗、激光治疗等；手术治疗主要为阴道缩窄术。

一、非手术治疗

1. 生活方式干预

避免提拉重物、便秘等增加腹压的行为；养成良好的作息习惯，不熬夜、保证充足的睡眠时间；合理膳食；维持适宜的体重等。

2. 阴道哑铃和 Kegel 训练

正确有效地应用阴道哑铃和 Kegel 训练也可以达到锻炼盆底肌肉的目的。盆底康复器（阴道哑铃）简单、方便安全、有效、无副反应，属初级的生物反馈，是盆底锻炼中通用的辅助工具，相较于单纯的Kegel训练，佩戴阴道哑铃的阴道收缩更有力度而且会保证收缩部位的正确性，坚持使用可以有效增强盆底机能。但由于哑铃本身有一定重量，应用阴道哑铃的前提是需要阴道本身具有一定的基础收缩力。

选择适合患者盆底肌力重量的康复器的标准是：患者收缩其盆底肌肉时，康复器不会从阴道内脱出。一般患者肌力是1级，就用1号的康复器，依次类推。训练时从最轻或直径最大的球囊开始，患者收缩盆底肌肉使康复器在阴道内保持1min，逐渐延长保持的时间，当患者可以保持10min以上，在咳嗽、大笑、跑步等情况下仍不脱出后，逐渐增加重量或改换直径较小的球。推荐的方案为每次15min，每天1次，持续至最重的哑铃能够完全佩戴不从阴道内脱出为止。建议晨起锻炼，因为此时盆底肌经过一夜的休息，不论张力还是耐力都更适宜佩戴哑铃。

3. 手工康复疗法

（1）唤起肌肉知觉　方法一，将手指按压在患者会阴中心腱上，保持一定的压力并观察中心腱的弹性，可建议患者在家里进行模仿锻炼。方法二，将中指和食指放在阴道后穹窿并后退1.5cm，使用手指按压盆底深层肌肉群的方式，促进肌肉收缩和放松，以利于肌肉苏醒。

（2）肌肉收缩质量的提高　治疗开始时，要求盆底肌单独收缩，手触或者肉眼检查腹部或臀部肌肉是否同时收缩，教会患者盆底肌肉收缩时放松腹部或臀部肌。但患者学会有效的会阴收缩后，嘱患者进行盆底肌肉收缩练习，逐步增加肌肉收缩的持续性。

（3）呼吸运动　想象腹部是个气球，吸气时腹部膨隆，胸廓打开，呼气时尽量将体内气体完全排出，并在呼吸末期收缩肛门，带动盆底肌的收缩。每个循环由3次逐步增加到8次或者更多，每天3个循环。呼吸运动尽量缓慢而深长的呼吸。腹式呼吸的训练不受体位的限制，不论行走、坐立、平卧等都可以进行此项运动。通过一段时间的练习，不但可以增强盆底肌肉力量，还可以促进盆腹之间的协调性，改善阴道紧实度的同时，还可强化盆底功能。

4. 盆底电刺激和生物反馈治疗

（1）治疗机理　通过低频电流刺激阴道周围肌肉，唤醒沉睡的肌肉参与阴道收缩，配合生物反馈，增强盆底肌肉力量同时协调盆腹肌肉收缩，进而在总体上增强阴道有效收缩能力，提高阴道夹闭功能；同时，电刺激和生物反馈治疗可以使阴道周围尤其是肛提肌变得肥厚有力，也可在一定程度上缩小阴道管腔。

阴道分娩后的妇女产后6个月内，进行盆底肌训练和电刺激生物反馈治疗可显著降低阴道松弛的风险。

（2）治疗方法　低频电刺激能够提供患者不同的盆底功能障碍病理和发生机理相

适宜和有效的电流参数。

治疗需根据患者不同情况制订个性化的治疗方案，包括类型、波形、频率、脉宽、强度和时间。一般在盆底治疗中仅电刺激 1 ~ 2 次。将环状电极治疗头放置在阴道内，正确选择设备中的电刺激程序，根据患者感觉，调整电流强度，然后逐渐加大电流强度，询问患者阴道内治疗头是否有向头部和耻骨方向移动的感觉。当电刺激无效时，将电刺激电流调回到 0mA 后，再调整电流的脉宽，逐渐加大并询问患者阴道内治疗头是否有向头部和耻骨方向移动的感觉，有效后，调整电流强度到最佳肌肉收缩状态。至此，完成了该患者个体化电刺激参数的设计、创建和贮存。

电刺激有效标准：电流不超过 40mA，患者盆底肌肉收缩，无肌肉疼痛，询问患者阴道治疗头有向头部和耻骨方向移动的感觉。

电刺激无效标准：电流超过 40mA，患者无盆底肌肉收缩或感到肌肉部位疼痛，且患者无阴道治疗头向头部和耻骨方向移动的感觉。

生物反馈的创建步骤：将环状电极放置阴道内，根据患者症状出现的场景选择设备中合适的反馈程序，复制设备中拟定的场景反馈程序，医生在使用所复制程序的过程中，可根据该场景生物反馈程序要求的盆底肌的肌力、疲劳度、治疗与休息时间、最大电压值、反馈模块的坡度难易程度、结合患者的依从性、经济状况、是否配合盆底康复器在家协作治疗等条件，进行必要的修正或重新在设备工具箱原代码数据库中，创建一个适合该患者个体化的有效的治疗程序方案。

建议一般治疗规律首先是电刺激学习会阴收缩、Ⅰ类肌收缩、Ⅱ类肌收缩，然后是整体性收缩方案。治疗过程中应根据患者的主诉、体格检查和机电评估结果不断调整治疗方案，建议每治疗 5 次进行一次有效专业的评估，及时调整治疗方案。

治疗每周 2 ~ 3 次，每次 20min，10~15 次一个疗程。一般不建议连续治疗次数超过 20 次，治疗周期超过 6 个月。

（3）并发症　电刺激和生物反馈治疗安全可靠，但偶有出现电刺激后盆底肌肉痉挛的报道，须严格遵守治疗原则和规范。

（4）禁忌症　包括阴道炎、未治愈的恶性肿瘤、安装心脏起搏器、妊娠、月经期、癫痫等。

5. 药物疗法

激素、紧缩霜和喷雾剂等，但临床应用的安全性和有效性尚需进一步研究。

6. 射频治疗

射频治疗原理是基于组织的热重塑而非消融。非消融型射频治疗改变阴道口组织的顺应性，以改善阴道松弛症。该治疗方法耐受性佳、安全性好且疗效较好，治疗过程中及治疗后的性生活过程中患者均无疼痛感。

2016年的一项多国家多中心随机对照研究，186例患者进行射频治疗阴道松弛症的有效性和安全性分析，结果显示，与对照组相比治疗组患者在治疗后，VLQ评分显著提高，FSFI评分及FSDS–R评分均有所改善，且不良反应发生率与对照组相比无显著差异，提示射频治疗阴道松弛症安全、有效。

7. 激光治疗

激光治疗是旨在通过紧缩外阴及阴道周围的支持性结构来恢复阴道肌肉张力的非手术治疗手段，具有高精准性和低副作用的优势，是一种新型的基本无创的治疗手段。近年来较常使用的激光有CO_2激光（波长10 600nm）和铒（Er：YAG）激光（波长2 940nm）。

（1）点阵式CO_2激光治疗机理　点阵式CO_2激光通过脉冲式发射高能量CO_2激光，利用光的光热效应与阴道黏膜组织相互作用原理来治疗阴道松弛。通过CO_2激光脉冲发射激光能量，传递到阴道腔和阴道口区域，加热升温阴道组织和内部胶原蛋白，并能精确控制胶原蛋白的加热使其立即收缩，肌肉纤维变短加厚，从而使阴道受辐射部位组织收缩变紧；CO_2激光除了具有使胶原蛋白和阴道组织短暂的收缩反应作用外，还可以重组胶原蛋白和产生更丰富的新胶原蛋白弹力纤维再生，刺激阴道壁血液循环，提升阴道壁紧实、张力与弹性。在此基础上，激光可改善阴道壁上皮细胞组织内的蛋白聚糖与透明质酸含量，提升阴道黏膜上皮的含水量，促进阴道壁湿润状态。从而改善阴道松弛，减少阴道松弛症的影响。

（2）治疗方法　治疗前准备：TCT、阴道分泌物常规检查（排除急性炎症）；甲乙丙肝、HIV、梅毒等病原学检查；选择性的进行血常规和凝血四项检查，排除出血性疾病。激光治疗前需排除妇产科恶性疾病或癌前病变、因自身慢性疾病长期口服抗凝药物等相对禁忌症、绝对禁忌症等病症。

治疗时间：在月经干净3～7d，禁性生活。

治疗时：阴道局部涂抹利多卡因乳膏起效后，阴道内消毒后用干纱布擦干碘伏，使阴道内保持干燥，开始进行操作。采用CO_2激光探头进行阴道内治疗，能量密度为40～60mJ/单位像素面积，开始激光治疗。激光进行阴道内治疗时，有可能出现轻微泛红肿胀，极少数可能出现轻微渗血。若个人免疫能力低下（无论何种原因所致），可能出现腹股沟淋巴结肿大。

治疗后：建议病人穿着天然纤维成分的内衣且宽松。阴道内治疗后3～4d内避免热水浴，提重物或剧烈运动。一般建议治疗后2周内不要进行性行为。

一般为3个疗程，每个疗程的时间间隔为30d左右。

（3）禁忌症　阴道炎、妇产科恶性疾病或癌前病变、妊娠、月经期、因自身慢性疾病长期口服抗凝药物等。

（4）疗效　阴道松弛症患者在经过点阵式 CO_2 激光治疗后可改善盆底组织客观功能及提高患者主观性生活满意度，优势在于无痛、安全、不良反应发生率低、容易耐受且疗效确实。我国利用点阵式 CO_2 激光治疗阴道松弛刚刚起步，尚需要大型临床研究进一步证实激光治疗的有效性。

二、手术治疗

对于阴道松弛症非手术治疗效果不满意或症状较重者，或不愿意接受非手术治疗的患者，可采用缩紧阴道的手术，即阴道紧缩术。手术治疗有一定的并发症，应慎重选择。

1. 适应证

非手术治疗效果不满意或症状较重者，或不愿意接受非手术治疗的患者，在充分知情情况下愿意进行阴道紧缩术的阴道松弛症患者。

2. 术前评估

此类患者需进行充分的术前评估，详细采集完整的病史，尤其包括了解性功能状况；充分的全身与局部查体，注意排除合并存在其他盆底功能障碍如尿失禁、排尿或排便功能障碍等，临床中常发现阴道紧缩术的患者中 50%~75% 常有妇科泌尿方面疾病的症状，这类患者单纯的阴道紧缩术达不到满意的手术疗效。

另需强调的是要对患者社会心理状况进行评估，避免患者对手术效果的期望值过高。阴道紧缩术尽管能修复阴道支持结构并减小阴道宽度，但无法逆转或改变社会心理因素所致的性生活满意度下降。

3. 术式选择

临床上有各种各样的阴道紧缩术。如阴道后壁黏膜切除的阴道紧缩术、不损伤黏膜的阴道紧缩术、阴道内埋线行阴道紧缩术、阴道后壁环肌紧缩术、球海绵体肌瓣法、阴道旁修补术等或几种方法的联合应用，各种术式均有其优缺点。

阴道紧缩术为使用手术刀、电刀或激光切除部分阴道穹隆部、阴道前壁或后壁、阴道侧壁黏膜，再加以缝合以紧缩阴道，阴道后壁缝合术需同时缝合部分肛提肌。根据患者松弛部位选择进行阴道穹隆部、阴道前壁或后壁、阴道侧壁的局部切除与缝合。

对不同的病人给予不同的处理方法：①阴道前壁缝合术多用于合并有轻度膀胱膨出或前壁松弛的患者，阴道后壁缝合术多用于合并有轻度直肠膨出或后壁松弛的患者，同时注意穹隆部的缝合。②对由于急产或正中裂至会阴体受损使会阴口的前后径增大的患者，我们重点处理肛提肌及盆底外层的会阴浅横肌、球海绵体肌以加强肛提肌及重建会阴体。③对于会阴侧切后缝合肌肉不确切就会出现阴道的左右径增大的患者，重点处理肛提肌及球海绵体肌如果左右横径过大一次不能完全纠正有再次手术的可能，术前要与患者进行充分的沟通，以达到良好的手术效果。

与传统的阴道后壁修补术仅关注阴道膨出部分不同的是，阴道紧缩术范围更广，改善的是从阴道口至阴道顶端的结构。无论何种术式，阴道紧缩术的重点都在于对阴道后壁及阴道口的修复。在实施阴道紧缩术前，需仔细检查并测量阴道的长度及宽度，若切除组织过多，可采用纵形切口横行缝合法，以防止因手术导致阴道长度缩短或过度紧缩。

4. 并发症

多为手术中没有较好把握阴道口的紧缩程度，切除组织过多致阴道口过度紧缩，或重建会阴体将会阴体缝合过高而致患者术后性交痛。由于手术是直接切割阴道组织或作用于周围组织上，本质上是有风险的，可以导致神经损伤和瘢痕形成，而神经损伤和瘢痕形成可致阴道壁敏感程度降低。

5. 疗效

手术治疗对于严重的阴道松弛症效果显著。因涉及心理因素或潜在的神经损伤等，阴道松弛症的疗效不一。不同的文献报道术后患者满意度不同，70%～90% 符合预期效果，患者术后自觉阴道变紧、性功能有提升。部分患者对于阴道紧缩术反应不佳，极少数患者认为手术对性功能有负面影响，可能是由于分娩时导致的术前无法发现的潜在神经损伤。

总之，对于阴道松弛的治疗，应该依据患者不同的病情、不同的要求并结合患者年龄、身体素质等多方面因素，选择一种或多种治疗方式相结合的个体化治疗方案。

第六节　阴道松弛症预防

阴道松弛在产后女性尤其是经阴道分娩的女性中是比较普遍的现象，如何预防阴道松弛，是产妇本人和医生共同的责任。

（1）对于产妇而言，为了预防阴道松弛，产妇需要在合适的年龄怀孕和分娩，年龄超过 35 岁以后分娩，阴道组织恢复慢，产后阴道松弛概率增加；其次，合理的孕期营养和保持适宜的体重增长也很重要，合理的营养，能够保证盆底肌肉的营养供应，增强盆底骨骼肌力量，同时孕期需要保持合理的体重增长，避免体重过多过快的增长，可在一定程度上减轻盆底的负担同时也可以使分娩的胎儿不至于过大，损伤产道；再其次，孕 20 周后，应该在专业医生的指导下，进行有效的盆底肌肉训练，增强盆底肌肉力量和协调性。

（2）对于医生而言，对阴道松弛疾病的预防要足够的重视，从孕前、孕期和分娩过程、产后多方面进行有效的干预和指导。尤其在分娩过程中，要正确地掌握产程、第二产程正确的保护会阴、指导产妇用力、任何阴道操作切忌简单粗暴，既要保证母儿的安全，也要对于预防阴道松弛保持清醒的认识。

建议在产后 42d 检查中，重视阴道松弛方面的检查和评估，做到早发现、早诊断、早干预。

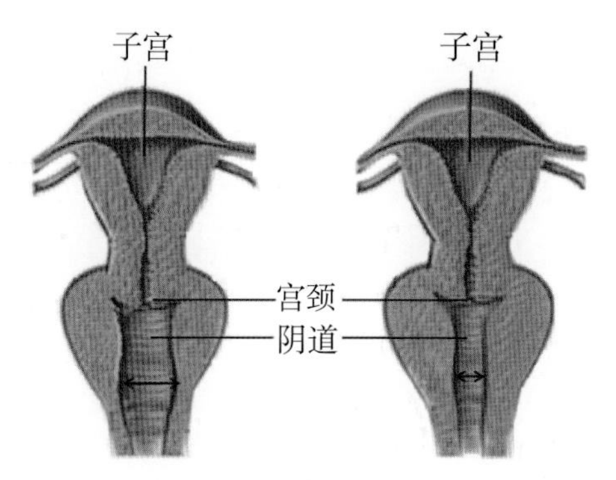

图 2-1　阴道松弛示意图　　图 2-2　正常阴道示意图

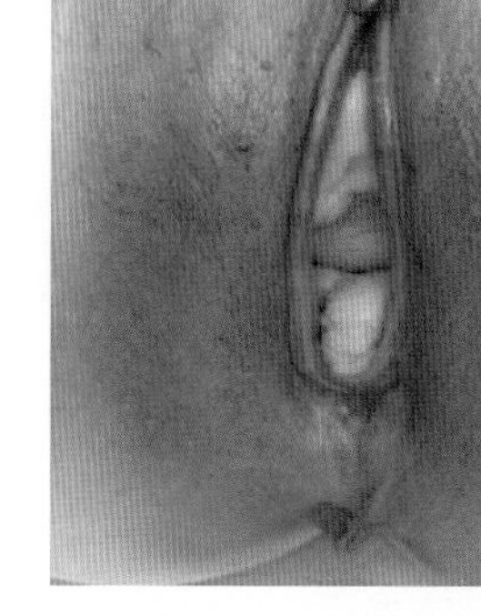

图 2-3　阴道松弛症

第三章　压力性尿失禁

尿失禁（urinary incontinence，UI）是指客观上能证实的不自主的尿液流出。尿失禁主要分为压力性尿失禁（stress urinary incontinence，SUI）、急迫性尿失禁（urge urinary incontinence，UUI）、充溢性尿失禁（enriched urinary incontinence，EUI）、混合性尿失禁（mix urinary incontinence，MUI），其中压力性尿失禁最为常见。

女性压力性尿失禁患病率很高，但是就诊率却非常低。压力性尿失禁就诊率低的原因除了羞于启齿外，主要是罹患压力性尿失禁人群对于疾病认识不足，认为压力性尿失禁是普遍的和不可避免的衰老现象，是一种无需治疗的疾病。除非压力性尿失禁已经严重影响到日常生活才会就医。因而，普及尿失禁有关知识，纠正错误的认知观念，对于提高广大女性朋友的生活质量意义重大。

第一节　尿液的生成与排出

一、尿液的生成

尿液的形成过程是血液的滤过过程，血液流经肾小球时，血液中的尿酸、尿素、水、无机盐和葡萄糖等物质通过肾小球的滤过作用，过滤到肾小囊中，形成原尿。当尿液流经肾小管时，原尿中对人体有用的全部葡萄糖、大部分水和部分无机盐，被肾小管重新吸收，回到肾小管周围毛细血管的血液里，原尿经过肾小管的重吸收作用，剩下的水和无机盐、尿素和尿酸等就形成了尿液（图 3–1）。

二、尿液的排出

尿液是通过排尿反射排除体外的，排尿反射是一种脊髓反射，脑的高级中枢可抑制或加强其反射过程。

当膀胱内尿量达一定充盈度（400～500mL）时，膀胱壁（特别是后尿道）上的感受器受牵张刺激而兴奋，冲动沿盆神经传入纤维传至脊髓骶段的排尿反射初级中枢。

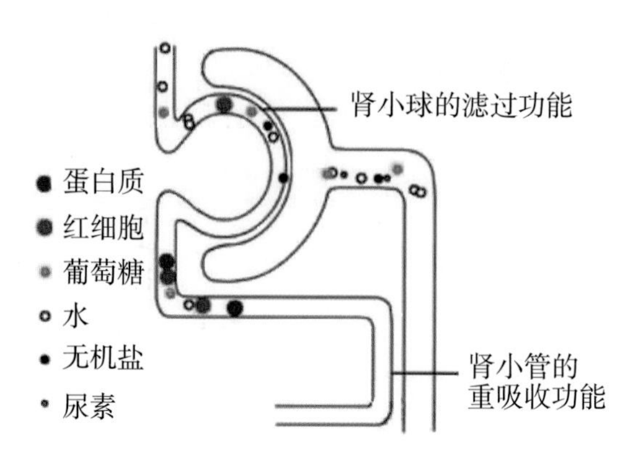

图 3-1　尿液的形成示意图

同时，冲动也上传到脑干和大脑皮层的排尿反射高级中枢，并产生尿意。高位中枢可发出强烈抑制或兴奋冲动控制骶髓初级排尿中枢，脑桥可产生抑制和兴奋冲动，大脑皮层主要产生抑制性冲动。

排尿时，骶髓排尿中枢的传出信号经盆神经传出，引起逼尿肌收缩，尿道内括约肌舒张，尿液排出。进入后尿道的尿液刺激尿道的感受器，冲动沿阴部神经再次传入骶髓排尿中枢，进一步加强其活动，这是一个正反馈过程（图 3-2、图 3-3）。如果排尿反射弧的任何一个部位受损都将导致排尿异常。

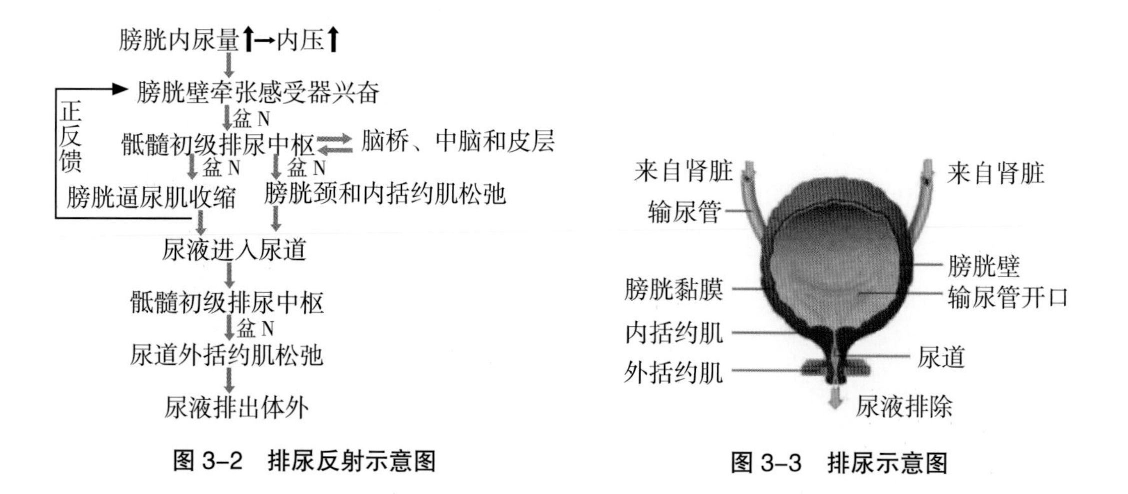

图 3-2　排尿反射示意图

图 3-3　排尿示意图

三、影响排尿的因素

1. 盆底的肌肉功能

妊娠、分娩、遗传及相关疾病等可影响盆底肌肉的功能，进而影响排尿。研究结果表明，妊娠与阴道分娩是女性盆底功能障碍最危险的发病因素，而压力性尿失禁又是盆底功能障碍的一种主要疾病。

2. 心理及精神因素

精神紧张可引起交感神经兴奋，回心血量增多，进而引起尿频的症状。

3. 神经性因素

手术损伤支配膀胱的神经，感受器无法再受牵张刺激而兴奋，则导致尿失禁。

4. 膀胱及尿道的结构及功能改变

盆腔器官脱垂的患者，逼尿肌无法正常收缩，尿道内括约肌无法正常舒张，进而影响其排尿功能。

5. 行为因素

排尿时间、排尿地点、排尿姿势及排尿方式的选择的行为因素影响排尿。长时间无尿意排尿可引起下尿路症状的发生；不安全卫生的卫生间设置可使人产生异常排尿行为；不良生活方式如吸烟、饮用刺激性饮料等亦可不同程度地影响排尿。

6. 职业相关因素

排尿行为往往与某些职业相关因素密切相关，严格要求时间或工作强度和频率较高的职业，需要久站、提重物、限制如厕时间的职业。有研究结果显示，半数以上女性护士在工作中经常有意憋尿或有抑制排尿的行为。

7. 下尿路症状影响排尿行为

下尿路症状分为 3 个主要的症状群，储尿期症状、排尿期症状和排尿后症状。储尿期症状包括：尿频、尿急、夜尿和尿失禁；排尿期症状包括排尿启动不良、尿流中断、尿流无力等；排尿后症状包括膀胱排空不良和尿后滴沥。有研究发现女性的下尿路症状也会影响其排尿行为。压力性尿失禁是女性常见的慢性疾病，多数女性并不就医治疗而采取自我应对的方式，为避免尿漏的发生，33.5% 的压力性尿失禁患者会在没有尿意时提前排尿，且尿失禁女性 24h 排尿次数明显高于非尿失禁女性。

四、正常的排尿

一般正常成年女性的排尿间隔在 3 ~ 4h，即日间排尿 4 ~ 6 次，每次 300mL 左右，而夜间不发生睡醒排尿，而且没有憋尿或者无尿意排尿的习惯。每天排出的尿量大约是 1 500mL。

正常排尿需要条件：正常排尿需要有正常的解剖结构，需要尿道通畅，正常的盆底肌肉功能即正常的收缩和舒张功能，神经功能的正常作用。

（1）尿道通畅是正常排尿的最基本条件。

（2）由肌肉、筋膜、血管和神经组成的正常盆底的弹性结构，承托盆腔器官不下垂，是保证正常排尿的关键条件。

（3）正常的盆底肌肉功能。即正常的收缩和舒张功能是正常排尿的动力系统。

（4）神经功能的正常作用。排尿反射是一种脊髓反射，但脑的高级中枢可抑制或加强其反射过程。当膀胱内尿量达一定充盈度（400～500mL）时，膀胱壁（特别是后尿道）上的感受器受牵张刺激而兴奋，冲动沿盆神经传入纤维传至脊髓骶段的排尿反射初级中枢。同时，冲动也上传到脑干和大脑皮层的排尿反射高级中枢，并产生尿意。高位中枢可发出强烈抑制或兴奋冲动控制骶髓初级排尿中枢，脑桥可产生抑制和兴奋冲动，大脑皮层主要产生抑制性冲动。排尿时，骶髓排尿中枢的传出信号经盆神经传出，引起逼尿肌收缩，尿道内括约肌舒张，尿液排出。进入后尿道的尿液刺激尿道的感受器，冲动沿阴部神经再次传入骶髓排尿中枢，进一步加强其活动，这是一个正反馈过程。如果排尿反射弧的任何一个部位受损都将导致排尿异常。

第二节　尿失禁定义和发病情况

一、尿失禁的定义

国际尿控协会（Internationa Continence Society，ICS）将尿失禁定义为任何情况下不自主的尿液流出（图 3–4）。

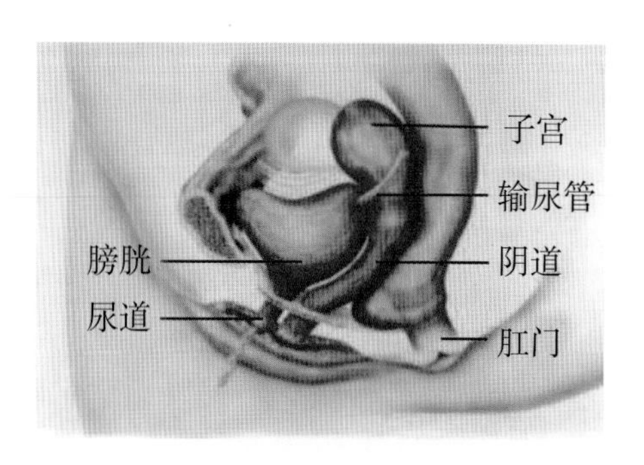

图 3–4　女性尿失禁

二、尿失禁的发病情况

尿失禁是多发病、常见病。不同国家、不同年龄段发病率不同，西班牙、法国、德国、英国妇女尿失禁的患病率分别为 23%、44%、41%以及 42%，在我国成年女性尿失禁的患病率为 30%，也就是说，有将近 1/3 的女性受此疾病困扰，严重影响女性的生活质量。尿失禁已经构成社会和卫生问题，被称为“不致命的社交癌”，成为影响人类健康的五大疾病之一。

第三节　尿失禁的类型

尿失禁分为压力性尿失禁、急迫性尿失禁、充溢性尿失禁、混合型尿失禁（图 3-5~ 图 3-7）。

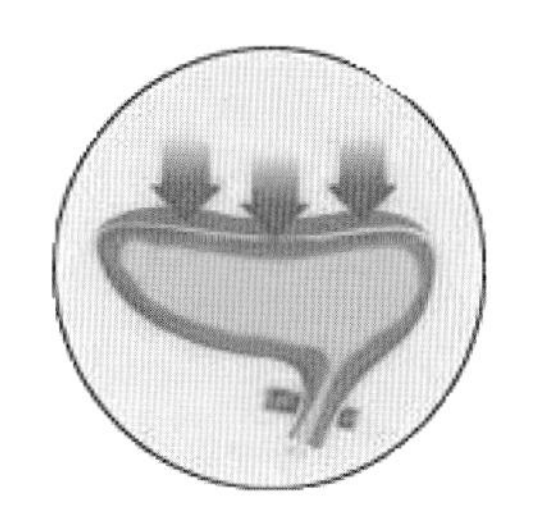

图 3-5　压力性尿失禁

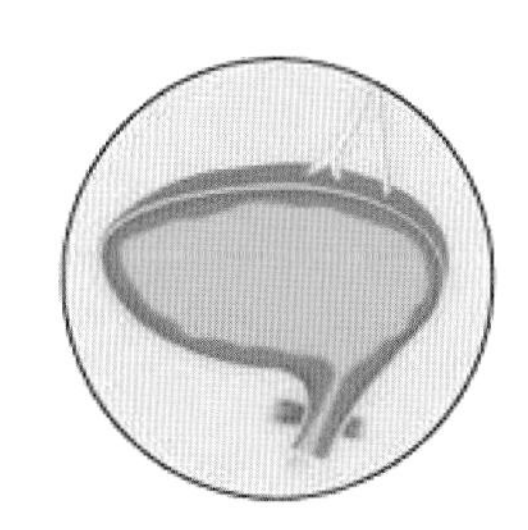

图 3-6　急迫性尿失禁

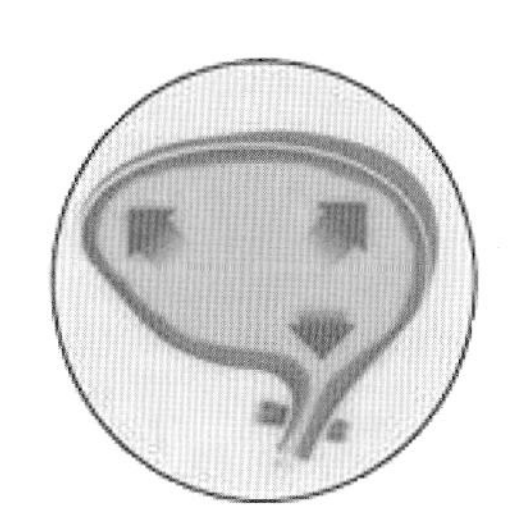

图 3-7　充溢性尿失禁

一、压力性尿失禁

是尿失禁的主要亚型，指喷嚏、咳嗽或劳动、运动等腹压增高时出现不自主的尿液自尿道口漏出。压力性尿失禁发生率为 18.9%，在绝经后女性中的发病率高达 50%。由此可见，尿失禁对女性尤其是老年女性的生活影响非常广泛。其发病原因与妊娠和分娩、年龄、孕产次、胎儿大小、盆腔器官脱垂、体重指数、既往病史等有显著的相关性。

压力性尿失禁是因为腹压大于最大尿道压时，在无逼尿肌收缩的状态下，尿液不自主排出，多在腹压增加时发生。其中不伴有逼尿肌收缩和低顺应性膀胱，仅因尿道关闭机能不全引起的遗尿称为真性压力性尿失禁。

二、急迫性尿失禁

这类尿失禁是指伴有强烈尿意的不自主性漏尿。主要表现为尿急、尿频，不能自主控制排尿和夜尿，正常饮水下排尿间隔少于 2h。患者的逼尿肌不稳定，膀胱充盈时逼尿肌发生自发性收缩而导致尿液漏出，尿液漏出不是膀胱充盈引起，而是由于逼尿肌过度兴奋或反射亢进所致。

急迫性尿失禁又可进一步分为运动急迫性尿失禁与感觉急迫性尿失禁。前者伴有逼尿肌无抑制性收缩，有不稳定膀胱，儿童及老人常见；后者则无逼尿肌的无抑制收缩而是由于尿道或膀胱过度敏感，即强烈的尿意并非由于逼尿肌无抑制性收缩，而是因局部因素引起，常见于各种原因引起的膀胱炎症刺激、膀胱过敏的患者，以中年女性多见。

三、充溢性尿失禁

指在膀胱过度充盈，无逼尿肌收缩的情况下，仅仅由于膀胱内压力升高使膀胱内压超过尿道最大压力时发生的不自主漏尿。临床表现为尿频、尿淋漓不尽、残余尿等，常见于糖尿病、脊髓下部损伤、盆腔肿瘤根治性手术后瘢痕狭窄及结石的患者。

此种尿失禁的特点是尿液自动从高压区流向低压区，随着膀胱内压力降低与括约肌压力达到平衡而自动停止，如此周而复始。可发生排尿不完全，过度充盈和尿潴留（图 3–8）。

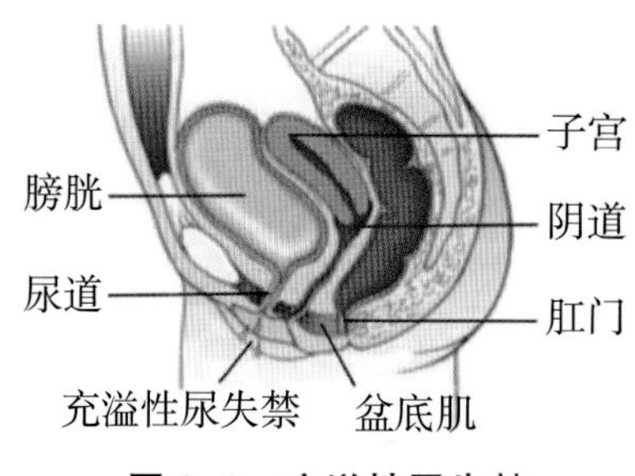

图 3–8　充溢性尿失禁

四、混合型尿失禁

是指压力性尿失禁和急迫性尿失禁并存的状况，其在妇女中的患病率 20% ~ 36%。虽然两种尿失禁同时存在，但程度上往往以某一种类型为主，症状间具有相互影响相互加重的倾向（图 3–9）。

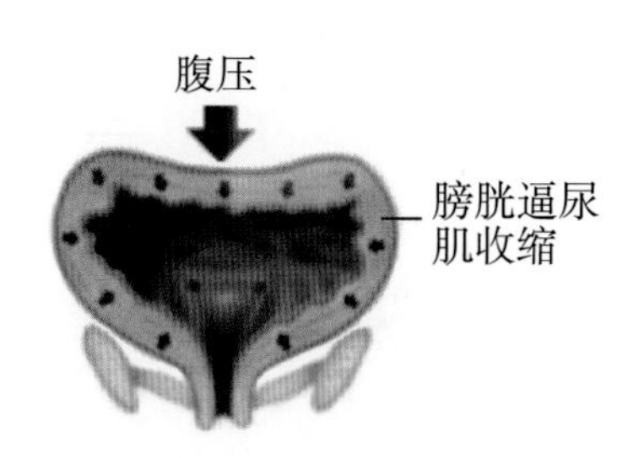

图 3–9　混合性尿失禁

第四节　压力性尿失禁病因和发病机制

相关流行病学调查显示，我国育龄期妇女压力性尿失禁发病率高达50%。

因为女性泌尿生殖系统有其特定的解剖结构，女性的尿道相较于男性短而直，而且，女性一生中要完成孕育胎儿及分娩等过程，这两个过程均会使盆底肌肉及韧带产生不同程度的损伤，对盆腔内器官的支撑能力下降，控制尿道的韧带、肌肉受到影响，就会引起压力性尿失禁（图3-10、图3-11）。绝经后女性，雌激素水平的下降，使尿道黏膜组织变薄、张力下降，亦会影响韧带、肌肉的功能，发生压力性尿失禁的风险增大。

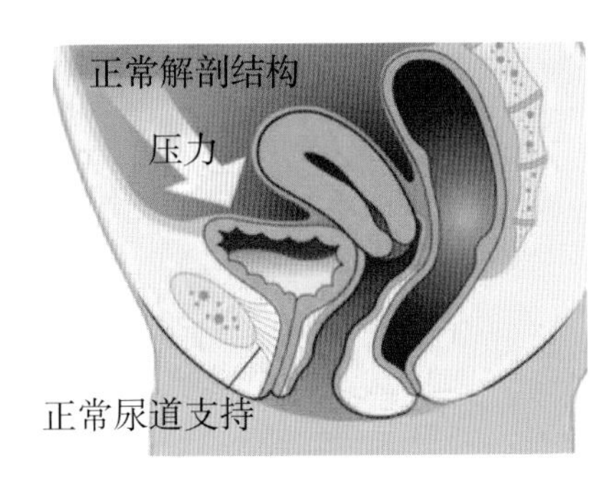

图3-10　正常尿道支持结构

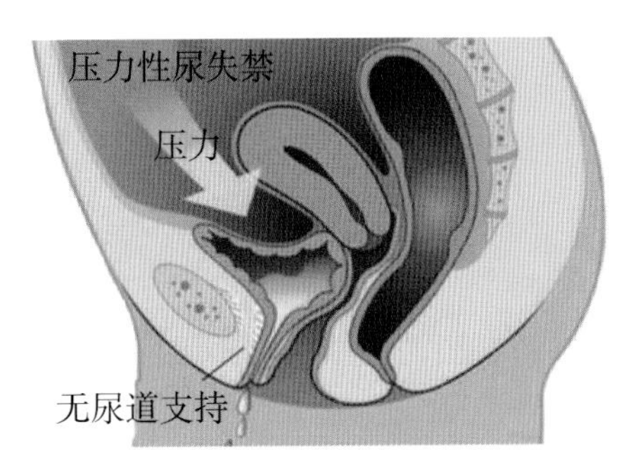

图3-11　压力性尿失禁尿道支持结构

一、解剖学缺陷

1. 与排尿相关盆底解剖结构

排尿功能的正常与相关肌肉、筋膜、韧带、支配神经的结构与功能的完整密切相关。主要参与排尿过程的盆底解剖结构有耻骨尾骨肌、尿道外韧带、耻骨尿道韧带、耻骨宫颈筋膜。

耻骨尾骨肌起自耻骨盆面及肛提肌腱弓的中部，止于骶骨、尾骨侧缘及肛尾韧带；为一长条性肌肉，前方内侧纤维连着尿道与阴道周围组织，后方内侧纤维连于肛门外括约肌；耻骨尿道韧带起源于耻骨联合后面的下端，呈扇形下降，其中间部分附着在尿道中段，侧方附着在耻骨尾骨肌和阴道壁；尿道外韧带耻骨降支的后面，向上延伸至阴蒂，向下至耻骨尿道韧带。

2. 排尿相关盆底解剖结构的作用

位于前盆腔的有尿道外韧带、耻骨尿道韧带和耻骨宫颈筋膜，与前阴道壁共同形成尿道下“吊床”，对尿道、膀胱起悬吊支撑作用。张力性尿失禁者，因韧带的支撑力减弱或丧失，尿道膀胱颈部脱垂，使尿道后壁与膀胱间的角度消失，尿道后壁与膀胱三角呈一平面，尿道内口松弛呈漏斗状，尿道也呈扩张状态。

尿道是由耻骨尿道韧带和耻骨尾骨肌牢固的锚定，尿道的闭合与开放是由耻骨尾骨肌的收缩与松弛决定的。耻骨尿道韧带松弛其锚定尿道的功能减弱，用力时耻骨尾骨肌即使收缩状态，尿道仍呈开放状态。(图 3–12)

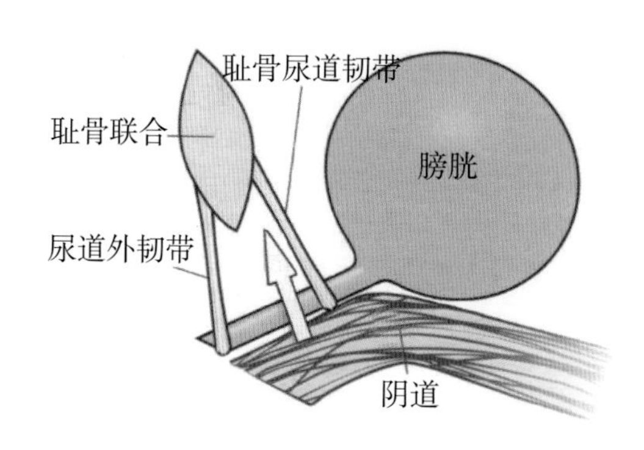

图 3–12　尿道的悬吊韧带

3. 抗压力性尿失禁手术的解剖基础

传统的抗压力性尿失禁手术——经阴道尿道膀胱颈筋膜褥式缝合术，或称耻骨宫颈筋膜对折缝合术，是由 Kelly 的阴道前壁缝合术发展而来。手术分离阴道黏膜后，暴露尿道膀胱外筋膜及尿道与膀胱交界处，于尿道两旁平行褥式缝合尿道两旁的筋膜(耻骨膀胱宫颈筋膜)。传统的抗压力性尿失禁的解剖学基础是针对尿道近端和膀胱颈部的支撑。

现代的尿道中段悬吊术——经闭孔或耻骨后尿道中段悬吊术，是 Mlmsten 和 Petros 于 1995 年基于“整体理论”提出了在较远端尿道下方放置吊带的理念，该理论推测附于耻骨支的耻骨尿道韧带支撑着尿道中段，扮演着尿道底板的角色，在腹压增加时挤压尿道中段以保持控尿。尿道下方的支撑结构的缺乏可削弱其控尿作用而发生压力性尿失禁。通过在压力性尿失禁女性的尿道中段放置一条带状支撑物（聚丙烯网带），在理论上可起到重建尿道底板的作用。聚丙烯吊带以“U”形的方式应无张力的被植入在尿道中段下方，通过植入吊带加强耻骨尿道韧带，但不在静息状态并不压迫尿道中段，故吊带松紧要适度，尿自禁与尿失禁之间的区别也许仅是 2mm 的松紧度。(图 3–13)

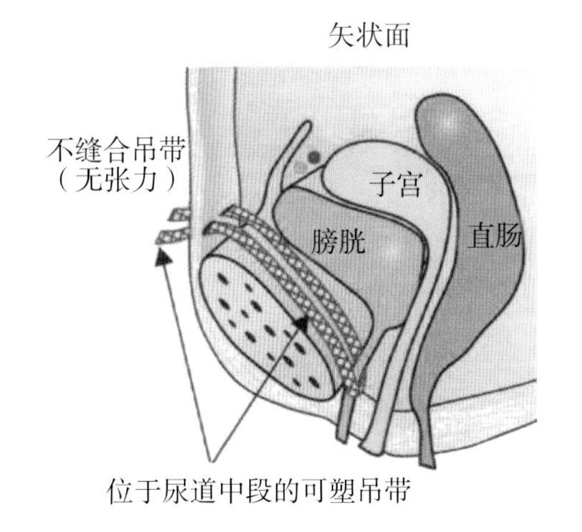

图 3-13　经耻骨后尿道中段悬吊术吊带

二、病因与发病机制

1. 年龄

随着年龄的增长，女性患压力性尿失禁的概率逐渐增高，绝经后女性患病率高于未绝经者，高发年龄为 45～55 岁。

绝经由于随着年龄增加，机体逐渐衰老，盆底神经组织产生了退行性变化，盆底和尿道周围组织萎缩，使盆底支持力大幅度减弱，继而发生压力性尿失禁。此外绝经后雌激素分泌的下降，加速了尿道黏膜的萎缩，尿道长度缩短，尿道的支持和关闭的阻力降低，进一步引发压力性尿失禁。

雌激素下降长期以来被认为与女性发生压力性尿失禁密切相关，临床采用雌激素治疗有一定的疗效也说明了这一点。膀胱尿道上含有大量雌激素受体，有研究者证实雌激素是通过多方面机制来治疗压力性尿失禁的。雌激素可刺激尿道上皮的生长，增加尿道黏膜下静脉丛血供，影响膀胱尿道旁的结缔组织功能，最为重要的是可以增加支持盆底结构的肌肉的张力。若雌激素缺乏，可导致尿道管腔内的黏膜封闭作用减退。因阴道黏膜有很好的吸收功能，阴道内给药疗效迅速，副反应相比口服要轻。

但近期有关资料却对雌激素作用提出质疑，认为雌激素水平变化与压力性尿失禁患病率间无相关性。甚至有学者认为雌激素替代治疗有可能加重尿失禁症状。

2. 生育因素

生育次数、分娩方式、胎儿的大小及会阴切开术、产后开始劳动时间过早等均与产后压力性尿失禁的发生有显著相关性。产次越多患者的压力性尿失禁发病率也越高。随着产次的增加，对盆底的神经、肌肉及韧带的损伤次数也增加，无疑会增加压力性尿失禁的发病率。巨大儿分娩对盆底组织的损伤会更为严重，应加强孕期保健，避免巨大儿。

（1）妊娠影响　妊娠与压力性尿失禁。妊娠后期在出现呕吐、咳嗽或大笑时漏尿常出现压力性尿失禁（图 3-14）。①妊娠期盆底及子宫支持组织均发生相应的生理性变化，包括子宫圆韧带、主韧带、骶韧带、阔韧带都会在妊娠期增长、变长、肥大、功能变强，其行走的方向及解剖位置随子宫的增长发生了明显变化，与这些韧带相伴而行的尿道会出现不同程度的下移，膀胱后角增大，尿道和膀胱颈夹角变大，这些都是造成妊娠期压力性尿失禁发生的高危因素。②妊娠相关激素分泌的增加，盆底胶原组织连接的减弱、胶原总量的减少，盆底组织伸展性增大，盆底组织变得松弛，尿道周围组织的支持力减弱，损害了控尿机制，也就是我们常说的尿道夹闭功能下降，导致压力性尿失禁的发生。③正常体位时，人体正常的弯曲使腹腔压力和盆腔器官的重力轴指向骶骨；而妊娠时腰部向前凸出，腹部向前鼓起、向下凸出，使重力轴线向前移，而使腹腔压力和盆腔器官的重力指向盆底肌肉，加上子宫重量日益增加，使盆底肌肉处于持续受压中，使得肌肉肌纤维变形、肌张力减退。也就是说，十月怀胎对盆底的重力作用、妊娠期雌性激素水平增高，孕产期体重的增加等因素都是盆底功能受损的重要原因。④随着孕周的增加，增大的胎儿及其附属物，使得腹腔内和膀胱的周围压力增大，如果盆底的支撑系统和夹闭系统不能经受如此巨大的考验，当准妈妈大笑、咳嗽、打喷嚏或跑步时，就会出现漏尿现象。所以，妊娠本身即是压力性尿失禁的高危因素，如果孕妇又恰巧年龄偏大、妊娠期体重增长过多过快、多次分娩、胎儿体重过大、胎头过早衔接等，妊娠期压力性尿失禁的发生概率、漏尿程度加重和次数也会相应的增加。

（2）分娩影响　70% 的产妇产后不会发生压力性尿失禁，但有些妊娠期有漏尿的产妇，漏尿现象不但没有随着妊娠的结束好转，反而加重了，还有些妊娠期没有漏尿的女性，产后也出现了漏尿的现象。

产后女性压力性尿失禁的发生率很高，这与女性独特的生理构造有关。

健康的未孕妇女，盆底与盆腔器官紧密地相互支撑，即使有腹压增加，盆腔器官都不会向下压迫到膀胱与尿道，也就不会引起压力性尿失禁。但妊娠期间不断增大的子宫是非妊娠期的 1000 倍，不断增重的子宫是非妊娠期的 20 倍，增大的重量与压力均作用于盆底；分娩过程中胎先露对盆底肌肉过度压迫，也不可避免地对盆底肌肉、神经及韧带造成一定程度的损伤，使得盆底肌对盆腔器官以及对膀胱及尿道的控尿能力下降，造成漏尿也就是压力性尿失禁的发生。经历胎头吸引器、产钳助产和臀位牵引等阴道助产、难产的产妇，产后发生压力性尿失禁时症状会更加严重。剖宫产并不能降低产后压力性尿失禁发生率。除了分娩外，妊娠也是造成盆底肌及筋膜损伤的重要原因，只是多少和程度上存在差异而已。

流行病学调查发现，妊娠期和产后尿失禁与女性将来患有压力性尿失禁的关系密切。30% 女性在第 1 次分娩后 5 年内发生压力性尿失禁；妊娠期和产褥期有尿失禁者，以后发生压力性尿失禁的危险性比正常者高 4 倍。妊娠期和产后 3 个月内无尿失禁者，分娩后 5 年压力性尿失禁发病率为 19%；妊娠期有尿失禁，产后 3 个月尿失禁消失者，分娩后 5 年压力性尿失禁发病率为 42%；妊娠期和产后 3 个月内有尿失禁者，分娩后 5 年压力性尿失禁发病率高达 92%。

3. 体质量指数（BMI）

随着生活水平的提高，肥胖逐渐成为威胁人们健康的隐形杀手。肥胖不但引起“三高”，还是压力性尿失禁的高危因素，体形肥胖的人患压力性尿失禁的概率会明显增加，肥胖会使已经存在的尿失禁的症状进一步加重。肥胖患者腹压较正常人高，可继发膀胱内压增高，同时增加了盆底负担；肥胖者盆底肌肉所占比例低，盆底周围被大量脂肪细胞占据，使盆底承压能力下降。两者共同造成盆底功能下降，诱发或加重原有的尿失禁症状。肥胖女性压力性尿失禁的发生率显著高于非肥胖患者，因而，可以通过减肥降低腹压、减小膀胱内压来降低压力性尿失禁的患病率。

消瘦的人肌肉多不发达，肌肉力量比较弱，盆底肌肉为身体肌肉的一部分也不例外，力量弱、支撑盆底的功能也就弱了，所以容易发生压力性尿失禁。

4. 盆腔器官脱垂

50% 以上的压力性尿失禁妇女都会伴有不同程度的盆底功能障碍，因盆底支持组织薄弱常同时存在盆腔器官的脱垂，严重影响中老年妇女的健康和生活质量（图 3–14、图 3–15）。

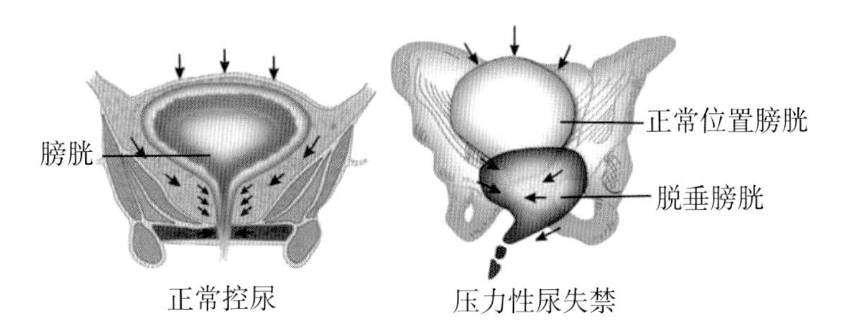

图 3–14　盆腔器官脱垂与压力性尿失禁

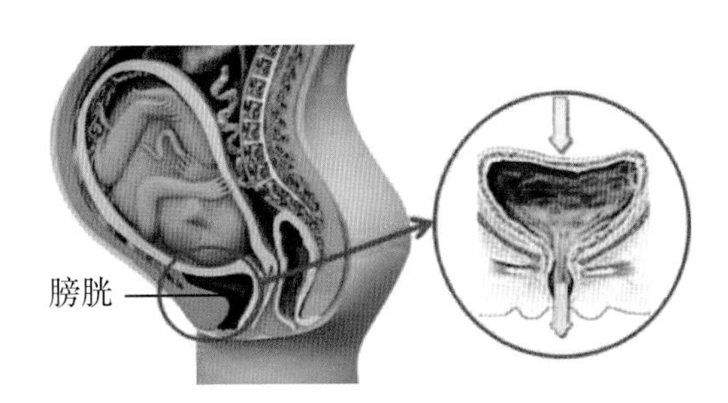

图 3–15　妊娠期压力性尿失禁

5. 既往病史

（1）基础性疾病　肥胖、便秘等长期造成腹压增加的基础性疾病，也因引起腹压持续性增加，促使压力性尿失禁的发生率增加。

（2）慢性病史　一些导致腹压长期增加的疾病，都会引起压力性尿失禁。内科慢性病如慢性阻塞性肺气肿、肺气肿、哮喘、支气管炎等。因此，积极治疗及控制慢性呼吸系统疾病，有利于改善女性压力性尿失禁患者的生活质量。

（3）妇科手术　尿失禁是一些妇科手术后的并发症。尿失禁可表现为不同类型或混合存在，包括急迫性尿失禁、压力性尿失禁、充溢性尿失禁等。其主要原因：术后膀胱组织水肿等易发生急迫性尿失禁，手术损伤盆底的支持结构造成压力性尿失禁，盆底神经丛的损伤可导致充溢性尿失禁。①宫颈癌广泛子宫切除术：广泛子宫切除术难以避免地损伤支配膀胱和尿道的血管、神经和韧带，造成术后患者均有不同程度的膀胱感觉下降、逼尿肌收缩力减弱，术后尿潴留发生率高达 90% 以上，如果对于尿潴留没有及时发现和对症处理，会发生充溢性尿失禁。对于宫颈癌广切术后的尿失禁，术后短期3~6个月内可暂行观察、对症治疗，对于长期的尿失禁，应进行尿动力学检查，明确尿失禁类型和原因。②单纯性子宫切除术：全子宫切除术后也常出现各种类型的尿失禁，术后子宫对膀胱颈的支撑作用丧失，麻痹胀大的膀胱后屈于缩短的阴道残端之上，膀胱颈缺少有效的盆底组织的支撑，罹患压力性尿失禁可能性增加；术后膀胱组织水肿及盆腔血肿形成以及低神经支配的共同作用，造成低顺应性膀胱，易发生急迫性尿失禁。术前已有尿频、尿急、排尿费力等下尿路症状的患者，术后尿失禁的发生率增高。但目前对单纯性子宫切除术本身是否引起尿失禁的发生尚有争论。③盆腔器官脱垂手术：原有的严重盆腔器官脱垂对合并的压力性尿失禁的掩盖，导致盆腔器官脱垂手术后出现压力性尿失禁。④膀胱后方的盆腔结构或器官切除手术：支配盆底肌肉的阴部神经的损伤，而导致盆底肌肉松弛，支持组织功能不全，膀胱尿道脱垂或活动过度导致压力性尿失禁的发生。⑤压力性尿失禁手术：40% ~ 45% 的混合性尿失禁患者，术后其逼尿肌不稳定所致的急迫性尿失禁仍持续存在。而单纯压力性尿失禁者，抗尿失禁手术后仍有 6% ~ 20% 出现继发性逼尿肌不稳定现象的急迫性尿失禁。

第五节　压力性尿失禁临床表现与危害

一、压力性尿失禁的临床表现

压力性尿失禁常表现为咳嗽和打喷嚏、跑跳、快走等日常活动、轻微活动、平卧、体位改变时出现尿液从尿道口漏出。

压力性尿失禁根据漏尿的严重程度可将尿失禁分三度。轻度：尿失禁发生在咳嗽和打喷嚏时，不需要使用尿垫；中度：尿失禁发生在跑跳、快走等日常活动时，需要使用尿垫；重度：轻微活动、平卧、体位改变时等发生尿失禁。

二、压力性尿失禁的危害

轻度压力性尿失禁对患者的生活质量影响不大，但是中度和重度的患者，压力性尿失禁对女性在生理、心理及社会三方面均有影响。

1. 生理方面

研究发现性行为活跃期的女性中的 20%～30%，由于压力性尿失禁和盆腔器官脱垂会引起性生活的不舒服与尴尬。也有研究指出，存在压力性尿失禁症状而尿动力学检查正常的女性患者中，超过 50% 的人表示有性功能的障碍，导致其性行为活动的减少，自觉泌尿系症状影响了她们的性生活；27% 的人自述有性交中不自主漏尿的经历。多项研究发现女性尿失禁能引起性欲的减退，性唤起及阴道润滑的下降，性高潮及性满意度的降低，少数还会出现性交疼痛。长期的尿失禁会造成女性湿疹、外阴炎、皮肤感染、外阴溃烂及泌尿系统炎症等疾病；也是导致千万老年人生活模式改变的直接原因，患有严重尿失禁的老年女性可能因此而需要他人的照顾，失去生活自理的能力，给家庭带来了巨大压力。

2. 心理方面

70.2% 的患者因尿失禁而担心咳嗽或喷嚏，55.5% 的患者担心在新的地方找不到卫生间，53.7% 的患者担心不能及时到达卫生间。长此以往有些患者形成了不正常的生活习惯，如为了避免尴尬不敢离家时间太长、限制每日的进水量等，患者的生活乐趣减少、日常生活受限，这些是压力性尿失禁给成年女性造成的不良影响。17.4% 的患者因身上有尿味觉得自己很脏，害怕被他人知道受到歧视。因此患者不得不经常换衣物和减少社交活动，同时心理负担加重。长期尿失禁会使人的自信心下降，容易产生自卑心理，如果这种情感得不到疏解，持续时间长就有导致抑郁的可能。

3. 社会方面

压力性尿失禁随着年龄增长，其发病率呈逐年增长态势，50.9% 的患者担心年老后尿失禁加重，尿失禁虽然不会直接威胁生命，但难以启齿的症状严重影响女性的正常社交活动、体育锻炼和性生活。如不积极治疗，妇女会因尿失禁而发生活动受限、智力衰退、进而加重尿失禁的恶性循环。压力性尿失禁程度严重时漏尿的频率增高、漏尿量增多，使得患者的主观感受变差，不愿意参加社会活动，社会参与度下降。

第六节　压力性尿失禁诊断与评估

一、压力性尿失禁的分型

压力性尿失禁分三型，Ⅰ型、Ⅱ型和Ⅲ型，Ⅰ型和Ⅱ型统称为解剖型，Ⅲ型称为尿道固有括约肌障碍型（intrinsicsphincter deficiency，ISD）。解剖型 SUI 约占 SUI 总数 85%，尿道固有括约肌障碍型 SUI（ISD）约占 15%。

1. 发病机制

解剖型 SUI 为盆底组织松弛引起，常见于：①妊娠与阴道分娩损伤；②绝经后雌激素减低或先天发育不良所致的支持薄弱；③尿道、阴道手术和盆腔巨大肿物等原因。

尿道固有括约肌障碍型 SUI 常发生于老年、肥胖、有盆腔手术史、曾经放疗的患者，部分为先天发育异常所致。

分型诊断并非必须，但对于临床表现与体格检查不是十分相符以及经初步治疗疗效不佳患者，建议进行尿失禁分型诊断。

2. 分型诊断

解剖型 SUI（Ⅰ型和Ⅱ型）是由于尿道下移活动过度引起；尿道固有括约肌障碍型 SUI（Ⅲ型）属于尿道固有括约肌功能障碍（ISD）型尿失禁，是功能性尿失禁。

Ⅰ型：尿道影像的轴线正常，但膀胱底失去了水平状态，因而膀胱尿道后角大于 110°，膀胱底及颈部呈漏斗状，尿道倾斜角在正常范围之内。（图 3–16）

Ⅱ型：除了膀胱底失去了水平状态外，由于尿道活动度过大，尿道轴线也发生了变化，尿道轴线由倾斜状变为水平状。膀胱尿道后角大于 110°，膀胱颈及膀胱底呈漏斗状的同时，尿道倾斜角大于 45°。（图 3–16）

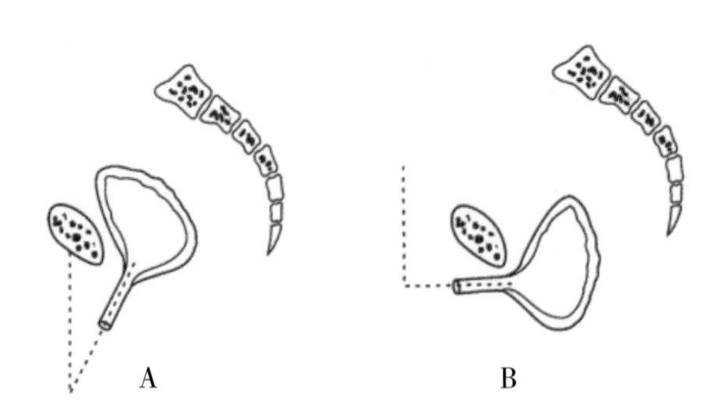

图 3–16　解剖型压力性尿失禁 A（Ⅰ型）、B 型（Ⅱ型）

Ⅲ型：尿道固有括约肌功能障碍，尿道自身关闭功能不全，使尿道前后壁不能紧密闭合提供合适的关闭压，导致尿失禁的发生。

研究发现尿失禁悬吊术治疗失败的病例中，大部分都是Ⅲ型压力性尿失禁的患者。

3. 尿动力改变

影像尿动力学可以在一定程度上区分尿失禁的类型。有的作者采用最大尿道闭合压（maximum urethral closure pressure，MUCP）进行区分，MUCP<20cmH_2O 或 MUCP<30cmH_2O 提示 ISD 型。也有的作者采用腹压漏尿点压（ALPP）结合影像尿动力学分型：Ⅰ型压力性尿失禁：ALPP ≥ 90cmH_2O Ⅱ型压力性尿失禁：ALPP 20～90cmH_2O Ⅲ型压力性尿失禁：ALPP ≤ 20cmH_2O

目前认为，大多数女性压力性尿失禁患者可同时存在盆底支持功能受损和尿道括约肌功能异常，以上分型可能过于简单。此外，确诊 ISD 的方法尚存争议，MUCP 和 ALPP 的检测有待规范，其临界值也需进一步验证。

二、压力性尿失禁的分度

可采用主观和客观两种评价方法进行分度。

1. 主观分度

目前多采用 Ingelman-Sundberg 分度法，分为轻、中、重度。轻度：尿失禁发生在咳嗽和打喷嚏时，不需要使用尿垫；中度：尿失禁发生在跑跳、快走等日常活动时，需要使用尿垫；重度：轻微活动、平卧、体位改变时等发生尿失禁。

还可以采用 Sandvik 严重程度指数。Sandvik 严重程度指数 = 漏尿频率 × 漏尿量。漏尿频率：每月少于 1 次：1 分；每月几次：2 分；每周几次：3 分；每天或每夜均有：4 分。漏尿量：几滴：1 分；少量：2 分；量多：3 分。严重程度指数：1～2 分：轻度；3～6 分：中度；8～9 分：重度；12 分：极重度。

2. 客观分度

采用尿垫试验，推荐 1h 尿垫试验。目前 1h 尿垫的诊断标准并无统一，我国常用的诊断标准如下：轻度为 0g ＜ 1h 漏尿量＜ 2g；中度为 2g ≤ 1h 漏尿量＜ 10g；重度为 10g ≤ 1h 漏尿量＜ 50g；极重度为 50g ≤ 1h 漏尿量。

三、压力性尿失禁的诊断

压力性尿失禁的诊断需全面检查，包括完整详细的病史、认真的体格检查和必要的辅助检查。

1. 病史

应得到每个尿失禁患者的完整病史，包括症状、一般病史、既往手术史和目前的治疗情况。确定患者漏尿症状的频率、漏尿的多少、什么会引发漏尿、什么会改善或加重漏尿，有无持续尿失禁现象，是否有排尿困难的表现。注意了解一些患者在性交过程中有无尿失禁的现象，但她们羞于与医生交流与性功能相关的症状，医生应了解包括性功能在内的所有盆底功能紊乱情况。

2. 全身检查

包括与尿失禁相关及可能影响下尿路功能的全身疾病的检查。除外因心血管功能不全、肺部疾患、隐形神经疾病（如多发硬化、中风、帕金森病等）、腹部包块及运动能力疾病等引起的尿失禁症状。

3. 盆腔检查

明确有无盆腔包块、盆腔器官脱垂及阴道萎缩，有助于诊断与鉴别诊断。明确阴道前、后壁有无膨出及膨出程度，有无子宫脱垂、穹窿膨出及程度，是否存在阴道萎缩、小肠疝、会阴体薄弱等。阴道检查和直肠检查时还需用手指触摸盆底肌肉，感受盆底肌肉是否对称与是否有力。

4. 压力试验

包括充盈膀胱时的压力试验和排空膀胱后的压力试验。

（1）充盈膀胱时的压力试验　膀胱充盈时（膀胱内有 200～250mL 尿液），取截石位，嘱患者多次连续用力咳嗽，如有尿液流出则为阳性；如没有尿液流出，则取站立位，重复压力试验，如有尿液流出则为阳性。充盈膀胱压力试验阳性的患者考虑诊断压力性尿失禁。

（2）排空膀胱后的压力试验　充盈时压力试验阳性的患者，嘱其排空膀胱，在膀胱空虚的情况下，连续用力咳嗽数次或做 Valsalva 动作，如尿道口出现漏尿现象，则该试验阳性。排尿后压力试验阳性分析尿失禁原因多由尿道内括约肌功能障碍造成。

可以通过压力试验对尿失禁患者进行初筛。它的优点是不需要借助于器械，简单无创伤；缺点是不能鉴别压力性尿失禁与急迫性尿失禁；也不能判断尿失禁的病因。

5. 指压试验

亦称膀胱颈抬高试验。以中指及示指伸入阴道，分开两指置于后尿道两侧，将膀胱颈向前上推顶，尿道旁组织同时被托起，尿道随之上升，从而恢复了尿道与膀胱的正常角度。实验前及实验时，嘱患者连续用力咳嗽，观察尿道口是否溢尿，如实验前咳嗽时溢尿，实验时咳嗽不再溢尿，则指压实验阳性，提示压力性尿失禁的可能性大。

6. 残余尿测定

残余尿量是反应下尿路梗阻的程度和膀胱逼尿肌功能的重要方法，也是确定治疗方法的重要依据之一。膀胱残余尿量测定是排尿后立即导尿或 B 型超声检查测定膀胱内残余尿量，正常情况下其数值小于 5mL，大于 50mL 为尿潴留。目前临床常用的测定方法有两种：经腹B超测定法和直接导尿法。①经腹B超测定法：是最常用的方法。膀胱残余尿测定一般用椭圆形体积公式计算，即膀胱残余尿量=0.5×上下径×左右径×前后径（cm）。这种方法的优点是患者无任何不适感，不引起尿路感染，尤其是治疗过程中需要反复测定残余尿量者更是最佳选择，但这种测定方法不够精确。②导尿法：在患者排尿后，插入导尿管测定残余尿量，此种方法的优点是准确可靠，缺点是患者有轻微不适感，不宜反复应用。

7. 尿常规分析

泌尿系感染、泌尿系肿瘤和代谢异常性疾病均可引起尿失禁症状，为了排除上述疾病需进行尿常规检查。如果尿沉渣的显微镜检查和尿液培养证实存在尿路感染，需要观察尿路感染治愈后尿失禁症状是否因而得以改善，有时单纯的尿路感染会引起或加重尿失禁；仅是血尿或菌尿时应进一步检查除外肾脏或膀胱肿瘤；糖尿病患者如果血糖控制不理想可因高尿糖引起多尿、尿失禁，需在控制血糖后进一步检查与评估是否存在尿失禁及程度。

8. 尿垫试验

即嘱患者在一定时间内做一系列规定的动作，测量患者活动前后佩戴卫生巾的重量，计算漏尿量，从而评估患者尿失禁的严重程度。

9. 棉签试验

患者取膀胱截石位，将一个消毒细棉签插入尿道，使棉签前端处于膀胱与尿道交界处，分别测量患者在Valsalva动作前后棉签棒与水平线之间夹角的变化。如该角小于15°，说明有良好的解剖学支持；如果大于30°或上行2～3cm说明膀胱颈后尿道过度下移，解剖支持薄弱，提示有压力性尿失禁可能。15°～30°时结果不能确定解剖学的支持结构。

10. 排尿日记

是患者连续记录3d及以上的排尿情况，包括24h尿量、每天排尿的总次数、夜尿次数、平均排尿量及膀胱功能容量（即日常生活中最大排尿量）。患者在医生指导下将每次排尿时间记录在图表上并测量尿量，并将尿失禁时间及与漏尿相关的特殊活动记录下来。排尿日记提供了正规尿动力检查所不能提供的有关膀胱功能的重要信息，通过日记还可以计算夜间产生尿量与日间尿量之比，还可以指导患者记录液体摄入量。

11. 尿动力学检查

尿动力学检查的目的是再现患者的症状，以探究造成这些症状的原因，并分析其相关的病理生理过程。是在膀胱充盈和排空过程中测定表示膀胱和尿道功能的各种生理指标，可以提供下尿路功能状况客观证据的检查。

尿动力学检查包括一系列检查手段，针对不同病情的患者选择具有针对性的检查项目来回答其储尿期和排尿期的问题。

检查包括：①常用尿动力学检查，项目包括尿流率测定、残余尿测定、充盈膀胱内压测定、压力—尿流率测定及同步盆底肌电图测定，这些检查可以满足大多数排尿功能障碍患者的检查需求。②选用尿动力学检查，是针对常用尿动力学检查项目不能解决的情况，包括影像尿动力学测定、尿道压力测定及动态尿动力学监测等。

12. 超声

盆底超声无创、廉价、患者易耐受，能够代替放射线检查。可对下尿路的形态及动态变化进行评价。

超声检查包括经腹部超声、经会阴超声、经阴道超声、经直肠超声及尿道内超声。诊断压力性尿失禁较常使用经会阴超声，可测量患者静息及收缩盆底、咳嗽、腹部加压时膀胱颈与耻骨联合下缘线之间的距离、尿道膀胱后角，了解膀胱颈的位置及活动度。这些参数的变化，尤其是观察运动过程中数值的变化，为评估盆底结构的解剖学改变提供精确的数据，在压力性尿失禁的诊断及对产后盆底康复治疗评估有重要意义。可以评估盆底肌肉的反应能力及结缔组织对盆底器官的支撑作用。

盆底二维超声可观察：耻骨后间隙、尿道长度与倾斜角、尿道内口形态、尿道括约肌、膀胱颈位置、膀胱底位置、膀胱残余尿量、逼尿肌厚度等。可测量残余尿量、逼尿肌的厚度、膀胱颈移动度，膀胱尿道后角角度、尿道旋转角度。盆底四维超声可以对膀胱、尿道等下尿路的形态及动态变化进行评价，还能对盆底肌肉进行评价。研究表明，盆底四维超声优于盆底 MRI 成像，对确定逼尿肌厚度、膀胱颈移动度和评估盆腔脱垂非常有意义。

13. 盆底肌评估

盆底肌评估主要是通过电生理技术对盆底骨骼肌生物电信号的采集及分析，可以了解盆底骨骼肌功能状况，进而对盆底功能做出综合评估。盆底肌肉评估是盆底功能评估的重要组成部分，通过盆底肌肉评估可以找到尿失禁的原因并进行鉴别诊断；也是制订合理的康复方案的依据，并可以对康复治疗效果进行客观的评价。

盆底肌由Ⅰ类肌纤维和Ⅱ类肌纤维构成。Ⅰ类肌纤维为慢收缩纤维，维持持续张力，特点为强直收缩，长且持久，不易疲劳，是盆底肌主要组成成分。Ⅱ类肌纤维为快收缩纤维，维持纤维反射及自主收缩，特点为阶段性收缩，快速短暂，易疲劳。Ⅰ类肌纤维肌力下降的临床表现：阴道松弛反复泌尿系感染，子宫等器官脱垂，体位性持续漏尿等。压力性尿失禁常表现为Ⅱ类肌纤维肌力下降。

14. 膀胱肌电图

测量膀胱压力随膀胱体积的变化情况，可用于区分尿失禁的类型。

15. 膀胱镜

膀胱镜一般不作为压力性尿失禁患者的常规检查，但对于压力性尿失禁合并有尿急、排尿不畅、尿血和尿痛等其他症状者，需进行膀胱镜检查。检查的目的在于：通过膀胱镜检查可以观察到 B 超及 X 线等仍不能明确诊断的膀胱、尿道及上尿路出血、结石、肿瘤和异物等疾病。

16. X 线检查等

X 线检查、磁共振成像、排空膀胱尿道图等有助于诊断与鉴别诊断。

四、压力性尿失禁的鉴别诊断

对于有尿失禁症状者，通过病史回顾、全身检查和专科检查、特殊诊断试验、实验室检查、尿动力学检查和调查问卷等进行鉴别诊断。

基本的鉴别诊断步骤分三步：(1) 确定是否有尿失禁；(2) 排除尿道外尿失禁；(3) 确定尿道内尿失禁的类型。

1. 确定是否存在尿失禁

病人的主诉是确定是否存在尿失禁最重要的指标，但对于一些特殊的病人，如严重的阴道壁膨出患者，虽然没有尿失禁的主诉，往往存在隐性的尿失禁，也有的病人对尿失禁的定义不是很熟悉，明明实际存在尿失禁却意识不到尿失禁的存在或者表述不清楚，这常常需要医生详细地询问病史才能意识到有此症状，也可通过问卷的形式进行调查。另外，应详尽询问既往病史，包括患者是否有阴道助产、产伤及难产史；了解既往是否患糖尿病、脑出血、腰骶椎病、慢性咳嗽、便秘、认知能力下降等。身体检查进一步确定尿失禁的存在。体检时应在不同膀胱容量、不同体位、腹压增加下观察尿失禁的量及方式。

对于可疑尿失禁者进一步了解发病因素、液体摄入量、发病持续时间、发病频率，尿垫的用量，病情严重程度，日常活动量的干预，日常活动对症状的影响。注意询问与评估膀胱贮尿有关的症状如尿频、夜尿增多、尿急和尿失禁以及和排尿相关的症状，如排尿踌躇、尿无力、排尿费力、尿不尽、排尿困难等。

2. 尿道内尿失禁与尿道外尿失禁的鉴别

尿道外尿失禁主要包括尿瘘和尿道憩室。

(1) 尿瘘包括膀胱阴道瘘、输尿管阴道瘘、膀胱阴道瘘合并直肠阴道瘘、尿道阴道瘘等。产伤、妇科手术损伤、癌肿侵蚀、放射治疗后的损伤、外伤和先天性畸形、膀胱结核、膀胱结石、阴道内长期放置子宫托或子宫颈旁注射药物不当等均是造成尿瘘的病因。通过病史回顾和漏尿的症状可以做出初步的鉴别诊断。确诊可用稀释的美蓝液 150mL 注入膀胱，蓝色尿液自阴道流出者为膀胱阴道瘘或膀胱尿道阴道瘘。若自子宫颈流出，为膀胱宫颈瘘或膀胱子宫瘘。经美蓝试验阴道无蓝色液体流出者，可静脉注入靛胭脂 5mL，5min 后观察阴道如果有蓝色液体流出则可诊断输尿管阴道瘘。

（2）尿道憩室　大的尿道憩室通过阴道检查可基本确定，但小的憩室较困难，应结合 X 线造影、膀胱镜检查等进一步确诊。

3. 各种类型的尿道内尿失禁

（1）症状　尿失禁的症状也就是患者对尿失禁发生时的主观描述，对鉴别尿道内尿失禁的类型非常重要。当病人腹压增加时，如咳嗽、大笑、打喷嚏或提拉重物时发生的尿失禁，应首先考虑压力性尿失禁的可能。若先有强烈尿意，后有不自主突然的尿液溢出急迫性尿失禁可能性大；当尿流细弱、尿淋漓不尽、排尿困难，憋尿时出现尿失禁往往提示是充溢性尿失禁。

（2）查体　着重检查泌尿生殖系统的解剖和神经系统阳性体征。注意有无生殖器官脱垂、萎缩、炎症等。

（3）测残余尿及尿常规检查　让病人膀胱充盈后排尿，记录尿量。然后导尿测残余尿，残余尿 >100mL 为异常。也可通过 B 超测定残余尿量。尿常规检查，必要时进行尿细菌培养。

（4）特殊诊断试验　①压力试验：让病人膀胱充盈，取膀胱截石位或站立位双脚平肩宽，要病人反复咳嗽或用力 10 次左右，观察病人尿道有否漏尿。压力性尿失禁者腹压增高时出现漏尿，而且表现为短暂的少量或滴状的漏尿。如果延迟漏尿或漏尿时间较长应考虑非压力性尿失禁。②诱发试验：充盈膀胱，患者取膀胱截石位，用力屏气或咳嗽，观察尿道溢尿的情况及程度。如在相对排空状态下仍有尿液溢出，多提示尿道内括约肌功能缺陷。③感觉和运动神经系统反射：主要是第 2~4 骶神经反射，包括阴蒂反射、肛周皮肤感觉、肛门括约肌收缩。反射、感觉亢进或减弱提示神经性损害。④尿流动力学检测：对压力性尿失禁分型诊断和其他类型尿失禁的鉴别诊断十分有益，尤其是可疑括约肌损伤、混合性尿失禁等。通过测量膀胱压、膀胱初感觉、膀胱最大充盈量、腹压漏尿点压、逼尿肌异常收缩、残余尿的测定及尿流率、压力尿流率分析等，了解最大尿流率、平均尿流率、排尿时间和排尿量。若最大尿流率 <15mL/s 则为异常，尿流率低、排尿时间延长意味着术后有尿潴留的可能。如膀胱容量 <300mL 或 >800mL 禁做压力性尿失禁手术；膀胱内压测定：压力性尿失禁：膀胱测压的各项指标均属正常，残余尿为 0，无逼尿肌不稳定收缩，顺应性正常，腹压增高时有漏尿。但对于急迫性尿失禁有逼尿肌不稳定收缩，膀胱顺应性降低；充溢性尿失禁除了膀胱顺应性降低以外，逼尿肌充盈压高达（52 ± 29.5）cmH_2O，并有大量残余尿。⑤ B 超检查：可以经会阴进行，了解膀胱位置改变和膀胱颈移动度。一般认为如以下 3 项指标中有 2 项以上符合，压力性尿失禁可能性大。①静息状态的膀胱角 ≥ 95° 。②膀胱角与耻骨弓距离≥ 2.3cm。③膀胱颈的活动度 >20。⑥影像尿动力学检查：膀胱尿道造影可以了解尿道角度的变化，膀胱尿道位置的改变及膀胱颈的变化。尿动力学电视膀胱尿道造影录像可以动态和连续地观察膀胱颈的变化及准确判断腹压性漏尿点压。压力性尿失禁者膀胱压力曲线正常，而膀胱颈开放，尿道内充满造影剂，并可见造影剂自尿道口溢出。若为其他原因的尿失禁，则可从膀胱压力曲线上同步观察到逼尿肌的异常活动。故尿动力学电视膀胱尿道造影录像是压力性尿失禁诊断和鉴别诊断最直观、最准确的检查方法。

五、压力性尿失禁的盆底评估

盆底评估主要包括在盆底结构、电生理学等方面进行评估。

1. 盆底解剖结构评估

压力性尿失禁患者常伴有盆底解剖结构的损伤，可通过专科特殊检查进行评估。

（1）阴道内诊检查　压力性尿失禁部分患者可观察到尿道膨出，表现在尿道下沟与阴道横沟间的阴道前壁下垂，多为耻骨尿道韧带、耻骨宫颈筋膜的损伤造成的松弛或缺陷所致。伴有膀胱膨出者同时合并阴道横沟与膀胱横沟的下垂。

尿道外口的黏膜外翻多提示有尿道外韧带的松弛或断裂。

（2）模拟操作　模拟操作需在已诊断为压力性尿失禁的患者中进行，有助于确定损伤部位所在，以指导手术修补缺损的盆底结构。

检查时患者需膀胱充盈状态，以血管钳支撑单侧耻骨尿道韧带，嘱患者咳嗽，约80% 的患者能控制住漏尿，这部分患者的张力性尿失禁原因为耻骨尿道韧带松弛或缺陷。

2. 盆底电生理检测

（1）最大肌电位　去极化肌纤维的密度或数量减少时低于正常值，常出现在老年人、围绝经期、产后。盆底肌电位最大值正常值为 30 μV，肌电位低，提示盆底收缩能力下降，用于临床判断是否有肌肉的萎缩或者有懒惰肌肉纤维未激活参与肌肉收缩，是预测尿失禁较好的指标。

（2）肌纤维类型　判断哪类肌纤维损伤，尿失禁患者往往是快速反应的Ⅱ类肌损伤常见。

（3）肌力　肌力 4 级以下为异常，肌力越低出现压力性尿失禁概率增加。

（4）肌肉疲劳度　正常为 0，负值为异常，在电生理检测中出现变化早于肌力下降，在诱因持续存在情况下，首先是盆底肌肉Ⅱ类肌纤维疲劳度异常，然后出现盆底肌肉Ⅰ类肌纤维疲劳度异常，腹压突然增加时尿失禁。

（5）腹部肌肉与盆底肌肉协调收缩　正常情况下，盆底肌肉收缩时，人体可以控制腹部肌肉收缩或不收缩。异常时，在身体运动时腹压突然增加，盆底肌肉不能有效收缩以抵抗受到的腹部压力而受损。在盆底肌肉收缩时，不能控制腹部肌肉收缩或同步收缩，出现腹压增加时漏尿。

（6）A3 反射　肌力和生物反射是共同维护盆底力学功能，如果生物反射异常，就会出现尿失禁。A3 反射是控尿反射 12 个反射中非常重要的反射，它是当膀胱逼尿肌收缩，膀胱压力增加，身体反射性收缩盆底肌肉Ⅱ类肌纤维，可以反射性抑制膀胱逼尿肌收缩，让膀胱可以容纳更多的尿液，从而身体有反射性放松盆底Ⅱ类肌纤维，避免Ⅱ类肌纤维疲劳和Ⅰ类肌纤维承担更大的压力，这样的反射就是 A3 反射。压力性尿失禁患者往往 A3 反射异常。

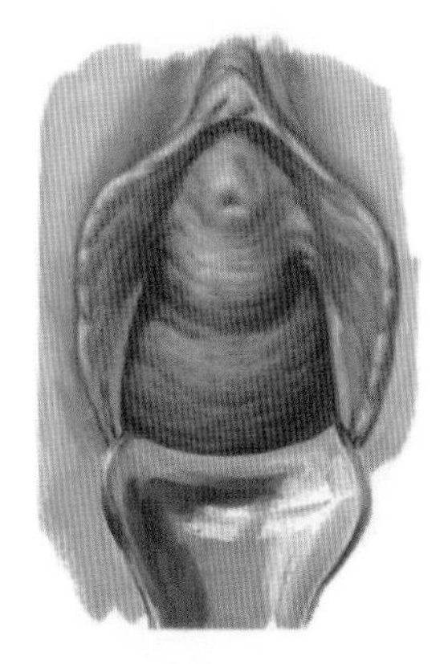

图 3–17　尿道膨出伴有膀胱膨出

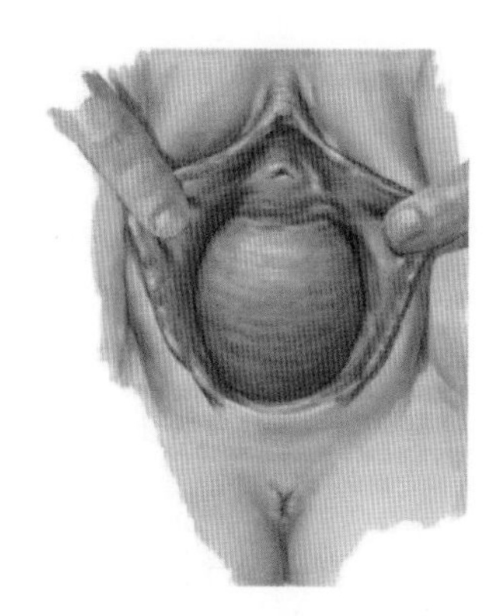

图 3–18　单纯膀胱膨出无尿道膨出

第七节　尿动力学检查

一、尿动力学检查指标及临床意义

1. 尿流率测定

尿流率测定是一种简单的无创检查方法。可用于下尿路功能障碍患者的初筛，疗效评价，也可与其他尿动力学检查项目同步联合测定，如压力—流率测定、压力—流率—尿道括约肌肌电测定等。尿流率测定应充分尊重受检者的排尿隐私与排尿习惯，检查应在安静、隐蔽的环境中进行，检测程序启动后，医护人员回避。

尿流率流速以 mL/s 为单位。

数值范围：尿流率测量范围为 0 ~ 50mL/s，尿量测定范围为 0 ~ 1 000mL。

观察指标：最大尿流率（Qmax）、平均尿流率（Qave）、排尿量（Vv）、排尿时间（Vt）、尿流时间及曲线形态。

最大尿流率在尿量达 200mL 以上时，正常女性尿流率为 25～30mL/s，尿流率 <15mL/s 为排尿异常。可能原因为下尿路梗阻和逼尿肌力量受损，需要压力尿流进一步区分。

尿流曲线正常应为钟形。

2. 残余尿测定

残余尿量是反应下尿路梗阻的程度和膀胱逼尿肌功能的重要方法，也是确定治疗方法的重要依据之一。膀胱残余尿量测定是排尿后立即导尿或 B 型超声检查测定膀胱内残余尿量，正常情况下其数值小于 5mL，大于 50mL 为尿潴留。

3. 充盈膀胱内压测定

在膀胱充盈过程中评价膀胱和尿道功能的检查。包括：膀胱压（Pves）、腹压值（Pabd）、逼尿肌压（Pdet）、初尿意容量（FD）、正常尿意容量（ND）、急迫尿意容量（UD）、膀胱最大容量（MCC）、顺应性（mL/H_2O）。若受检者怀疑存在漏尿现象，但检查中未发现，可采用诱发试验，如咳嗽、Valsalva 动作、快速灌注等；若检查过程中发现尿道外口有漏尿现象，应予标记，记为漏尿点压力。

4. 压力—尿流率测定

同步测定排尿期逼尿肌压力和尿流率，并分析两者之间的相关性以确定尿道阻力，用于鉴别排尿功能障碍的原因，包括膀胱出口梗阻、逼尿肌收缩力状况、逼尿肌—括约肌协调性等。

观察指标：①储尿期观察指标同充盈性膀胱测压。②排尿期观察指标最大尿流率（Qmax）、逼尿肌开口压力（Pdet–open）、膀胱开口压力（Pves–open）、最大尿流率时逼尿肌压力（Pdet–Qmax）、最大逼尿肌压力（Pdet–max）。自由尿流率 <15mL/s，如果逼尿肌力量正常，即大于 20cmH_2O，考虑引起尿流率下降的主要原因为下尿路梗阻；如果逼尿肌力量小于 20cmH_2O，考虑逼尿肌受损引起的尿流率下降。

二、尿动力学检查适应证与禁忌证

1. 适应证

出现尿失禁症状、有盆腔器官脱垂症状患者的检查、盆腔器官脱垂患者的术前评估、拟行抗压力性尿失禁手术及脱垂手术的术前筛查，需要进行尿动力学检查。

2. 禁忌证

对近期有急性尿路感染、急性尿道炎等，为了防止感染扩散、败血症及尿道热的发生而禁忌行导尿者；因尿道狭窄或其他原因，测压导管不能置入膀胱者；因其他原因，如严重的自主神经反射亢进，不能行导尿者，均禁行膀胱测压检查。

3. 尿动力学检查前后注意事项

（1）便秘的患者需先行通便处理。

（2）服用抗凝药物的患者需停用抗凝药 7～10d。

（3）检查结束嘱患者多饮水，必要时口服抗生素，以防止泌尿系感染。

三、压力性尿失禁的尿动力学诊断

压力性尿失禁尿动力学诊断，主要是观察膀胱充盈过程咳嗽等增加腹压的时候，如果有尿液漏出且排除膀胱过度活跃即可诊断。

1. 膀胱漏尿点压

在有压力性尿失禁的前提下，膀胱漏尿点压（ValsalvaLPP，VLPP）用于区分压力性尿失禁的类型，解剖型还是括约肌松弛型。如果是解剖型也就是尿道下移引起的，吊带手术效果会很好；如果 VLPP<20cmH_2O 括约肌松弛引起的，手术失败的可能性很大。

漏尿点压被广泛认为是评价尿道括约肌力量最好的指标。但是，对于漏尿点压界线值的认定还没有完全达成统一性。一般认为漏尿点压是引起尿液漏出的最低压力，也是直接测到的括约肌张力。漏尿点压越低，括约肌力量越弱，反之亦然。

2. 膀胱漏尿点压测定

当膀胱灌注生理盐水至 150mL 时，嘱患者咳嗽或作 Valsalva 动作增加膀胱压至有尿液尿道漏出，此时所测到的最小膀胱压被称为膀胱漏尿点压（Valsalva leak point pressure，VLPP）。如果在 150mL 时没有发生漏尿，可以继续灌注增加膀胱容量，并同时重复做增加膀胱压的动作，直到漏尿发生，分别记录漏尿点压 VLPP、ALPP（Abdominal leak point pressure）和 DLPP（Detrusor Leak Point Pressures）值。VLPP 就是在没有逼尿肌收缩的情况下，引起漏尿的最低膀胱压；ALPP 是在没有逼尿肌收缩的情况下，引起漏尿的最低腹压，二者通常被用来评估括约肌性尿失禁。DLPP 是引起漏尿的最低逼尿肌压力，它与膀胱的顺应性及括约肌的强度有关。DLPP 对于怀疑低顺应性膀胱的患者是有意义的，但是和压力性尿失禁没有关系。

3. VLPP 参考值

① VLPP>90cmH_2O：尿道固有括约肌功能基本正常。② VLPP<20cmH_2O：尿道固有括约肌功能缺陷。③ VLPP 于 20～90cmH_2O 之间：尿道固有括约肌功能处于正常与异常之间的交界区。

在正常尿道功能条件下，无论怎样出现生理性的腹腔压力增高均不会产生漏尿或尿失禁，因此 VLPP 是对尿道病理程度的测定。VLPP 是一个连续参数，不存在正常值范围，但存在与尿道固有括约肌功能缺陷程度与尿道移动程度共同决定的相对应的参考值范围。在不考虑膀胱功能与尿道位置的前提下，VLPP 值可用于判断尿道固有括约肌功能。

四、抗压力性尿失禁手术术前尿动力学检查意义

尿动力学检查是提供下尿路功能状况客观证据，可以用于诊断、区分压力性尿失禁的类型。

尿流率测定对进行抗尿失禁手术有指导意义：

（1）如膀胱容量 <300mL 或 >800mL，一般禁做压力性尿失禁手术。

（2）排尿流速减低、排尿长，意味着术后有尿潴留的可能。

第八节　压力性尿失禁治疗

一、压力性尿失禁的治疗原则

压力性尿失禁治疗原则是加强盆底支持组织对盆腔器官的支撑力，恢复膀胱颈和尿道的正常解剖位置，恢复盆底肌力，增加尿道控尿的能力，以达到治愈或改善尿失禁症状，使其不影响其生活质量的目的。

基本治疗原则：

（1）明确真性压力性尿失禁诊断，排除其他类型尿失禁。

（2）轻度者、老年患者宜采取非手术治疗，非手术治疗可作为手术治疗的术前准备。

（3）中、重度者宜采用手术治疗。

（4）个体化选择治疗方法。

二、压力性尿失禁非手术治疗

包括生活方式训练、盆底肌肉锻炼、阴道哑铃训练、盆底电磁刺激、药物治疗、抗尿失禁子宫托、射频治疗、激光治疗等。

1. 生活方式训练

戒烟，减轻体重，生活起居规律，避免强体力劳动，不佩戴收腹带，不食用辛辣刺激的食物及含有咖啡因的饮料等。

2. 膀胱训练

通过改变排尿习惯调节膀胱功能，根据学习理论和条件反射原理，通过患者的主观意识活动或功能锻炼来改善膀胱的储尿和排尿功能。通过指导患者记录每日的饮水和排尿情况，填写膀胱功能训练表，有意识地延长排尿间隔，使患者学会通过抑制尿

急而延迟排尿。膀胱训练主要用于急迫性尿失禁的治疗，目前发现对于压力性尿失禁和混合型尿失禁也很有效。主要包括行为技巧和盆底肌训练。

具体方法如下：

（1）行为技巧 ①习惯训练：习惯训练是基于排尿规律指导患者如厕时间同时鼓励患者避免在安排时间以外排尿，对于部分充盈性尿失禁患者有效但对于急迫性尿失禁患者常会难以控制。②延时排尿：对于因膀胱逼尿肌过度活跃而产生尿急症状的急迫性尿失禁的患者，可采用此种方法，鼓励患者感觉尿急时及时收缩肛门带动盆底肌收缩阻断尿流溢出。治疗目标为形成 3~4h 的排尿间期，无尿失禁发生。

（2）盆底肌训练

指患者有意识地反复收缩盆底肌群，增强支持尿道、膀胱、直肠和子宫的盆底肌肉力量，以增强控尿能力。适用于盆底肌尚有收缩功能的尿失禁患者。慎用于心律失常或心功能不全患者、膀胱出血（血尿）、尿路感染急性期和肌张力过高者。

训练方法：①患者在不收缩下肢、腹部、臀部肌肉的情况下自主收缩盆底肌肉（会阴及肛门扩约肌），每次收缩不少于 3s，然后放松，连续做 15 ~ 30min 为一组锻炼，每日进行 2 ~ 3 组，达到每日 150 ~ 200 次收缩放松动作，6 ~ 8 周为 1 个疗程，不受体位限制，走坐站躺等体位均可进行。②患者可在模拟各种情景下、运动下做收缩肛门的动作，这时可用一些引导式的话语帮助患者维持收缩肛门的动作（5 ~ 10s），如让患者想象自己尿急，但还找不到卫生间，要先憋住尿（想象方法）。③患者坐在椅子上，由后向前缓慢地把肛门、阴道、尿道周围等盆底肌收缩上提，感觉想阻止肛门排气，从 1 数到 10，然后缓慢放松。④患者可以坐在马桶上，两腿分开，开始排尿，中途意识地收缩盆底肌肉，使尿流中断，如此反复排尿、止尿、重复多次使盆底肌得到锻炼。

3. 盆底肌肉锻炼即凯格尔训练（Kegel）

为通过有意识地对以肛提肌为主的盆底肌肉进行自主性收缩，达到加强控尿能力和盆底肌肉力量的目的。

具体方法：做缩紧肛门、阴道的动作，每次收缩不少于 3s，然后放松，连续做 15 ~ 30min 为一组锻炼，每日进行 2 ~ 3 组，达到每日 150 ~ 200 次收缩放松动作，6 ~ 8 周为 1 个疗程，不受体位限制，走坐站躺等体位均可进行。

但需要做盆底评估后在做此项运动，否则，如果不能有效收缩盆底肌肉，而是收缩的腹部肌肉，有可能增加腹压，加重盆底肌肉损伤，加重漏尿症状，适得其反。

4. 阴道哑铃训练

通过正确的收缩盆底肌肉，增强盆底肌肉的力量和协调性，达到治疗和预防盆底功能障碍性疾病的目的。

（1）盆底康复器共有 5 个不同的重量（外观一致），先从最轻的开始使用，每次锻炼 10 ~ 20min，清晨为宜。

（2）使用前用洗手液将手和阴道哑铃清洗干净，清洗后的哑铃不需要擦干，取仰卧位或蹲位，将阴道哑铃圆头一端朝前，插入阴道最深处，胶绳留在阴道外便于取出（可以穿上裤子锻炼哦）。

（3）收缩盆底肌并站立起来，两腿与肩同宽。

（4）如哑铃不滑落出来即可以开始走动锻炼。

（5）如果走动会滑落则保持站立锻炼。

（6）如果不能坚持 10min，也不要就此放弃，每天坚持锻炼，夹持时间会逐渐变长的。

（7）康复器在行走锻炼过程中可轻松控制在阴道内不滑落出来时，模拟下列动作检测：蹲起、上下楼梯、咳嗽、蹦跳等（仅作为检测方法，不需要一直做这些动作）。

（8）如果能够轻松地控制并完成监测动作，说明肌力已上升，用目前型号继续巩固锻炼 3d 后可换下一号的哑铃，循序渐进，最后用最重的坚持锻炼至少 3 个月。

（9）取出哑铃：采取仰卧位或蹲位，用手拉阴道外哑铃的胶绳，将阴道哑铃取出，用洗手液或沐浴液清洗干净，擦干后备用。

5. 抗尿失禁子宫托

其设计为尿道和膀胱颈提供不同程度的支撑，抗尿失禁子宫托在中线部位或相当于尿道旁部位有一个支撑结构，使其在耻骨后起到支撑尿道的作用（图 3-19、图 3-20），优点是并发症少，患者经过学习可以自己操作。

抗尿失禁子宫托适应于盆底肌肉锻炼即凯格尔训练（Kegel）依从性差或治疗无效，不接受手术治疗，有手术禁忌症的患者。

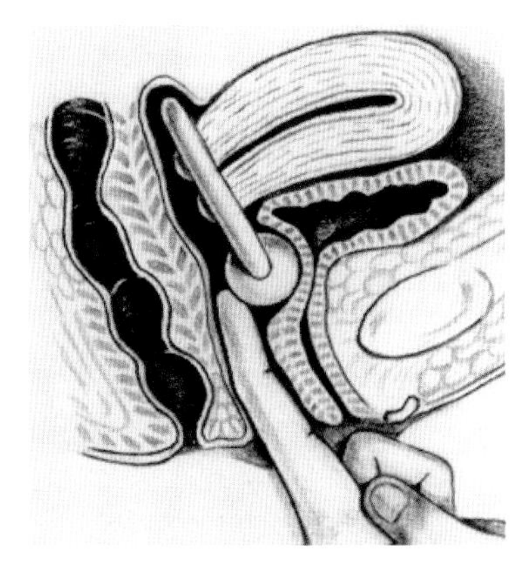

图 3-19 环形抗尿失禁子宫托

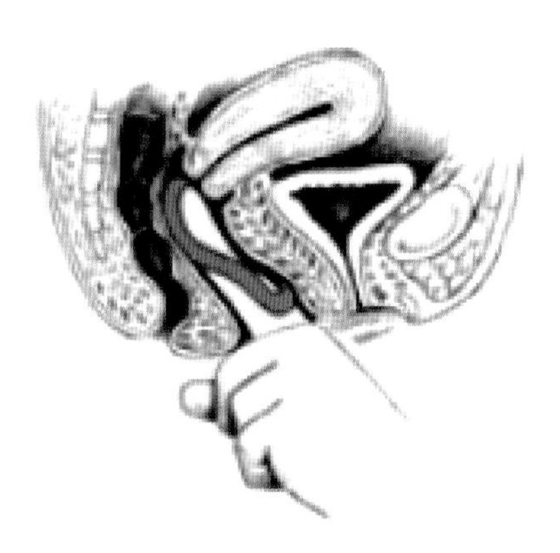

图 3-20 框形抗尿失禁子宫托

6. 盆底生物反馈电刺激

（1）盆底生物反馈电刺激治疗原理　盆底肌肉群的收缩包括主动运动（盆底肌肉锻炼）及被动运动。盆底电刺激是使盆底肌肉被动收缩的治疗方法，通过反复地被动收缩增强盆底肌肉力量。

盆底电刺激治疗的原理是电磁脉冲能穿透达到组织深部，进入会阴周围并启动神经脉冲，电刺激经神经和肌肉细胞传导，一方面可刺激尿道外括约肌，引起其收缩，提高膀胱的控尿能力；另外一方面，又可抑制膀胱收缩，以此提高膀胱顺应性，增加膀胱容量，加强其储尿能力。通过电刺激锻炼盆底肌肉的收缩，可以增强盆底肌肉力量，提高尿道关闭压来改善控尿能力。电刺激治疗主要使用的是低频电流，低频电流是指频率在 1 000Hz 以下的脉冲电流，其特点是对运动及感觉神经具有强的刺激作用，低频电流刺激特定肌肉群，使肌肉被动收缩，从而改善盆底肌肉收缩强度、持续程度和敏感度。

传统的盆底肌训练（凯格尔训练）是治疗的基础方法，这种方法要求患者长期自我锻炼。但是在临床实践中，由于单凭语言描述患者很难掌握提肛运动的动作要领，因而常常锻炼了其他肌肉，如腹肌、臀肌和大腿内收肌群，因而达不到治疗效果。对于不能主动收缩盆底肌的患者可采用生物反馈和盆底电刺激的联合方法。

生物反馈治疗的意义即在于通过对肛提肌肌电值的监测指导患者正确地锻炼肛提肌，并加强肛提肌收缩力量。盆底生物反馈电刺激治疗原理主要是把电刺激治疗与生物反馈有机地结合在一起。生物反馈作用机制是根据模拟声音或视觉信号提示正常或异常盆底肌肉活动状态，利用生物电流使逼尿肌产生收缩，将其压力信号转变为可视信号，患者通过其发出的反馈信号即可自主或不自主地配合做肛门收缩动作，从而改善盆底肌肉张力。

盆底电刺激联合生物反馈治疗尿失禁相比传统方法更加直接，方便，效率更高，具有效果确切、无痛感、无创、无须麻醉、可在门诊完成、治疗作用明显、无副作用等优点，是适宜在临床广泛开展的一种无创有效的治疗方法。

（2）适应证　①轻、中度压力性尿失禁。②产后 1 年内的压力性尿失禁。③无法耐受或不愿手术的患者。④手术治疗前的常规训练。

（3）禁忌证　①合并严重的盆腔脏器脱垂。②盆底肌肉完全去神经化（不反应）。③痴呆、不稳定癫痫发作。④心脏起搏的患者。⑤怀孕或计划 / 准备怀孕。⑥阴道流血。⑦活动性感染（泌尿系或阴道）。⑧严重的盆底疼痛，以至于插入电极后阴道或直肠明显不适。

（4）治疗方法　第一步：给予频率为 50Hz，脉宽为 250 μs 的电刺激。其作用为唤醒患者的本体感觉。若患者处于围绝经期，需先作阴道内环境的调整。电刺激可调整患者的血液循环、肌肉敏感性、神经敏感性及肌肉的数量。第二步：给予频率为 8 ~ 32Hz，脉宽为 320 ~ 740 μs 的电刺激和生物反馈。其作用为训练患者学会Ⅰ类肌纤维收缩以及区分开会阴与腹部的收缩。有腹肌分离者需要先做腹肌收缩治疗，有体态前凸或后凸者需要先行电刺激治疗纠正。第三步：给予频率为 20 ~ 80Hz，脉宽为 20 ~ 320 μs 的电刺激和生物反馈。其作用为让患者学习Ⅱ类肌纤维收缩，锻炼Ⅱ类肌纤维肌力。适应肌力低于 2 级或不会收缩盆底肌肉或阴道压力低下者。第四步：给予Ⅰ类与Ⅱ类肌纤维生物反馈训练模块，让患者跟着模块训练。其作用为加强患者的Ⅰ类与Ⅱ类肌纤维肌力。适应两类肌纤维肌力低于 2 级或不会收缩盆底肌肉以及两类肌纤维协调不佳者或伴有盆底脏器脱垂、阴道松弛、阴道张力下降者。第五步：给予各种场景的生物反馈训练模块，让患者跟着模块训练。其作用为训练患者在各种场景（如上下楼梯、抱小孩、搬东西）时，盆底肌肉时刻处于收缩状态从而不会出现漏尿。不同动作状况下腹压增加引起漏尿。场景反射治疗前要检测阴道盆底肌肉两侧的肌力和肌肉疲劳度是否相同，否则会引起健侧肌肉损伤。第六步：给予尿急情况下的生物反馈训练模块，让患者跟着模块训练。其作用为让患者学会在尿急而环境不允许情况下的憋尿反射。第七步：给予 A3 反射的生物反馈训练模块，让患者跟着模块训练，而且需要模拟咳嗽时，患者收缩盆底肌肉。其作用为训练患者在咳嗽时或有腹压增加时收缩盆底肌肉而不会出现漏尿。最后：给予会阴腹部协调收缩的生物反馈训练模块，让患者跟着模块训练。训练患者直立位时，会阴—腹部协调收缩。避免患者为了憋尿而憋住呼吸。

（5）围治疗期注意事项　治疗前需详尽地解释盆底肌仿生物理治疗法的具体操作流程：阴道检查及测试会阴肌肉收缩能力，如进行电刺激或生物反馈法，则要使用阴道电极，一般需进行 10 ~ 20 次治疗，根据治疗效果可能需要延长治疗时间。同时要向病人强调在家里自行锻炼的必要性。治疗期间要注意保持适宜的体重，戒烟，禁止饮用含咖啡因的饮料，生活饮食起居规律，避免强体力劳动（提拎和搬动重物），避免参加增加腹压的体育活动等。

7. 药物治疗

迄今为止，尚缺乏全球公认的既有效又无不良反应的治疗尿失禁的药物。目前主要有三种药物用于尿失禁：α – 肾上腺素能激动剂，三环抗抑郁药和局部雌激素治疗。

8. 射频与激光治疗

利用射频电磁能的震荡发热及激光的热能，使膀胱颈和尿道周围局部结缔组织变性，导致胶原沉积、支撑尿道和膀胱颈的结缔组织痉挛，抬高了尿道周围阴道旁结缔组织，恢复并稳定尿道和膀胱颈的正常解剖位置，从而达到控尿目的。

点阵 CO_2 激光是一种无创、无痛、无须麻醉、患者接受度高的治疗方法。目前文

献报道 CO_2 激光治疗轻、中度尿失禁有效率为 60%～70%。因该治疗可使患者免受手术的副损伤，减少了手术对患者远期生活质量及疼痛。

采用意大利 DEKA 点阵 CO_2 激光治疗仪，在阴道内放 360° 专用探头，采用 HiScan V2LR 扫描系列。阴道内治疗参数：点功率 35~40J/s，作用时间 1 000μs，点间距 1 000μm，采用双次激发，每次间隔 1 个月，共治疗 3 次。

治疗前检查：TCT、阴道分泌物常规检查（排除急性炎症）、甲乙丙肝、HIV、梅毒。

注意事项：于月经干净 3～7d，未合房，排除怀孕可以施行手术。

用碘伏消毒外阴；使用扩阴器打开阴道并进行检查，碘伏进行消毒；阴道内消毒后用干纱布擦干碘伏，使阴道内保持干燥，开始进行操作。

术后禁性生活 2 周。

三、压力性尿失禁的手术治疗

压力性尿失禁程度严重、通过保守治疗无效，已无生育要求及身体条件允许的情况下，可以选择手术治疗。

（一）手术治疗方法

1. 经阴道尿道膀胱颈筋膜褥式缝合术

又称耻骨宫颈筋膜缝合术，由 Kelly 的阴道前壁缝合术发展而来。这一术式是基于尿道膀胱的支撑结构损伤、薄弱而实施修补耻骨尿道韧带和耻骨宫颈筋膜。

（1）适应证与禁忌证　适应证：①压力性尿失禁患者。②伴有或不伴有合并阴道前壁膨出及尿道膨出者。禁忌证：①急迫性尿失禁。②神经系统疾病致尿失禁者。③生殖道炎症、溃疡、盆腔炎等。④严重内科并发症不适宜手术者。⑤经期、妊娠期、哺乳期妇女。

（2）手术关键点（图 3-21）①阴道壁切口：于阴道前壁尿道外口下 1cm（尿道下沟）至尿道膀胱颈交界处（阴道横沟）纵形切开阴道黏膜长 3~4cm。因此处的尿道部的阴道筋膜与尿道筋膜是致密贴合在一起的，缺乏疏松的间隙，分离时尤其注意勿损伤尿道，可预先于阴道黏膜下注入稀释的肾上腺素生理盐水。②暴露：分离暴露尿道两旁的耻骨宫颈筋膜，分离要充分达尿道旁间隙。③缝合：1-0 延迟可吸收线或 4 号丝线，以“U”字形间断缝合尿道下沟与阴道横沟间的耻骨宫颈筋膜。打结时，为避免过松与过紧，可以 16 号金属导尿管插入尿道试探，以导尿管稍紧为合适。④重度尿失禁患者，建议施联合阻滞麻醉或骶麻，保持患者清醒状态；在局部修补后，膀胱内灌注生理盐水，其灌注量超过术前尿动力学检查的最低漏尿点的膀胱容量；嘱患者

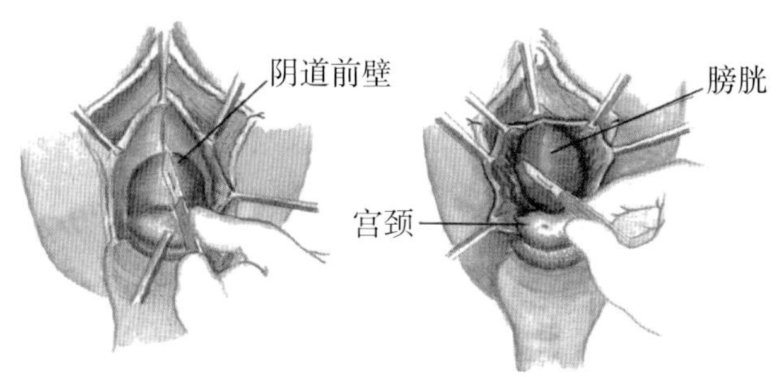

切开尿道下沟至阴道横沟阴道黏膜　分离暴露尿道两旁的耻骨宫颈筋膜

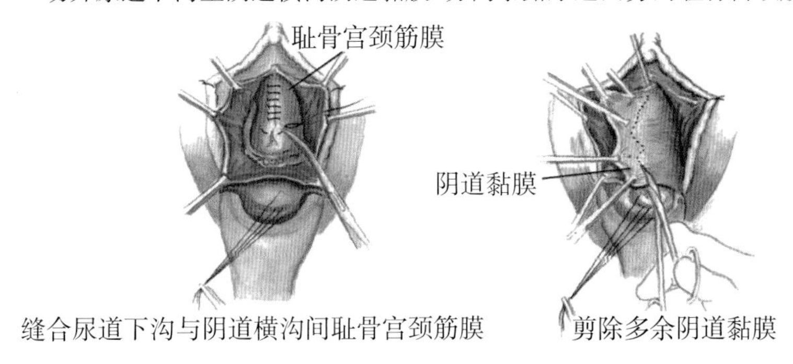

缝合尿道下沟与阴道横沟间耻骨宫颈筋膜　剪除多余阴道黏膜

图 3-21　经阴道尿道膀胱颈筋膜褥式缝合术

咳嗽，缝合的松紧以患者咳嗽后不漏尿为宜。

（3）优点与问题　优点：简便易行，安全有效，术后不会引起膀胱排空延迟或困难、逼尿肌不稳定。问题：①远期有效率低，总体治愈率为 50% 左右。②若手术失败再行抬高膀胱颈的手术更为困难。③有引起术后阴道瘢痕狭窄的并发症。

2. 耻骨后尿道固定悬吊术（Burch operation）

Burch 手术是经耻骨后将膀胱颈及近端尿道两侧的阴道壁缝合悬吊于 Cooper 韧带，以上提膀胱颈及近端尿道，将膀胱尿道结合部修复到膀胱压力范围之内，促进了尿道的收缩功能。

有开腹及腹腔镜两种途径完成，两者治愈率基本相似，腹腔镜具有微创的优点，有腹膜内和腹膜外两种路径。

（1）适应证与禁忌证　适应证：①中、重度解剖型压力性尿失禁。②经阴道尿道膀胱颈筋膜褥式缝合术失败者。禁忌证：①急迫性尿失禁。②尿道内括约肌障碍性压力性尿失禁。③神经系统疾病致尿失禁者。④生殖道炎症、溃疡、盆腔炎等。⑤严重内科并发症不适宜手术者。⑥经期、妊娠期、哺乳期妇女。

（2）手术关键点（图 3-22）　可于开腹或腹腔镜下施术。①暴露：腹腔镜下于膀胱上缘上 3cm 处打开腹膜，充分游离膀胱前间隙、耻骨后间隙及膀胱侧间隙，暴露尿道膀胱交接处和膀胱颈底部（膀胱三角）外侧的阴道前壁，暴露双侧的髂耻韧带—库柏氏（Cooper）韧带。②缝合：助手以手指在阴道内将同侧阴道穹窿顶起，以不可吸收线缝合同侧膀胱颈旁1cm阴道及其上面覆盖的耻骨宫颈筋膜（勿缝穿黏膜层）于同侧的髂耻韧带—库柏氏（Cooper）韧带相应位置，针距1cm，每侧2～3针。③打结：双侧缝合好后，调整尿道膀胱连接处高低、左右位置合适，一般为居中、膀胱颈上抬2cm左右为宜，打结。

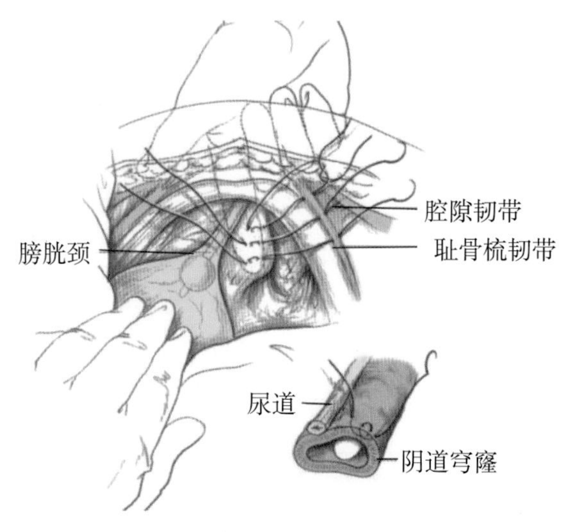

图3-22 耻骨后尿道固定悬吊术

（3）优点与问题　优点：①术后总体治愈率85%～90%，曾为治疗压力性尿失禁的“金标准”术式。② Burch手术相比吊带手术经济、费用低，无异物留置体内。③腹腔镜可探查盆腔内病变，同时可行阴道旁修补、阴道顶端悬吊等纠正中、重度前、中盆腔器官脱垂。④合并其他妇科良性疾病可同时手术。问题：①术后排尿障碍、术后尿潴留、逼尿肌不稳定发生率较阴道无张力尿道中段悬吊带术为高，术前全面评估、严格掌握手术适应证，提高手术技巧。②腹腔镜手术学习周期长，要求术者熟练掌握腹腔镜手术。手术时间长，老年妇女难以耐受。

3. 经耻骨后阴道无张力尿道中段悬吊带术

近20年，使用合成材料（聚丙烯网片）的尿道中段悬吊术是治疗女性压力性尿失禁最常用的外科技术，在妇科盆底与泌尿外科学域，尿道中段悬吊术得到了高度重视和深入研究，并获得了普遍接受。该技术充分体现了微创高效、并发症少且恢复快的优势。

主要分为经耻骨后路径和经闭孔路径两种方式完成。

经耻骨后路径阴道无张力尿道中段悬吊带术有自下而上（TVT)、自上而下（SPAPC）两种路径完成吊带的放置。该方法增强了尿道紧缩力和尿道阻力，使抬高的膀胱颈、膀胱尿道后角恢复正常，尤其在腹压增加时，作为尿道下支撑，起到抬高和关闭尿道的作用。

（1）适应证与禁忌证　适应证：①解剖型压力性尿失禁。②尿道固有括约肌缺陷型压力性尿失禁。③以压力性尿失禁为主的混合性尿失禁。禁忌证：①急迫性尿失禁。②尿道内括约肌障碍性压力性尿失禁。③神经系统疾病致尿失禁者。④生殖道炎症、溃疡、盆腔炎等。⑤严重内科并发症不适宜手术者。⑥经期、妊娠期、哺乳期妇女。

（2）手术关键点　自下而上（TVT）（图 3–23）：①切开与分离阴道壁，于阴道前壁尿道外口下 1cm（尿道下沟）至尿道膀胱颈交界处（阴道横沟）处的阴道黏膜下注入稀释的肾上腺素生理盐水，纵形切开阴道黏膜长 1~1.5cm。因此处的尿道部的阴道筋膜与尿道筋膜是致密贴合在一起的，缺乏疏松的间隙，需锐性分离，分离时尤其注意勿损伤尿道，并以细组织剪向阴道尿道壁两侧分离，朝向同侧肩部的通向耻骨支的隧道。②穿刺，以成品吊带套盒的穿刺针沿预先分离出的隧道穿刺，自阴道刺入自下而上，穿过盆内筋膜达耻骨后间隙，紧贴耻骨背面上行，穿过腹直肌、前腹壁筋膜、耻骨上皮肤。注意穿刺前以金属导尿管向对侧牵拉尿道与膀胱颈使之偏离穿刺方向，膀胱一定保持空虚状态。③膀胱镜检查，双侧穿刺完成后，保留套管针进行膀胱镜检查。损伤的征象为：看到套管针、或看到在膀胱充盈后仍不消失的黏膜皱襞，多发生在穿刺路径上，左侧 1 ~ 3 点、右侧 9 ~ 11 点。若发生损伤可退出套管重新穿刺，术后根据损伤大小决定留置尿管时间长短。④吊带张力调节：以细头剪刀或止血钳放置于尿道后壁与吊带尿道下部分之间，吊带拉直无变形；将聚丙烯网状吊带无张力置于尿道中段。或非全麻状态，膀胱内灌注生理盐水，其灌注量超过术前尿动力学检查的最低漏尿点的膀胱容量，嘱患者咳嗽，以不漏尿为宜。⑤可吸收线缝合皮肤和阴道切口。

自上而下（SPAPC）（图 3–24）：①切开与分离阴道壁，同自下而上（TVT），但阴道壁切口要略长，以便食指进入分离的间隙以引导穿刺针。②穿刺，皮肤切口耻骨上

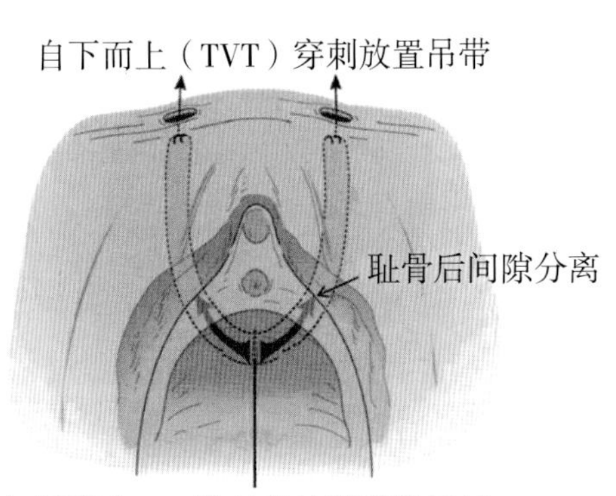

图 3–23　TVT

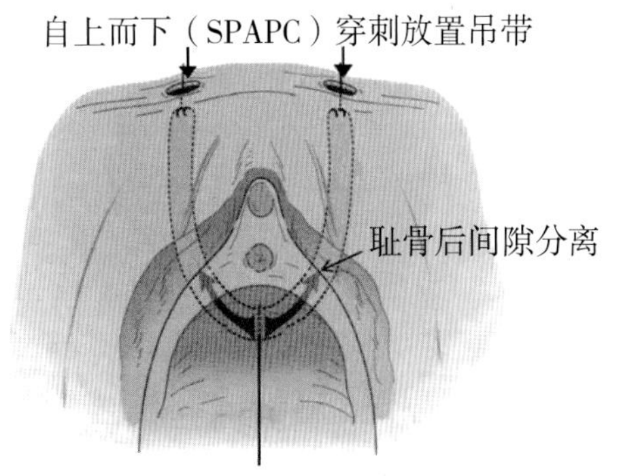

图 3–24　SPAPC

区域左右两侧耻骨结节内侧，进入耻骨后间隙紧贴耻骨背面，食指进入分离的间隙引导穿刺针自阴道壁切口穿出。③膀胱镜检查，同自下而上（TVT）。④吊带张力调节，同自下而上（TVT）。

（3）优点与问题　优点：具有连续而确切的良好的治疗效果，治疗效果SUI为85%~90%治愈，5%~10%改善，5%无效。

问题：①耻骨后穿刺路径血管丰富，血管损伤与出血的概率高。②耻骨后穿刺路径膀胱损伤的发生率、需外科干预的术后排尿困难的发生率均高于经闭孔路径，术中严格按操作路径进行操作。

4. 经闭孔阴道无张力尿道中段悬吊带术

经闭孔阴道无张力尿道中段悬吊带术有自外而内（TOT）、自内而外（TVT-O）两种路径完成吊带的放置。TOT手术为2002年法国Georges Mellier医生发明，TVT-O手术于2003年法国Tayrac R医生发明。经闭孔阴道无张力尿道中段悬吊带术与经耻骨后阴道无张力尿道中段悬吊带术相比，吊带均放置于尿道中段的尿道后壁与吊带尿道下部分之间，但其两端的悬吊位置较低，使类似"U"形吊带更趋平缓。

（1）适应证与禁忌证　适应证：①解剖型压力性尿失禁。②以压力性尿失禁为主的混合性尿失禁。③既往有耻骨后手术史、腹部放疗史者。禁忌证：①急性泌尿系感染。②尿道憩室。③逼尿肌功能受损。④复发性压力性尿失禁伴尿道高活动性，最低漏尿点压 <60cmH_2O。

（2）手术关键点　自内而外（TVT-O）（图3-25）：①切开与分离阴道壁：于阴道前壁尿道外口下1cm（尿道下沟）至尿道膀胱颈交界处（阴道横沟）处的阴道黏膜下注入稀释的肾上腺素生理盐水，纵形切开阴道黏膜长约1cm。因此处的尿道部的阴道筋膜与尿道筋膜是致密贴合在一起的，缺乏疏松的间隙，需锐性分离，分离时尤其注意勿损伤尿道。并以细组织剪向阴道尿道壁两侧分离，朝向同侧平阴蒂水平的通向紧贴耻骨降支背侧的隧道。②穿刺：以成品吊带套盒的穿刺针沿预先分离出的隧道穿刺，自阴道切口刺入自内而外，紧贴耻骨降支背侧，穿过闭孔膜、闭孔内肌、闭孔外肌，绕过耻骨降支，自闭孔前方皮肤穿出，相当于阴蒂水平线与股皮肤皱褶交叉点外2cm处，长收肌下方的凹陷处。③吊带张力调节：以细头剪刀或止血钳放置于尿道后壁与吊带尿道下部分之间，吊带拉直无变形，将聚丙烯网状吊带无张力置于尿道中段，或非全麻状态，膀胱内灌注生理盐水，其灌注量超过术前尿动力学检查的最低漏尿点的膀胱容量，嘱患者咳嗽，以不漏尿为宜。④可吸收线缝合皮肤和阴道切口。

自外而内（TOT）（图3-26）：①切开与分离阴道壁：同自内而外（TVT-O）阴道内切口，但阴道壁切口要略长，以便食指进入分离的间隙以引导穿刺针；皮肤切口选择闭孔的耻骨降支侧的外侧缘，相当于阴蒂水平线与股皮肤皱褶交叉点外2cm处，长

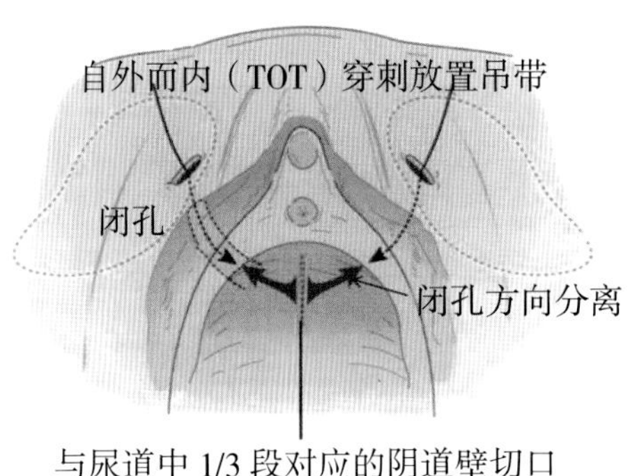

图 3-25 TOT

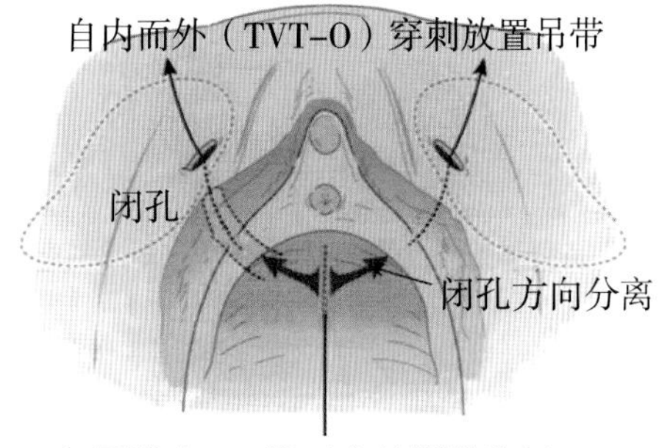

图 3-26 TVT-O

收肌下方的凹陷处。②穿刺：以成品吊带套盒的穿刺针自皮肤切口自外而内，穿过闭孔外肌、闭孔内肌、闭孔膜，紧贴耻骨降支背侧，绕过耻骨降支，沿预先分离出的隧道，针自阴道壁切口穿出。③吊带张力调节：同自内而外（TVT-O）。④可吸收线缝合皮肤和阴道切口。

（3）优点与问题　优点：① TVT-O 已被证实为疗效可靠、低风险的治疗压力性尿失禁的方法。②经耻骨后路径，术后发生尿道梗阻、尿潴留、需拆除吊带的风险降低。③由于手术路径的改变，较经耻骨后路径降低了膀胱和髂血管损伤的风险。

问题：①对于尿道内括约肌缺陷、复发性尿失禁的疗效差在于经耻骨后路径。②经闭孔路径的腹股沟相关并发症，如疼痛、大腿无力、麻木感等的发生率增加。

5. 人工尿道括约肌

人工尿道括约肌适用于先天性重度尿道内括约肌功能障碍者或后天性重度尿道内括约肌功能障碍者，如脊柱裂等神经系统缺陷、脊髓损伤、宫颈癌根治术后等。

并发症包括尿路感染、机械故障和尿道侵蚀等。

术后 1 ~ 5 年的平均控尿率超过 90%。

6. 膀胱颈旁注射

经阴道或尿道在膀胱颈或后尿道周围注射某种物质，以增加膀胱或后尿道的阻力。（图 3-27）

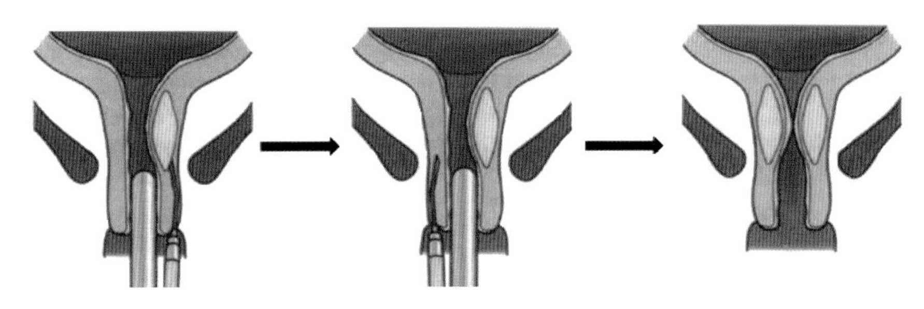

图 3-27 膀胱颈旁注射

适用于尿道本身原因引起的尿失禁，如尿道固有括约肌缺陷型压力性尿失禁者，而逼尿肌正常者，不能耐受其他抗尿失禁手术的患者。

目前常用的注射材料主要有：聚四氟乙烯（PTFE）、戊二醛交联牛胶原（GAX）、自体脂肪、聚硅酮类聚合物。

膀胱颈旁注射填充剂的治疗有效率随时间延长而下降，远期疗效较差，患者通常每 1 ~ 2 年需要再次进行治疗。

（二）吊带手术并发症

治疗压力性尿失禁的吊带手术有可能发生近期与远期并发症，近期并发症包括术中与术后并发症。

（1）术中并发症：术中出血、膀胱穿孔、肠道损伤等。耻骨后穿刺路径血管丰富，血管损伤与出血的概率高于经闭孔路径、耻骨后穿刺路径膀胱损伤的发生率，需外科干预的术后排尿困难的发生率均高于经闭孔路径。

（2）术后近期并发症：有手术部位血肿、术后疼痛、感染、排尿困难、尿潴留等。其中血肿、排尿困难、尿潴留经耻骨后路径高于经闭孔路径。腹股沟区相关并发症经闭孔路径高于经耻骨后路径。

（3）术后远期并发症：有吊带侵蚀暴露、感染、复发、性交痛、新发下尿路症状（排尿困难、尿潴留、新发的膀胱过度活动）等。

阴道内网片的侵蚀发生率大约 3%，尿道内网片的侵蚀发生较为少见。临床表现为阴道分泌物增多、出血、患者或伴侣性交困难和反复泌尿系感染等。

（三）吊带手术后注意事项

经阴道无张力尿道中段悬吊带术是目前治疗压力性尿失禁手术中最为有效、安全、微创的手术方法之一。但是为了更好的治疗效果，应告知患者术后一段时间内需注意如下事项：

（1）尽量及时排尿，避免憋尿；如出现排尿困难，需及时复诊；术后 1 月内少部分患者有一过渡性尿频、尿急，可能与局部尿道、膀胱底部手术愈合时刺激局部组织反应有关，一般 1 个月会自行消失，如症状严重不见好转或伴有尿痛，需及时复诊。

（2）术后 1 月内可能会有阴道少量血性分泌物，是伤口自然愈合过程，但若出血较多或分泌异常增多、有异味，及时复诊。

（3）术后 1 个月复查，复查前应完整记录一次排尿日记，以帮助医生评估控尿及排尿功能，复诊还包括了解伤口愈合情况、尿流率及残余尿量测定等。术后 3、6、12 个月，及此后每年随访一次，可进行尿流率及残余尿量测定等检查，了解膀胱功能。

（4）任何时候出现泌尿系感染、不明原因血尿、阴道渗血较多或阴道异物感等均应及时复诊检查。

（5）术后应避免增加腹压的行为，如提重物、便秘、慢性咳嗽等。

第九节　压力性尿失禁预防

一、压力性尿失禁生活方式干预

（1）保持适宜的体重　体重指数过低或过高对盆底功能均有不利的影响。体重指数过低导致盆底支持系统的肌肉相对薄弱，盆底支撑能力下降；体重指数过高导致腹部脂肪增多、腹压增加，盆底所承受的相应的压力增加从而使盆底负担加重。另一方面，肥胖使得盆底支持系统的有效功能的肌肉所占比例低，两者共同导致盆底功能下降，诱发或加重盆底功能障碍性相关疾病。保持适宜的体重对于良好的盆底功能至关重要。

（2）戒烟　一方面长期吸烟有可能引起慢性咳嗽，咳嗽可增加腹压和盆底负担，损伤盆底肌肉，从而引起或加重盆底功能障碍性疾病。同时长期大量吸烟，可使盆底血管收缩、痉挛，减少盆底肌肉血液供应，影响盆底功能。

（3）不饮用或少饮用含咖啡因的饮料　长期大量饮用尤其是睡前饮用含咖啡因的饮料（浓茶、咖啡、含咖啡因饮料），可使睡眠质量下降，盆底肌肉无法得到充分有效的休息，必然导致盆底功能下降。

（4）减少重体力劳动　包括提拎和搬动重物。

（5）避免增加腹压的其他行为　比如佩戴收腹带、长期下蹲、慢性咳嗽、慢性便秘等。正常情况下，当咳嗽或提拉重物等腹压增加时，盆腔压力不但是向下的，另有一部分是向前的，当应用收腹带后，由于收腹带的束缚压力不能向前只能向下，盆底负担相应的增加，造成或加重盆底功能障碍性疾病。

（6）加强体育锻炼　尤其要进行适当的盆底肌群锻炼。最简便的方法是每天早起醒来与晚上就寝前各做 50 ~ 100 遍缩肛运动。

（7）积极治疗可能存在的慢性疾病　如肺气肿、哮喘、支气管炎、肥胖、腹腔内巨大肿瘤等，因为这些疾病都可引起腹压增高而导致尿失禁。

二、妊娠期压力性尿失禁的预防

妊娠后期随着子宫重量的逐渐增加、位置逐渐变得垂直，导致直接压向盆底支持组织的重力增加，同时增大的子宫上推膀胱，使膀胱、尿道位置上升，膀胱颈呈漏斗状，受增大子宫的压迫，膀胱容量减小，易发生压力性尿失禁。有研究表明，妊娠期压力性尿失禁的发生率为 61.2% 。妊娠时出现尿失禁在一定程度上预示其产后会发生压力性尿失禁，并且在以后的长期生活中会持续。对于妊娠期的压力性尿失禁应予以足够的重视。

有效的预防措施可使女性避免妊娠期压力性尿失禁的困扰。

首先，要适龄怀孕、保持妊娠期合理的体重增长。在日常生活中养成饮食起居的良好习惯，多摄入新鲜蔬菜和水果，粗细粮搭配合理，预防便秘；避免妊娠期提拉重物等重体力劳动；避免腹部用力不当而导致膀胱与尿道正常位置发生改变；避免慢性咳嗽等增加腹压的行为。

其次，凯格尔（Kegel）训练可有效地防治孕期压力性尿失禁。凯格尔训练一般主张在备妊娠期间开始做。如果孕前没做、妊娠早期出现呕吐时发生轻微的尿失禁也可以进行，建议在妊娠 16~28 周期间开始做。因为这个期间，胎盘已形成、胚胎相对稳定，妊娠本身对盆底功能影响不大，基本能够保证正确的收缩盆底肌肉。通过妊娠期规范科学的盆底肌锻炼，增强盆底肌肉的力量和协调性，不但可以减少妊娠期、产后压力性尿失禁发生的概率，还可以降低难产发生率。

凯格尔训练是做缩紧肛门、阴道的动作。每次收紧不少于 3s，连续做 10 ~ 15min，每日进行 2 ~ 3 次，6 ~ 8 周为一个疗程，不受体位限制，走坐站躺等体位均可进行。

禁忌证：有先兆流产病史或者有早产高危因素的孕妇；训练期间出现不规则阴道流血，下腹坠胀感或者下腹痛。

第四章　尿潴留

尿潴留（urine retention），是指尿液排出障碍，滞留在膀胱中，它是许多疾病、外伤、手术或麻醉等因素所引起的临床综合征。

本章将对女性产后和妇科手术后盆底功能障碍性疾病所致的尿潴留作以单独的介绍。

第一节　尿潴留的定义和分类

一、尿潴留的定义

尿潴留是指膀胱内充满尿液而不能正常排出（图 4–1、图 4–2）。

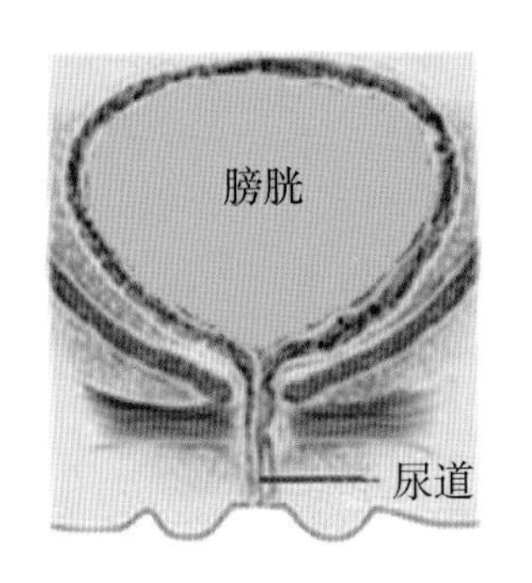

图 4–1　膀胱、尿道示意图

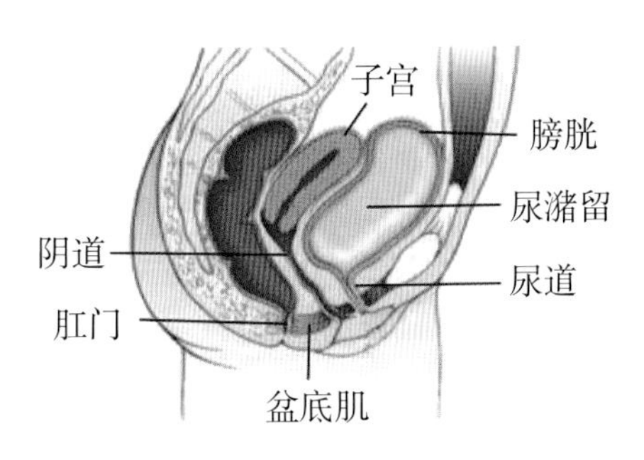

图 4–2　尿潴留示意图

产后尿潴留的发病率各家报道不一，在 2% ~ 12%。

二、尿潴留的分类

1. 病因分类

可分为先天性尿潴留和后天性尿潴留。

2. 发病缓急分类

按其病史、特点可分为急性尿潴留和慢性尿潴留。

急性尿潴留起病急骤，膀胱内突然充满尿液不能排出，患者十分痛苦，常需急诊处理；慢性尿潴留起病缓慢，病程较长，往往是在排尿困难的基础上，病情进一步加重发展而来，下腹部可触及充满尿液的膀胱，但患者不能排空膀胱，由于疾病的长期存在和适应，痛苦反而不重。

3. 梗阻分类

按是否有梗阻分类为阻塞性尿潴留和非阻塞性尿潴留。

阻塞性尿潴留由于各种器质性病变造成尿道或膀胱颈部的狭窄，如尿道有炎症、异物、结石、肿瘤、损伤以及先天性尿道畸形等，阻塞了膀胱颈或尿道而发生尿潴留。非阻塞性尿潴留即膀胱和尿道并无器质性病变，尿潴留是由排尿功能障碍引起的，如神经系统肿瘤、损伤，手术和麻醉，年老、产后膀胱逼尿肌收缩功能受损，还有药物如阿托品、普鲁本辛、东莨菪碱等松弛平滑肌的药物偶尔可引起尿潴留。

又可按梗阻程度可分为完全性尿潴留和不完全性尿潴留。如尿液完全潴留膀胱无法自行排出，称为完全性尿潴留。如排尿不通畅，排尿后仍有尿液残留，称为不完全性尿潴留。

第二节　尿潴留的病因

一、尿潴留的常见原因

1. 阻塞性尿潴留

（1）尿道外机械性压迫　骨盆骨折压迫尿道；直肠肿瘤、直肠内粪块；妊娠子宫后倾、处女膜闭锁的阴道积血、宫颈癌、子宫肌瘤等。

（2）尿道内机械性梗阻　尿道损伤、尿道狭窄；尿道炎症、尿道肿瘤；尿道结石、尿道异物；膀胱颈部挛缩。

（3）膀胱内病变　膀胱三角区、膀胱颈部肿瘤、膀胱结石、膀胱内异物、膀胱内大量凝血块等堵塞膀胱颈和尿道。

2. 非阻塞性尿潴留

（1）神经源性尿潴留　①运动神经元病变：脊髓损伤、肿瘤及多发性硬化等。②膀胱的运动与感觉神经病变：各种脊髓受压如肿瘤、硬脑膜外脓肿、血肿、糖尿病、单纯疱疹、广泛性盆腔手术等。③手术麻醉后膀胱过度膨胀：会阴部手术、疼痛、炎症等所致的括约肌痉挛。

（2）药物性尿潴留　中枢神经抑制剂；抗胆碱能药物如阿托品；某些高血压药物、抗心律不齐药物、钙通道阻滞剂；抗组胺药物；某些抗抑郁药物等。

（3）其他　各种原因引起的低钾血症如醛固酮症、腹泻、长期应用利尿剂；高热、昏迷病人；因不习惯于卧床排尿者；癔病等。

二、女性尿潴留的常见原因

（1）由于各种器质性病变造成尿道或膀胱颈部的梗阻，如阴道前壁膨出、子宫脱垂、宫颈肿瘤、子宫肌瘤和妊娠子宫等。

（2）年老、产后、手术后膀胱逼尿肌收缩功能受损。

（3）会阴部手术、疼痛等所致尿道括约肌痉挛。

（4）药物如阿托品、普鲁本辛、东莨菪碱等松弛平滑肌的药物偶尔也可以引起尿潴留。

第三节　临床表现与危害

一、临床表现

主要症状为排尿费力，尿线变细，排尿犹豫，排尿不尽感或无法排尿，残余尿增多等。体格检查耻骨上区可见到及摸到膨胀的膀胱，叩诊呈浊音，导尿检查可证实。

二、尿潴留的危害

尿潴留本身是一种继发性疾病，当发生尿潴留时，由于尿液不能排出或尿液的排出受限，将因而导致新的疾病的发生。

（1）尿潴留因引流不畅造成膀胱脱落上皮聚集在膀胱后壁最低处，成为细菌最佳培养基，容易引起泌尿系统的感染，出现发热、尿频、尿急等感染的症状。

（2）持久而严重的梗阻，膀胱逼尿肌初期可增厚，后期可变薄，黏膜表面小量增生，小室及假性憩室形成，膀胱代偿机能不全，残余尿量逐渐增加，可出现假性尿失禁。

（3）长期的膀胱过度膨胀容易引起肾脏的积水、泌尿系统结石等上尿路的损害，严重者肾实质受压、缺血，甚至坏死，最后导致慢性肾功能衰竭。

第四节　尿潴留诊断和鉴别诊断

一、尿潴留的诊断

需要详细的问诊、体格检查并结合辅助检查进行诊断。

1. 问诊

了解现病史及既往病史，了解诱发因素，与其他疾病做初步鉴别，找到危险因素。

如有无尿急、尿频、尿痛等下尿路症状及特点；既往有无结石、先天性尿道狭窄等疾病；有无手术外伤史；有无泌尿系统感染症状；有无妇科专科病史如盆腔器官脱垂病史、肿瘤（子宫肌瘤、腺肌瘤、宫颈癌、卵巢肿瘤）等；还需询问用药史。

2. 查体

（1）腹部检查　下腹部可触及胀大的膀胱，有压痛及尿意感；腹部其他包块等，叩诊为浊音。

（2）专科检查　①泌尿：部分患者可见充溢性尿失禁，同时需注意有无尿道口肿物。②妇科：部分女性患者可有盆腔器官脱垂，注意有无阴道肿物。③直肠指诊除外直肠肿瘤、粪块。

3. 辅助检查

（1）尿常规　可检测有无血尿、脓尿、蛋白尿等。

（2）超声检查　可以分析查找引起尿潴留的原因，了解泌尿系统有无积水或扩张、结石等；有无子宫肌瘤、卵巢囊肿等。

超声检查可以估测残余尿量，评估尿潴留程度；在患者急性尿潴留解除、能自行排尿后，可行超声测定残余尿量评估治疗效果。

膀胱残余尿量测定：排尿后立即导尿或超声检查测定膀胱内残余尿量，正常情况下其数值＜ 5mL，＞ 50mL 为尿潴留，也有的学者倾向于＞ 100mL 才诊断尿潴留。

目前临床常用的测定方法有 2 种：①经腹超声测定法是最常用的方法。膀胱残余尿测定一般用椭圆形体积公式计算，即膀胱残余尿量 =0.5× 上下径 × 左右径 × 前后径（cm)。这种方法的优点是患者无任何不适感，不会引起尿路感染，尤其是治疗过程中需要反复测定残余尿量者更是最佳选择，但这种测定方法不够精确。②导尿法，在患者排尿后，插入导尿管测定残余尿量，此种方法的优点是准确可靠，缺点是患者有轻微不适感，不宜反复应用。

（3）尿动力学检查、肾功测定等进一步评估泌尿系统功能。

女性尿潴留的常见原因为尿道或膀胱颈部的梗阻、尿道括约肌痉挛、膀胱逼尿肌收缩功能受损、药物致逼尿肌松弛等。

尿动力学检查中的自由尿流率和压力—尿流率常用于诊断下尿路梗阻和逼尿肌力量受损，残余尿测定用于评估尿潴留程度。

尿流率被认为是诊断尿道梗阻最有用的检查。

自由尿流率检查是一项简单、无创的诊断性检查，但自由尿流率有其局限性，因为影响自由尿流率的因素很多，包括年龄、性别、排尿量、心理压抑、膀胱出口梗阻和逼尿肌肌力受损。换言之，自由尿流率的下降可能是因为出口梗阻，也可能是由于逼尿肌收缩力受损或排尿量少，因此不可能只凭借尿流曲线来区分尿道梗阻和逼尿肌收缩力受损。

压力—尿流率是侵入性的操作，目前普遍认为压力—尿流率是鉴别逼尿肌收缩力和出口阻力最实用的指标之一。

一般而言，下尿路梗阻的特征为逼尿肌有足够的收缩强度和持续时间，但尿流率低；逼尿肌肌力受损的特征为逼尿肌肌力弱和尿流率低。经验上将尿道梗阻定义为 Pdet（@qmax>20cmH_2O 和 Qmax<12mL/s；而将逼尿肌肌力受损定义为 Pdet@Qmx<20cmH_2O 和 Qmx<12mL/s。

（4）选择作尿道镜、泌尿系造影、CT 等可协助病因诊断。

二、尿潴留的鉴别诊断

1. 无尿

检查耻骨上膀胱空虚，膀胱导尿时无尿液排出。多由急性创伤、大手术、大量出血、严重感染、各种休克等引起的低血压和中毒等导致肾功能衰竭。可行超声等相关辅助检查鉴别。

2. 膀胱疾病

有泌尿系手术史及外伤史，可有少量血块阻塞，引流不畅。膀胱肿瘤位于膀胱颈附近，肿瘤阻塞尿道内口或肿瘤坏死组织脱落、血块等均可引起排尿困难、尿潴留。膀胱结石梗阻膀胱出口时，可引起排尿困难、尿潴留。超声影像、膀胱镜检可鉴别诊断。

3. 尿道疾病

由于尿道先天性、炎症性、外伤性等不同原因，使纤维组织增生代替了正常的尿道海绵体，形成瘢痕，导致尿道管腔狭窄，严重者可致尿潴留。膀胱结石可排入尿道引起尿潴留，但女性病人极少见。

4. 椎管内肿瘤

包括脊髓、脊膜、脊神经根及椎管壁组织向椎管内生长的肿瘤，中老年人多见脊髓圆椎及马尾肿瘤时，尿潴留出现早，多数病人伴双下肢麻木、疼痛、无力。

第五节　尿潴留的治疗

一、尿潴留的治疗原则

治疗原则是解除病因、恢复排尿。

二、尿潴留的治疗方法

1. 诱导排尿法

（1）鼓励患者排尿、听流水声、放松等，引起条件反射。

（2）对于因疼痛引起的排尿困难，可给予镇痛药缓解。

（3）对于膀胱平滑肌收缩无力者，可肌肉注射新斯的明 1mg，增强平滑肌收缩。

（4）下腹部冷热敷交替可缓解肛门括约肌，刺激排尿。

2. 盆底电刺激

盆底电刺激是目前公认的治疗功能性尿潴留的有效方法。

部分尿潴留是由于盆底支持结构受损、膀胱肌肉功能失调、神经受抑制等造成的。盆底电刺激是通过低频脉冲电磁波辐射至腰骶部盆腔肌肉、筋膜。低频电刺激对神经肌肉有兴奋作用，引起肌肉的节律性收缩和舒张，促进神经功能的恢复，刺激肌肉产生有节律的收缩，增强膀胱逼尿肌功能；可改善膀胱尿道周围血液循环和淋巴循环，解除括约肌痉挛，减轻膀胱、尿道的水肿、充血，促进膀胱功能恢复；通过脊髓和大脑的中枢神经系统对痛觉的调制以及神经—体液对痛觉的调节作用，产生镇痛效应，解除因惧怕疼痛而不敢排尿引起的尿潴留。低频电刺激是应用频率为 1 000Hz 低频脉冲电流，其特点是低频率、小电流，对感觉神经和运动神经有较强的刺激作用且无明显热作用。

具体方法：将神经肌肉诊断治疗仪的两个电极片，其中一个电极片放于耻骨联合上方的膀胱区，另一电极片放于第三骶椎，骨头电极片贴在骨头上，确定开始测出患者的电流强度“基线值”，根据个体调整电流强度。每日 15 ~ 30min，每日两次。

产后尿潴留经过 3~5d 的治疗基本可以达到治愈的目的。

3. 导尿

（1）一次性导尿　若上述方法均无效，查体膀胱充盈明显，或术后已超过 12h，应行导尿。导尿时，应注意控制尿液放出的速度，不可过快；对于极度充盈的膀胱，第 1 次放出尿液不可超过 1 000mL，应分次放出尿液，以避免在 1 次放出大量尿液后出现出冷汗、面色苍白、低血压，防止膀胱压力骤减引起黏膜血管扩张充血，导致膀胱黏膜广泛出血。

（2）留置导尿　尿潴留一般通过物理方法无效时或效果不佳及严重者可行留置导尿。

最初的 24 ~ 48h，完全开放导尿管，使膀胱得到充分的休息，同时保持尿液通畅，防止感染；保持导尿管的通畅，防止扭曲受压或折叠；嘱患者多喝水，尿量每日不少于 2 500mL，增加尿液对尿路的冲洗作用，减少尿路感染；注意观察尿袋中尿液的性质、尿量、颜色。留置导尿 24 ~ 48h 后，间歇开放引流和训练逼尿肌功能，白天每 2 ~ 3h 开放 1 次，夜间尿管完全开放。

4. 膀胱穿刺造瘘、膀胱造口术

尿道梗阻不能插入导尿管时，行耻骨上膀胱穿刺造瘘、膀胱造口术或肾造瘘等尿流改道术。

5. 中医中药治疗

中药内服治以温肾化气，通阳利水。方药：小茴香 3g，胡芦巴 10g，补骨脂 10g，巴戟肉 10g，黄芪 15g，党参 15g，杜仲 10g，怀牛膝 10g，云苓 10g，肉桂 5g，黄柏 10g。3 剂，水煎服。

外治。热敷法：热敷耻骨上膀胱区及会阴，对尿潴留时间较短、膀胱充盈不严重的患者常有很好的疗效；按摩法：肚脐到耻骨联合中点处轻轻按摩，并逐渐加压，可用拇指点按脐下关元穴部位约 1min，并以手掌自膀胱上方向下轻压膀胱，以助排尿，切忌用力过猛，以免造成膀胱破裂。

针灸疗法：选穴为关元、中极、阳陵泉、三阴交、三焦俞，补泻兼施，可留针 15 ~ 30min，一般退针半小时后可排尿。或艾柱灸气海、关元、足三里、肾俞，也有效果。

敷脐疗法：食盐 250g 炒热，或配 100g 小茴香，布包熨脐腹，冷后再炒热；或敷用独头蒜一个，栀子 3 枚，盐少许捣烂，摊纸上贴脐。

第六节　尿潴留的预防

一、梗阻型尿潴留

应积极治疗原发病，避免急性尿潴留致膀胱破裂，长期慢性尿潴留致肾功能损害。

二、非梗阻型尿潴留

非梗阻型尿潴留多为膀胱排尿功能障碍引起，在治疗原发病的基础上，应避免长时间的精神紧张或焦虑，保证心情舒畅，采取各种方法放松情绪。

调整饮食，多喝水，少吃辛辣的食物，进流食或清淡的半流食，少饮或不饮酒。不憋尿，养成定时排尿的习惯；老年人有尿意时应及时排尿，长时间外出，应事先排尿；到一处新的环境，注意先了解厕所位置；有泌尿系统梗阻的患者不要憋尿，以免引起膀胱颈急剧充血，增加排尿困难。

保持大便通畅，避免便秘，因长期便秘亦会压迫近膀胱颈部。

不穿紧身裤，尤其不宜久坐等，建立良好的生活习惯及运动习惯。

第七节　产后尿潴留

一、产后尿潴留定义

产后尿潴留是指产后 6 ~ 8h 出现排尿困难，表现为尿液点滴而下、尿不尽感或排尿困难，伴小腹胀痛，或产后多日仍有尿不尽感，经超声检查或导尿测膀胱残余尿多于 100mL，可以确诊。

产后尿潴留是产褥期比较常见的并发症之一，常发生于分娩后，尤其是滞产及手术产者。阴道分娩过程中如果产程延长，胎先露压迫膀胱时间过久，会出现膀胱黏膜充血、水肿；过度伸展的子宫下段将膀胱牵拉过高，膀胱解剖位置改变使膀胱底部亦充血、水肿、甚至出血；尿道也充血、水肿，尿道口闭塞等，都会造成膀胱肌张力降低、敏感性降低，可使产后排尿反射减弱；产后过度疲劳、腹壁松弛等，都会导致排尿异常甚至排尿困难。

产后 6 ~ 8h 常会出现排尿无力。6~8h 后便会恢复排尿，若还未恢复出现排尿困难则属不正常，必须及时治疗，否则有导致尿潴留引起膀胱破裂的危险。

产后尿潴留发生率 5.5% 左右。

二、产后尿潴留高危因素

产后尿潴留多为急性尿潴留，是产后常见并发症之一。

1. 产程长

由于膀胱尿道与生殖器相毗邻，在顺产时一般不会引起排尿困难。当枕横位或枕后位、臀位胎位不正、胎儿体重过大、宫缩乏力等导致产程延长时，胎先露压迫膀胱时间过久，膀胱黏膜充血、水肿；由于过度伸展的子宫下段将膀胱牵拉过高，使膀胱底部亦充血、水肿，甚至出血，尿道也充血、水肿，尿道口闭塞等都会造成排尿困难。

2. 阴道助产

产钳术、胎头吸引术、臀牵引术等助产术会导致盆腔神经、盆底肌肉的损伤，影响排尿反射。由器械造成的尿道及生殖道的机械损伤也会导致排尿障碍；分娩时手转抬头也会损伤盆底肌肉及神经，阴道助产可使子宫挤压膀胱，使尿道、膀胱水肿加重，排尿阻力进一步增加，也是造成产后尿潴留的高危因素。

3. 侧切影响

产妇在会阴切口疼痛刺激下其盆底肌力丧失；疼痛会使产妇不敢用力排尿或慢慢排尿，尿道括约肌痉挛，排尿阻力增加，造成膀胱过度充盈；产妇过度焦虑、排尿环境不够隐蔽等，致不敢排尿也会造成尿潴留。

4. 分娩镇痛

如果分娩过程中产妇接受分娩镇痛麻醉镇静药物，对神经传导产生抑制，抑制膀胱感受器，可使膀胱肌张力和收缩功能受损，也会影响正常的排尿反射，导致膀胱过度膨胀尿潴留。

5. 产妇年龄

随着产妇年龄的增长，盆底肌肉、神经功能减弱，易损伤且恢复较慢，也是易引起产后尿潴留的危险因素之一。

6. 产程处理不当

分娩过程中尿潴留过多未及时处理。部分产妇分娩过程中尿液潴留过多而未及时处理，膀胱过度充盈，膀胱内压升高，感受性降低，甚至排尿反射功能暂时性消失，造成产后继续尿潴留。

7. 感染

妊娠期间，由于内分泌的改变、膀胱解剖位置的改变以及分娩过程中导尿、产科检查等，易诱发泌尿系统感染，可能会加重产后尿潴留。

8. 其他因素

分娩后腹壁松弛，腹压下降，膀胱的容量增加，但膀胱的肌张力是下降的，敏感性也降低，无力排尿，也是造成产后尿潴留的原因。产后尿量增加。由于妊娠期体内水分大量蓄积，而产后躯体下部静脉回流受阻解除，导致产后尿量增加，膀胱充盈快，膀胱充盈过度，导致膀胱收缩无力，增加尿潴留的机会。

三、产后尿潴留临床表现

（1）产后急性尿潴留的主要症状为产后 1 ~ 3d 出现排尿困难或虽有尿排出但量较少、有尿不尽感、下腹胀痛，合并感染时可有发热、头痛等不适。

（2）体征为查体可见下腹胀满或疼痛感，叩诊浊音，腹部有或无压痛，有囊球感，子宫底摸不清或高度有升高趋势，严重者可达脐下。

（3）超声可见极度充盈的膀胱壁呈光线带强回声、光滑、连续完整，膀胱内尿液暗区透声良好。

四、产后尿潴留危害

（1）产后尿潴留会影响子宫收缩，导致产后子宫复旧不全，产后出血增加；不利于产妇乳汁分泌，影响哺乳。

（2）潴留的尿液易引起泌尿系统的感染、结石、积水等。下列综合因素使产后尿潴留患者发生尿路感染机会明显增加。①由于尿潴留时膀胱内留存大量不流动的尿液，成为培养基，滋生细菌繁殖，容易并发尿路感染。②妊娠期输尿管、肾盂及肾盏扩张；增大的子宫造成膀胱输尿管反流发生率增高，反流可使膀胱内细菌随尿得以上行；妊娠期尿液中的糖含量增加，成为细菌的良好培养基，有助于细菌的生长。③分娩过程中盆腔尿道充血、多次插导尿管，增加感染机会。④产褥期妇女抵抗力减低。

（3）急性尿潴留因膀胱过度膨胀，严重时会导致膀胱的破裂；慢性尿潴留，膀胱神经受损致膀胱肌肉无力，长期影响造成肾功能异常。

五、产后尿潴留诊断

产妇一般在产后 2h 内会自行排尿，如果产后 2h 未自行排尿，随着时间延长，逐渐出现排尿费力或无法自行排尿，尿不尽感等症状，要考虑存在尿潴留的可能，及时进行检查，超声测量膀胱残余尿量若大于 100mL 可考虑尿潴留。

具体包括：

（1）体格检查　观察耻骨联合上方腹部是否膨隆，按压膨隆处有无尿意；体征为查体可见下腹胀满或疼痛感，叩诊浊音，腹部有或无压痛，有囊球感，子宫底摸不清或高度有升高趋势，严重者可达脐下。

（2）经腹超声测定法　简单、实用，患者无任何不适，无尿路感染风险，缺点是不够精确。超声可见极度充盈的膀胱壁呈光线带强回声、光滑、连续完整，膀胱内尿液暗区透声良好。

（3）导尿法　在患者排尿后插入导尿管，通过导尿管引出未排干净的尿液而测定残余尿量。方法准确可靠，但会给患者造成不适，存在引发尿路感染的可能。除非患者需要留置导尿进行治疗，一般不应用于产后尿潴留的诊断。

正常情况下分娩后 6 ~ 8h 可顺利排尿。

六、产后尿潴留治疗

产后尿潴留一般通过物理方法，可以达到治愈的目的，个别严重的患者，需要留置导尿治疗。

（1）诱导排尿法　听流水声，利用条件反射使患者产生尿意，促进排尿；开塞露纳肛，忍耐 3 ~ 5min，由于高渗刺激直肠壁及局部交感神经，使膀胱逼尿肌收缩引起排尿。

（2）热敷法　腹部热敷毛巾或热水袋置于产妇膀胱区刺激膀胱收缩，并利用热力使腹肌收缩、腹压升高而促进排尿。

（3）中医方法　针灸法。

（4）新斯的明肌肉注射法　新斯的明对膀胱平滑肌有较强的兴奋作用，可为尿潴留患者肌肉注射新斯的明 0.5 ~ 1mg，以促使膀胱逼尿肌收缩而排尿。

（5）留置导尿　如果经上述方法，仍然无法自行排尿且残余尿量多于 100mL 时，应予以留置导尿。

（6）盆底低频电刺激治疗。

七、产后尿潴留预防

（1）要加强围生期保健，及时发现妊娠期泌尿系感染并给予治疗。

（2）严密观察产程，积极处理各种原因造成的产程延长，纠正产妇的一般情况，以免产妇过度疲劳。

（3）尽量减少不必要的阴道检查和反复导尿，以防外阴、尿道水肿及泌尿系感染。

（4）产程手术助产牵引力适当，避免暴力向下挤压子宫，以防因子宫被过度向下推移，而致膀胱下垂或损伤该处的副交感神经纤维引起尿潴留。

（5）产后 2h 内应督促和鼓励产妇按时排尿，避免因膀胱过度充盈而引起尿潴留。

（6）产后适当增加汤水样饮食，多喝糖水，进流食或清淡的半流质食物。

（7）产妇进行相关知识宣教，告知产妇第一次排尿的重要性及尿潴留的危害性，解除其怕疼痛及会阴切口裂开而不敢排尿的顾虑。

第八节 妇科手术后尿潴留

一、妇科手术后尿潴留定义

术后尿潴留是指手术后膀胱内充满尿液但不能自行排出，是妇科肿瘤手术后常见的并发症。患者常有排尿费力、尿流变细、排尿犹豫、尿不尽感等症状。

经B超测定残余尿量≥ 100mL；或者拔出尿管后 8h 内患者不能自行排尿而B超监测膀胱内尿量> 600mL，主要表现为拔除导尿管后，患者自觉有尿意，但经诱导或用药后尿液仍不能自行排出，触诊膀胱处于充盈状态，经护理干预诱导 60min 后仍不能自行排尿，需要再次行留置导尿术可以确诊为术后尿潴留。

二、妇科恶性肿瘤术后尿潴留的发生机制

据研究报道，妇科恶性肿瘤术后尿潴留的发病率为 2.6%～44.9%，其中手术损伤盆丛神经、膀胱肌受损及尿路感染是导致术后尿潴留发生的主要原因。

宫颈癌根治术后尿潴留是多因素造成的一种暂时性膀胱肌功能障碍。广泛子宫切除术手术范围大，不可避免损伤进出膀胱肌的交感神经和副交感神经，影响膀胱功能。在进行膀胱肌、输尿管剥离时，容易引起神经性膀胱肌麻痹，导致患者对膀胱肌充盈的敏感性降低或丧失，影响自主排尿，导致尿潴留。次广泛或广泛性全子宫切除术失去了对膀胱的支撑作用，过长的阴道切除使膀胱尿道后角和尿道倾斜角改变，引起膀胱后壁膨出，呈假憩室样改变，膀胱壁、膀胱三角壁和尿道壁出现折叠和大皱襞，致排尿困难。另外，由于血肿和术后瘢痕的形成损伤了盆腔神经丛，子宫切除后失去对膀肌颈的支撑，使膀肌过度伸张，也可引起下泌尿道功能失调，引起膀胱麻痹和膀胱炎，膀胱功能恢复缓慢，导致持续尿潴留的发生。

三、妇科手术后尿潴留高危因素

妇科手术后尿潴留多因手术造成神经的损伤，围手术期镇痛药物的使用，术中及术后留置导尿管时间较长、长时间的卧床等都是造成排尿改变的原因。

其高危因素主要为：

1. 手术损伤

妇产科手术为盆腔手术，术中容易造成支配膀胱神经的损伤，引起膀胱麻痹，敏感性降低，可以导致术后尿潴留的发生；除手术损伤外，手术形成的血肿及瘢痕等也

可影响盆腔神经；子宫切除术后，膀胱失去支撑而引起后屈，膀胱底部与尿道后段形成锐角，也可导致尿液不易排出。

2. 麻醉用药

围手术期使用药物如抗胆碱能药物、β 受体阻滞剂等可抑制神经传导，排尿反射受影响，从而抑制膀胱逼尿肌收缩，引起尿道内括约肌收缩，尿道内压力增加，造成排尿无力、排尿困难，进一步造成尿潴留。

3. 手术时间

手术时间越长，导尿时间越长，输液量增加，麻醉及镇痛时间增加，逼尿肌功能损伤的可能性增大，膀胱神经受影响的程度越重，排尿反射受影响越大，导致术后排尿改变可能性越大。

4. 术后体位

术后因患者常呈仰卧位，加之持续性导尿，使泌尿系统感染风险增大，炎性水肿也会加重尿潴留或继发尿潴留。

5. 年龄

患者年龄较大或伴糖尿病等神经系统受累的疾病时，盆底肌肉薄弱或神经功能减低也会使手术后发生排尿改变的风险增加。

6. 心理障碍

因会阴部、腹部有切口，下蹲时怕痛，不能采取正确的姿势及时排尿，膀胱过度充盈，致膀胱肌麻痹，造成尿潴留。

7. 术后留置导尿管

护理不当，造成泌尿系统感染，导致尿潴留的发生等。

四、妇科手术后尿潴留治疗

（一）普通妇科疾病手术后尿潴留治疗

（1）心理护理　向患者详细介绍疾病情况、手术过程和预后情况，提高患者对疾病本身和尿潴留的认知度，明确告知绝大部分尿潴留都是短期症状并且通过合理的治疗是能够治愈的疾病，缓解其紧张焦虑的情绪，必要时可以请心理科医生配合，更好的治疗。

（2）会阴护理　定时清洁患者会阴部，防止尿路感染的发生。

（3）合理的术后全程镇痛　可以缓解因惧怕疼痛导致的排尿障碍。

（4）功能训练　术前指导患者练习床位排尿，使患者能够提前适应术后、卧床后的排尿方式。

（5）排尿指导　当患者出现排尿困难时，可通过让患者听流水声，随着水的声音自行排尿；也可以通过热敷、按摩下腹部，松弛尿道括约肌，反射性刺激逼尿肌收缩，引起排尿。

（6）开塞露诱导排尿　开塞露刺激直肠黏膜，反射性刺激膀胱逼尿肌收缩，使尿液顺利排出。

（7）新斯的明双侧足三里封闭　新斯的明为拟胆碱类药物，能增加胆碱酯酶的活性，促进膀胱平滑肌收缩，在穴位上封闭，通过刺激可疏通经络，调节和提高膀胱肌肉兴奋性，使逼尿肌收缩从而恢复膀胱功能。

（8）盆底电刺激治疗　盆底神经肌肉电刺激作为一种新型的治疗手段，被广泛应用于临床。相关文献研究显示，康复治疗仪的低频脉冲电刺激通过平滑肌刺激技术，促进膀胱肌肉节律运动，解除膀胱肌麻痹，改善局部血液循环，促进膀胱收缩功能，恢复自主排尿。经济、实用、效果明显。

（二）妇科恶性肿瘤术后尿潴留的治疗

对于宫颈癌广切术后的尿潴留，除了注重以上几点外，还需注意留置导尿期间：

（1）保持引流通畅：导尿管应放置妥当，避免扭曲、受压、堵塞等造成引流不畅，发生急剧严重的膀胱扩张对膀胱收缩功能的进一步损害。

（2）防止逆行感染，如出现泌尿系统感染的患者需积极抗感染治疗，消除尿道的炎症、水肿等症状。

（3）每日更换集尿袋，每周更换导尿管 1 次。

（4）制订个体化的尿管夹闭时间，根据患者的尿意或膀胱充盈度来决定放尿时间，放尿的同时提醒患者参与排尿，产生排尿感和排空感，相关神经肌肉有意识的协调参与。留置导尿患者的排尿模式与正常排尿相似，膀胱的储尿和排尿功能得到发挥。而定时放尿这种机械的、非个体化的放尿方法，患者无尿意时开放尿管，依靠尿液随压力差的作用流出，不能充分保护和训练膀胱功能。另外反复留置导尿管患者依从性差，对排尿恐惧心理不断增加，可改用一次性导尿管单次导尿，以防膀胱过度充盈，同时加强物理治疗及心理疏导。

第九节　盆底功能障碍性疾病与尿潴留

盆底器官脱垂（POP）为临床上一种多发于中老年妇女的常见疾病，多由于患者盆底组织支持功能障碍而致的生殖器官与其相邻脏器出现向下移位现象。随着盆腔脏器脱垂程度加重，患者主观下尿路症状更加明显。

国际尿控协会（ICS）在 2002 年规定下尿路症状包括储尿期症状、排尿期症状和排尿后症状。储尿期症状有尿频、尿急、夜尿、尿失禁（压力性尿失禁、急迫性尿失禁、遗尿、夜间遗尿等）、膀胱感觉异常（感觉过敏、感觉迟钝、感觉消失、下腹部胀感等）。排尿期症状包括尿流减慢、间歇排尿、尿线变细、排尿踌躇、腹压排尿、终末滴沥。排尿后症状表现为排尿后滴沥和尿不尽感。

严重的盆腔脏器脱垂尤其是阴道前壁膨出患者，往往导致膀胱出口梗阻，临床表现为排尿费力和尿不尽感，严重者会反复出现尿潴留、尿路感染。患者需要用手回纳脱垂部位或者抬高臀部进行排尿，排尿困难常常是晨轻暮重。

女性膀胱出口梗阻患者，盆腔脏器脱垂的占 24%，盆底术后引起者约占 26%。

根据盆底功能障碍的腔室理论，前盆腔结构功能障碍主要是指阴道前壁的膨出，同时合并或不合并尿道及膀胱膨出。尿道膀胱解剖结构的改变以及耻骨膀胱宫颈筋膜和泌尿生殖隔深筋膜等组织结构损伤和改变，使得女性出现膀胱出口梗阻相关症状；下尿路梗阻所造成的长期排尿不畅（高压低流现象）引起膀胱逼尿肌肌源性增生、胶原纤维增多、膀胱失代偿，逼尿肌力量下降，膀胱壁对膀胱储尿量的容积感受下降，使排尿功能进一步下降；排尿困难，加重尿不尽，尿潴留的发生；尿潴留后，反复的泌尿系感染，也会造成膀胱壁进一步增厚，膀胱敏感度下降，与尿潴留之间形成尿潴留—感染—加重尿潴留的恶性循环。

盆底手术为恢复盆腔脏器脱垂患者盆底解剖结构和功能的重要手段，其中阴式子宫切除与阴道壁修补术联合应用是临床常规治疗 POP 的主要术式。近些年随着对盆底疾病基本机制的认识逐渐深入，加之盆底整体理论的引入，盆底重建术逐渐发展而来，该术式通过不可吸收网片的应用实现了对盆底支持组织的替代，促进了盆底组织支撑功能的恢复，利于使盆腔脏器位于其正常解剖位置。

但不可否认的是，不论何种手术方式，均有引起术后尿潴留的相关报道。

盆腔脏器脱垂及下尿路症状是困扰中老年女性身心健康的常见疾病，在临床实践中，对于此类以主观症状表现为主的疾病的治疗，其疗效不仅依据客观体征改善与否，更要重视其主观感觉，也是盆底医生面临的问题与挑战。

第五章 盆腔器官脱垂

女性盆底功能障碍性疾病（Pelvic Floor Dysfunction，FPD），又称盆底缺陷或者称为盆底支持组织松弛，是指女性生殖器官由于创伤、退化等因素，导致的支持盆底的肌肉、结缔组织或韧带损伤，从而引发连锁效应而导致的盆腔器官下降移位引发器官的位置及功能异常的一组疾病，包括盆腔器官脱垂（Pelvic Organ Prolapse POP）、压力性尿失禁（Stress Urinary Incontinence，SUI）、尿潴留、顽固性便秘、便失禁、排便困难、慢性盆腔痛（Chronic Pelvic Pain CPP）以及性功能障碍等，至少涉及妇科、泌尿科和肛肠科三大系统。

在生殖系统主要表现为阴道松弛、阴道前后壁脱垂、子宫脱垂、子宫切除后的阴道穹隆膨出；性功能障碍；慢性盆腔痛等。在泌尿系统主要表现为各种类型的尿失禁、尿潴留、尿不尽、膀胱过度活跃综合征等。在消化系统主要表现为大便不尽、便秘、便失禁、痔疮、直肠前凸等。盆底功能障碍性疾病有时是单发疾病，但往往是几种疾病同时存在，比如阴道松弛的患者同时有尿失禁或便秘等情况。

盆腔器官脱垂是一种多因素综合作用的疾病，妊娠和分娩是盆腔器官脱垂的主要危险因素。另外，雌激素水平下降、遗传因素、环境因素、体重指数、产次以及长期慢性腹压增加性疾病等因素，在盆腔器官脱垂的发生发展中也起着重要的作用。

第一节 定义和发病情况

一、盆腔器官脱垂定义

盆腔器官脱垂是一类由各种原因导致的盆底支持组织薄弱，造成盆腔器官下降移位引发器官的位置及功能异常。主要表现为生殖道膨出症状与体征，以外阴部块物脱出为主要症状，伴或不伴有排尿、排便异常，外阴部出血、炎症等，程度不等地影响患者的生活质量。

盆腔器官脱垂为任何有生殖道膨出症状的生殖道支持组织缺陷，盆腔器官脱出于阴道内或外。2001 年美国国立卫生研究院（National Institutes of Health，NIH）定义为任何阴道节段的前缘达到或超过处女膜缘外 1cm 以上。此外，排除其他可能的病因后，即使膨出的最远端在处女膜缘以上，任何有生殖道膨出症状的妇女也定义为盆腔器官脱垂。

盆腔器官脱垂可以更形象的形容为外科疝，外科学也称其为会阴疝，所不同的是其脱出的脏器无皮肤或腹膜掩覆，囊口、囊颈宽大，一般不造成疝内容物的嵌顿、绞窄，但却常伴有严重、广泛的盆底肌肉、筋膜缺陷以及神经的损伤，并多同时伴有泌尿生殖、肠道和性功能异常。

盆腔器官脱垂包括：阴道前壁脱垂（膀胱膨出、尿道膨出）、子宫脱垂（阴道穹隆脱垂）、阴道后壁脱垂（肠疝、直肠肛门膨出）或者上述部位的复合脱垂。

阴道前后壁脱垂又称阴道前后壁膨出，指女性生殖器官包括盆底肌、筋膜及韧带因损伤发生撕裂，或因其他原因使阴道支持组织不能恢复正常，阴道前壁或后壁呈球状露于阴道口外（图 5-1~ 图 5-4）。

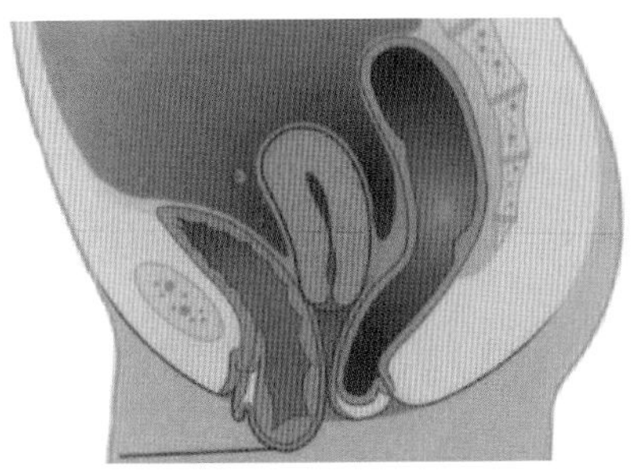

图 5-1　阴道前壁膨出侧面观示意图

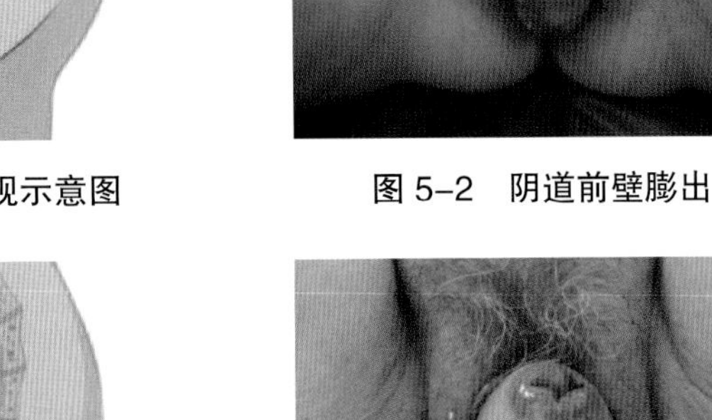

图 5-2　阴道前壁膨出

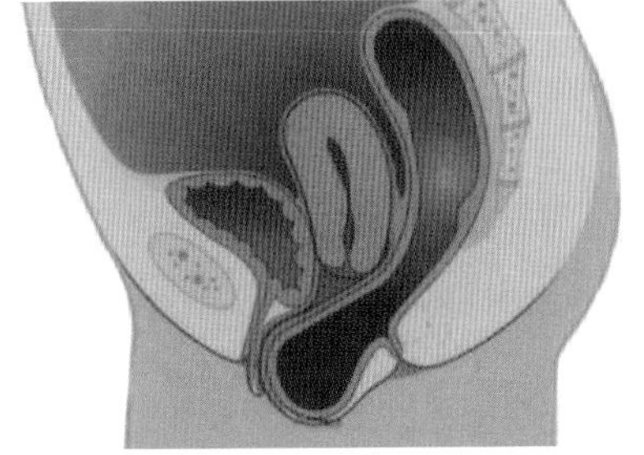

图 5-3　阴道后壁膨出侧面观示意图

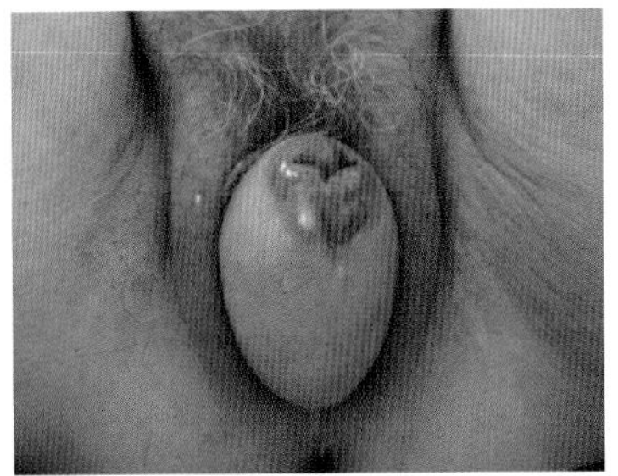

图 5-4　阴道后壁膨出

子宫脱垂通常是由于子宫主韧带和子宫骶韧带对阴道顶端的支持减弱，使得子宫颈和子宫体向阴道口脱出。临床表现为子宫从正常位置沿阴道下降，宫颈外口达坐骨棘水平以下，甚至子宫全部脱出阴道口以外，称为子宫脱垂（图 5-5、图 5-6）。

穹窿脱垂是子宫切除术后因年龄、绝经和损伤等因素导致的盆底筋膜结构支持减弱，阴道穹隆顶端向下移位，形成阴道穹隆膨出。（图 5-7、图 5-8）。

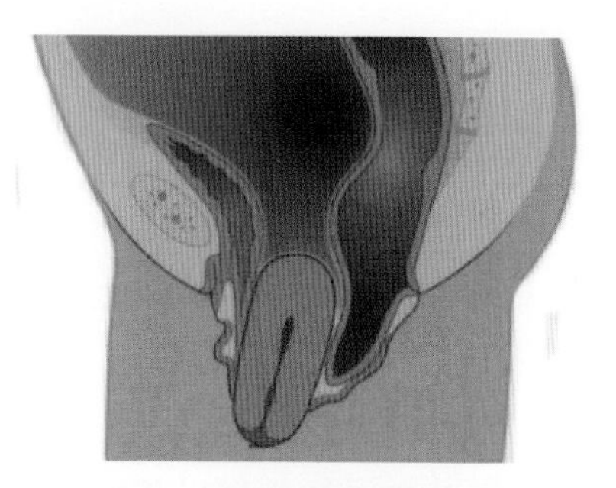

图 5-5 子宫脱垂侧面观示意图

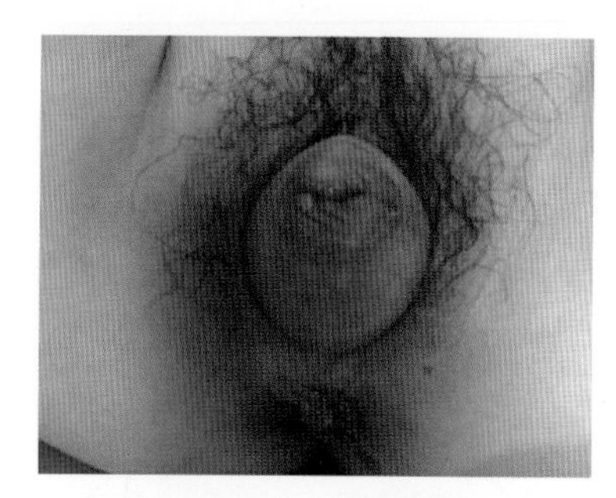

图 5-6 子宫脱垂

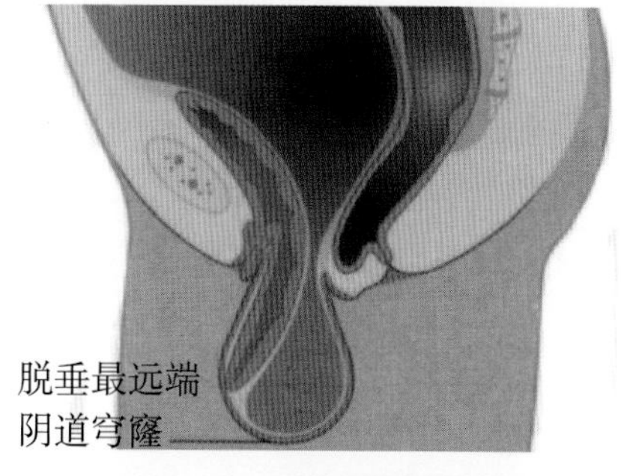

图 5-7 穹窿脱垂示意图

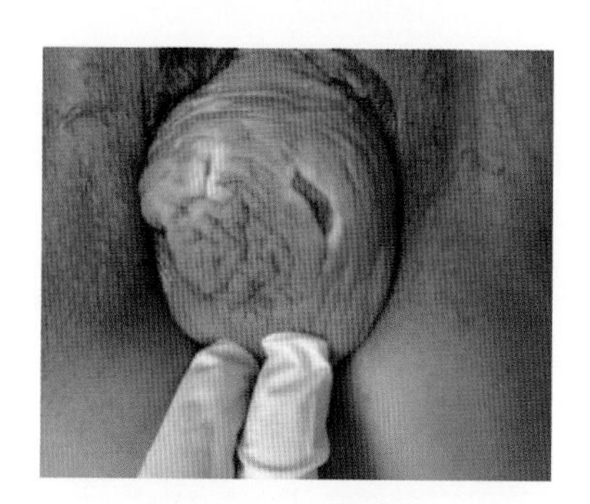

图 5-8 穹窿脱垂

二、盆腔器官脱垂发病情况

盆腔器官脱垂的定义与诊断方面的标准尚未统一化。但临床实践中，基于人群的流行病学调查文献报道，患病率在 3% ~ 50%；因为多数的轻度的盆腔器官脱垂并无症状、查体却能发现，基于查体所确定的盆腔器官脱垂患病率则波动于 41% ~ 50%。

盆腔器官脱垂的发病率各国各地区的数据不尽相同。美国妇女健康协会（Women’s Health Initiative，WHI）依据妇科检查的结果评估 POP 发生及程度，并进行流行病学问卷调查，结果发现在美国 50~79 岁的妇女发生Ⅰ－Ⅲ度 POP 的患病率为 41.1%，膀胱膨出的患病率为 24.6%~34.4%，直肠膨出的患病率为 12.9% ~ 18.6%。Walker 等针对发展中国家的流行病学调查显示，POP 的平均患病率为 19.7%。

国内王建六等调查了北京郊区 202 例妇女中 POP 患病情况及其对生活质量的影响，调查结果显示子宫脱垂 49 例（25.8%）、阴道前壁膨出 79 例（41.6%）、阴道后壁膨出 61 例（32.1%）。宋岩峰等在对厦门社区成年有性生活史的女性的流行病学调查中发现本市社区盆腔器官脱垂的患病率为 22.07%（762/3453），调查 718 例普通妇科门诊发现阴道脱垂患病率为 25.9%。

阴道穹窿脱垂是一种特殊的 POP，在 0.5% ~ 1.8% 非脱垂子宫切除的患者中发生，而在因 POP 行子宫切除的患者中，再发阴道穹窿脱垂者达到了 11.6%。

第二节　病因和发病机制

女性盆底功能和位置的正常有序的维持需要依靠盆底多层肌肉、筋膜及子宫韧带结构和功能的正常。当盆底由于退化、创伤、先天发育不良或某些疾病引起盆底肌肉、筋膜损伤、张力减低，导致了生殖器支持功能的减弱，使女性发生了盆腔器官脱垂。

一、解剖学缺陷

1. 阴道前壁脱垂

因阴道前壁与膀胱底、尿道仅隔以耻骨膀胱宫颈筋膜（盆脏筋膜）与尿生殖膈深筋膜（尿生殖膈筋膜）。耻骨膀胱宫颈筋膜起自耻骨联合后方及耻骨弓，沿膀胱底部向前外方延伸附着于宫颈前方，向两侧延伸与主韧带连接，与宫颈两侧的膀胱宫颈韧带共同维持膀胱于正常位置。

阴道前壁脱垂常伴有膀胱膨出与尿道膨出。膀胱膨出为阴道内上 2/3 ~ 3/4 区域的膨出，表现为阴道横沟与膀胱沟之间的阴道前壁的脱垂；尿道膨出为阴道内上 1/4 ~ 1/3 区域的膨出，表现为尿道下沟与阴道横沟之间的阴道前壁膨出，尿道膨出常伴有压力性尿失禁。(图 5–9、图 5–10)

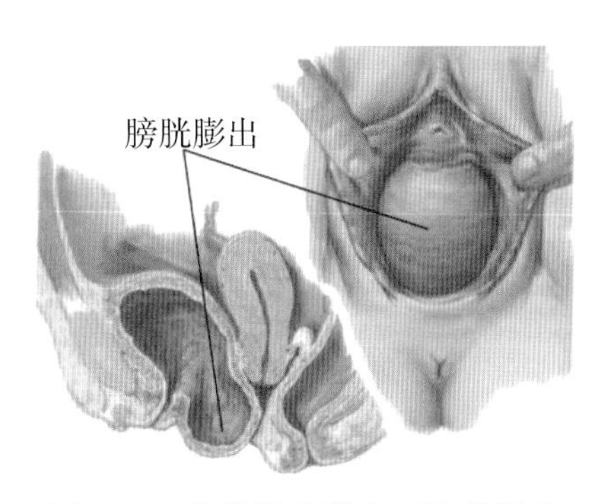

图 5–9　单纯膀胱膨出无尿道膨出

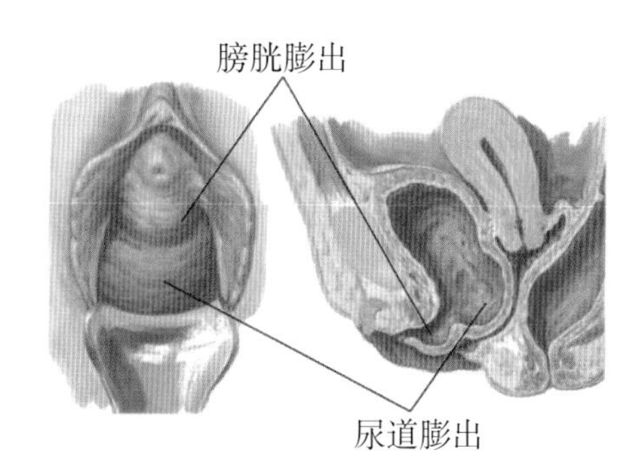

图 5–10　尿道膨出伴有膀胱膨出

阴道前壁的脱垂又分为中心型与旁侧型，中心型为耻骨宫颈筋膜中线撕裂或变薄引起的膀胱脱垂，检查时可见膨出的阴道前壁光滑无皱褶。旁侧型为耻骨宫颈筋膜从附着的耻骨弓断裂，检查时可见膨出的阴道前壁有横向皱褶，阴道前壁与侧壁间的耻骨弓处夹角呈锐角。(图 5–11、图 5–12)

2. 阴道后壁脱垂

因阴道后壁与直肠前壁仅隔以直肠阴道筋膜，两侧为耻骨尾骨肌纤维，若长时间受压与损伤后造成过度伸展与撕裂，导致直肠前壁呈盲袋样凸显阴道，检查时可见膨出的阴道后壁。

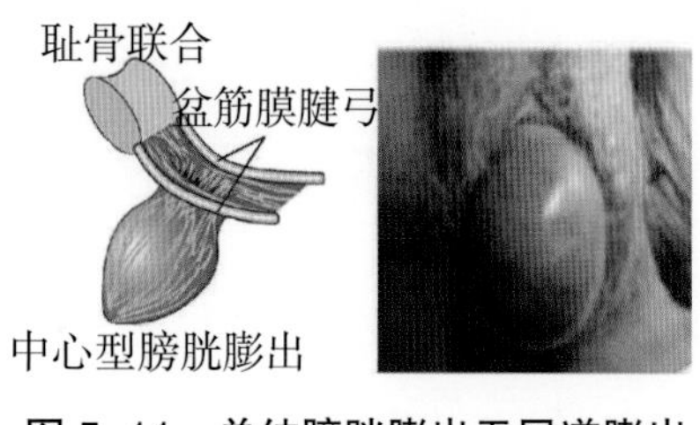

图 5-11　单纯膀胱膨出无尿道膨出

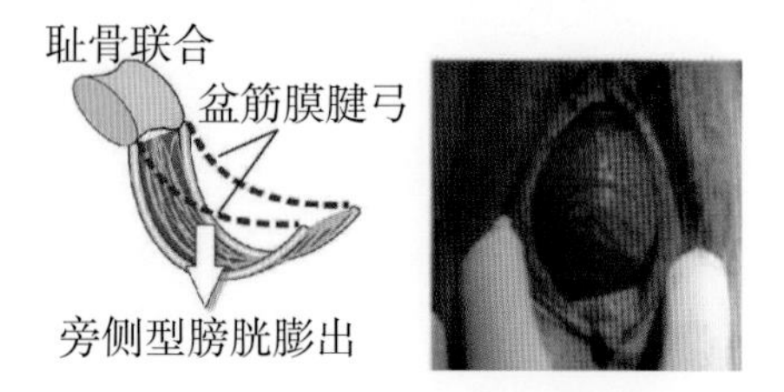

图 5-12　尿道膨出伴有膀胱膨出

阴道后壁的脱垂又分为高位脱垂与低位脱垂，高位脱垂常表现为阴道后壁上部及穹窿部的脱垂，常伴有高位直肠膨出或子宫直肠凹疝；低位脱垂表现为阴道后壁下部的脱垂，常伴有低位直肠膨出，肛诊突向阴道的直肠前壁呈盲袋样，连接于会阴中心腱的肛提肌间隙增宽。（图 5-13、图 5-14）

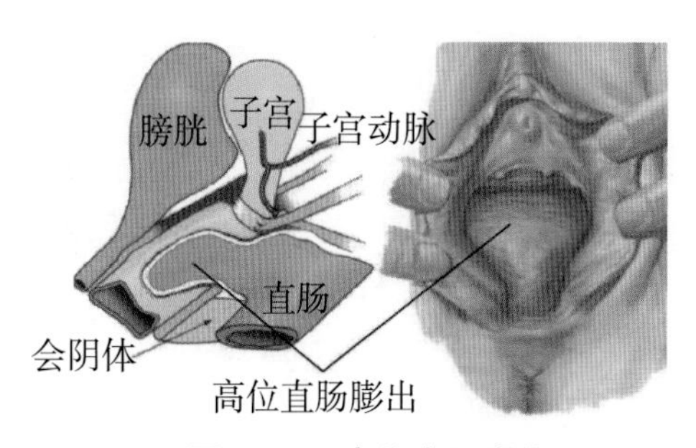

图 5-13　高位直肠膨出

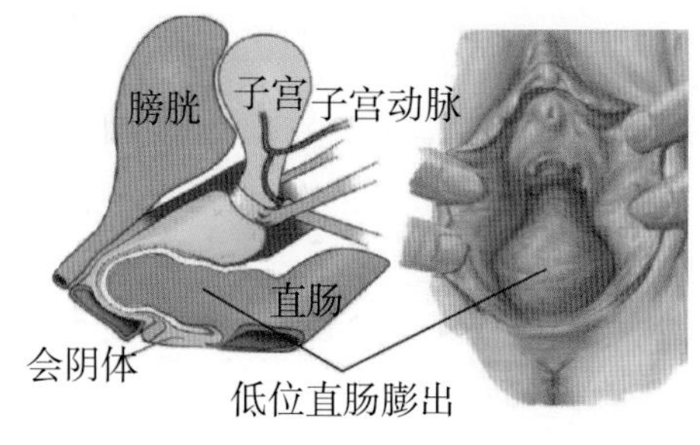

图 5-14　低位直肠膨出

3. 子宫脱垂

子宫维持在正常的解剖位置依靠其宫颈周围环及附着于宫颈周围环的韧带与筋膜，包括子宫骶韧带、子宫主韧带、耻骨宫颈筋膜、直肠阴道筋膜，其中子宫骶韧带为主要的悬吊结构。（图 5-15）

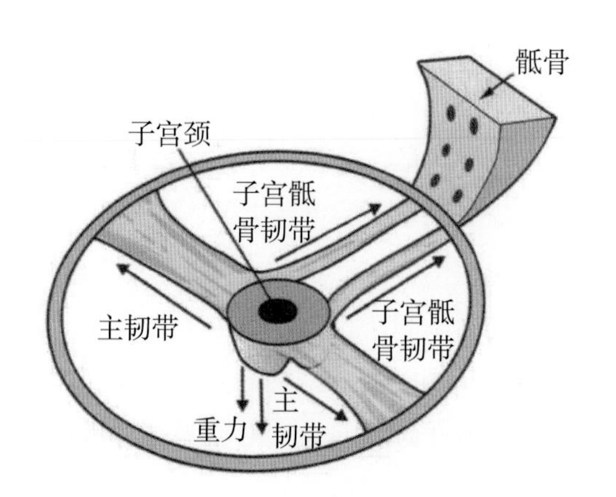

图 5-15　宫颈周围环

研究发现：用新鲜和保存的女性尸体研究宫骶韧带的解剖和强度，发现坐骨棘水平的宫骶韧带可承受的最大拉力达到 17.0kg；子宫主韧带由子宫动静脉、神经及血管周围是疏松结缔组织组成，并没有致密的韧带结构连接于盆侧壁，部分起到支持作用；耻骨宫颈筋膜、直肠阴道筋膜与宫颈周围环的紧密膜附着，是保证阴道顶端位于坐骨棘水平以上、阴道穹窿不塌陷的重要因素。

4. 穹窿脱垂

全子宫切除术包括宫颈的切除，同时切断了宫颈周围环附着的韧带与筋膜，阴道穹窿与直肠子宫陷凹间仅隔阴道壁、反折腹膜及两者之间已断裂的耻骨宫颈筋膜、直肠阴道筋膜，不足以对抗长期的腹压而发生脱垂。穹窿脱垂可同时伴有膀胱与直肠脱垂。（图 5-16）

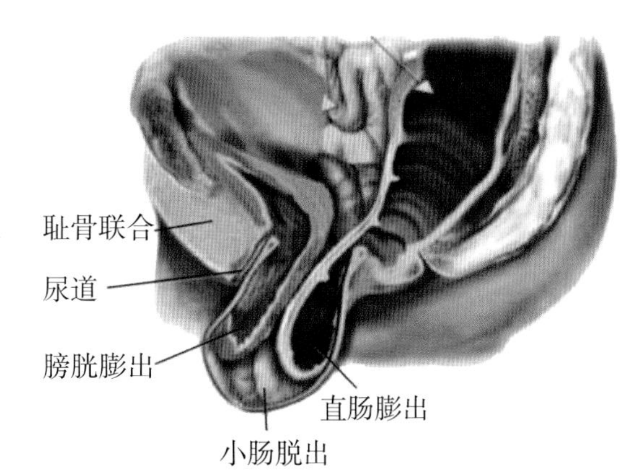

图 5-16　穹窿脱垂伴有膀胱与直肠脱垂

二、病因与发病机制

1. 年龄

妊娠和分娩后，大约一半以上的女性会存在不同程度的盆腔器官脱垂，但严重的脱垂大多发生于 60 岁以后，故可以说盆腔器官脱垂随着年龄的增加，疾病的严重程度会逐步增加。

绝经后妇女体内雌激素分泌迅速减少，生殖道支持组织分解代谢后，因局部血供差、神经营养不良，导致局部组织不能有效地修复，盆底的支持组织因此变得薄弱，张力减低并失去弹性，这些变化将加重原先已有的妊娠分娩等因素造成的损伤。若合并有其他高危因素，如营养不良、便秘、慢性咳嗽或其他腹压增加的情况，则极易发生盆腔器官脱垂。即使在年轻妇女，因产后长期哺乳造成体内长时间的低雌激素状态，也有可能削弱盆底支持组织，再加上产后过早劳动及营养不良，都有可能促发盆腔器官脱垂的发生。

2. 生育因素

生育次数、分娩方式、胎儿的大小及会阴切开术、产后开始劳动时间过早等均与盆腔器官脱垂的发生有显著相关性。产次越多患者的盆腔器官脱垂发病率也越高。随着产次的增加，对盆底的神经、肌肉及韧带的损伤次数也增加，无疑会增加盆腔器官脱垂的发病率。

（1）妊娠影响　①随着孕周的增加，妊娠期间不断增大子宫是非妊娠期的 1 000 倍，孕晚期的子宫重量约为非孕期的 20 倍，增大的胎儿及其附属物，使得盆底所承受的压力增大。②妊娠相关激素分泌的增加，盆底胶原组织链接的减弱、胶原总量的减少，盆底组织伸展性增大，盆底组织变得松弛，对盆腔器官支持力减弱，导致盆腔器官脱垂的发生。③正常体位时，人体正常的弯曲使腹腔压力和盆腔器官的重力轴指向骶骨；而妊娠时腰部向前凸出，腹部向前鼓起、向下凸出，使重力轴线向前移，而使腹腔压力和盆腔器官的重力指向盆底肌肉，加上子宫重量日益增加，使盆底肌肉处于持续受压中，使得肌肉肌纤维变形、肌张力减退。

所以，十月怀胎孕产期体重的增加、妊娠期雌性激素水平增高、对盆底的重力作用等因素都是盆底功能受损的重要原因。

（2）分娩影响　健康的未孕妇女，盆底与盆腔器官紧密地相互支撑，盆底组织无论在静止状态和增加腹压时，均有足够的支撑力维持盆腔器官于正常位置。妊娠期多种因素可造成对盆底的损伤，分娩过程中也不可避免地损伤盆底结构。①分娩过程中胎先露对盆底肌肉过度压迫（图 5–17），加重了盆底肌肉、神经及韧带的损伤，使得盆底肌对盆腔器官的支撑力下降，是盆腔器官脱垂发生的重要因素。②经历胎头吸引器、产钳助产和臀位牵引等阴道助产、难产的产妇（图 5–18、图 5–19），发生会阴裂伤或者过度伸展，盆底肌肉筋膜拉伤、断裂，对盆底器官的支撑能力下降，造成盆腔器官脱垂的发生和发展。③滞产、第二产程延长，胎先露部位长期压迫盆底肌肉、神经和血管，盆底肌肉和筋膜无限拉长、变薄，能对盆底造成损伤，易发生盆腔器官脱垂。④急产时过强的产力，盆底软组织不能充分地扩张，造成盆底肌肉筋膜的急性创伤，盆底组织缺损，在腹压增加时将盆腔器官向下推进从而发生盆腔器官脱垂。⑤多次生育会反复加重对盆底的损伤，是发生盆腔器官脱垂的高危人群。

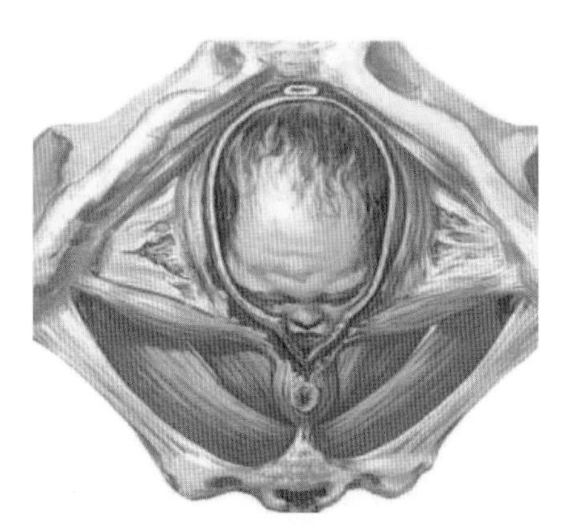

图 5–17　第二产程胎头拨露

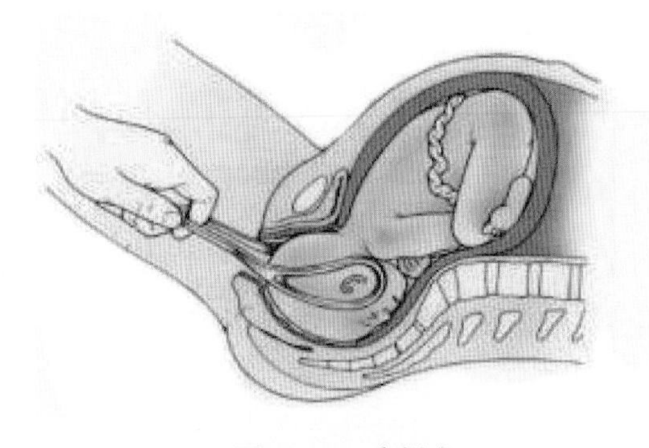

图 5–18　产钳术

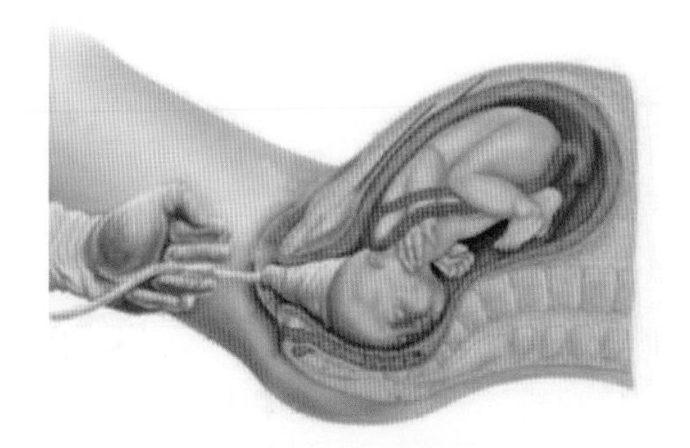

图 5–19　胎头吸引术

3. 体质量指数（BMI）

肥胖是盆腔器官脱垂的高危因素。肥胖患者腹压较正常人高，增加了盆底负担；肥胖者盆底肌肉所占比例低，盆底周围被大量脂肪细胞占据，使盆底承压能力下降。

两者共同造成盆底功能下降，诱发或加重盆腔器官脱垂。

消瘦的人肌肉多不发达，肌肉力量比较弱，盆底肌肉为身体肌肉的一部分也不例外，力量弱、支撑盆底的功能也就弱了，所以容易发生盆腔器官脱垂。

适宜的体重患盆腔器官脱垂的风险小于体重过大与过小者。

4. 既往病史

（1）生活习惯　长期站立或负重、穿紧身胸衣、长期便秘、用力屏气及重体力劳动等，长期造成腹压增加的生活习惯，也因引起腹压持续性增加，促使盆腔器官脱垂的发生率增加。

（2）慢性病史　慢性咳嗽、哮喘等呼吸系统疾病都引起盆腔器官支持组织缺陷致盆腔器官脱垂的基本发病因素。有些突发的子宫脱垂，可能与患者盆腔生长了巨大肿瘤或因各种原因造成的腹腔内大量腹水有关。

盆底长期受到如此高压作用，除了盆底的筋膜、肌肉、神经被不断牵拉处于紧张状态而不能得到松弛休息外，盆底局部的血供也将受到影响，其直接结果是造成上述组织的营养不良、变性而失去弹性，最终发生盆腔器官脱垂。

（3）妇科手术　子宫切除术理论上不仅切除了子宫，而且切断维持盆底功能的相应的韧带、神经和血管，在一定程度上改变了盆底的整体构架和盆底固有的稳态，可发生阴道前壁膨出、阴道穹隆脱垂、阴道后壁膨出等盆腔器官脱垂。

既往也有不同的关于子宫切除术影响盆底功能的报道。子宫切除术后相关的盆底障碍性疾病主要有阴道穹隆脱垂、慢性盆腔痛、排便障碍、排尿障碍、尿频、尿失禁及性生活障碍等。其中，子宫切除术后患者的性生活质量问题尤其受到广大患者的关注。但这种影响是短期立即发生的、长期显现的，是原有盆底功能障碍性疾病的加重还是新发疾病，手术方式与盆底功能障碍性疾病发生类型的关系，尚需通过具有盆底三维超声、尿动力学检查等客观证据的系统性研究进一步证实。

5. 遗传因素

最新的流行病学调查发现，盆腔器官脱垂的患者有家族聚集倾向，如果一级亲属中有盆腔器官脱垂患者，其本人患病风险明显增高。

此外，盆腔器官脱垂的发生存在种族差异，白人中多见，亚洲人其次，黑人中少见，这可能与不同种族的盆腔结构、肌肉和结缔组织的质量以及创伤后形成的厚纤维组织的倾向不同有关，也可能与不同种族的文化和生活习惯相关，由此提示盆腔器官脱垂与遗传因素有关。

第三节　临床表现与危害

一、盆腔器官脱垂常见症状

轻度的盆腔器官脱垂可能并没有明显的临床症状，随着疾病的进展，盆腔内的器官无法维持在正常位置，从而出现相应的功能障碍。

盆腔器官脱垂轻症患者一般无任何不适。

重症盆腔器官脱垂最特异的症状是患者能看到或者触到膨大的组织器官脱出阴道口。子宫脱垂时因下垂的子宫、子宫韧带有牵拉，可导致盆腔充血，使患者出现不同程度的腰骶部酸痛或下坠感，站立过久或劳累后的症状更明显。轻度脱出的阴道壁或子宫经卧床休息，有的能够自行回缩或用手帮助还纳；重度的子宫脱垂常常不能还纳，暴露在阴道外的阴道黏膜和宫颈因长期与内裤的摩擦，常导致阴道壁和宫颈发生溃疡、出血、分泌物增多，如果继发感染则可有脓性分泌物。

中、重度阴道前壁膨出（伴有或不伴有子宫脱垂）可有排尿困难、尿不尽感、残余尿增加等，部分患者可发生压力性尿失禁，但随着膨出的加重，其压力性尿失禁症状可缓解或消失，取而代之的是排尿困难，甚至需要手助压迫阴道前壁帮助排尿，并易发生尿路感染。

中、重度阴道后壁膨出（伴有或不伴有子宫脱垂）常伴有便秘、排便困难等，重的排便困难也需要手助压迫会阴体、肛周或阴道后壁辅助排便。

盆腔器官脱垂往往还伴有某些非特异性症状，如阴道松弛、性功能障碍等。

二、盆腔器官脱垂体征

1. 阴道前后壁膨出

妇科查体时阴道口突出物在向下屏气时增大，突出物表面可见阴道横纹皱褶，即为阴道前壁或后壁的膨出。

阴道前壁脱垂触诊时凸出包块柔软而边界不清，如用金属导尿管插入尿道膀胱中，则在可缩小的包块内触及金属导管，可确诊为膀胱或尿道脱垂。膀胱膨出看见阴道横沟与膀胱沟之间的阴道前壁膨出，尿道膨出表现为尿道下沟与阴道横沟之间的阴道前壁膨出。

阴道后壁膨出有半球状块物膨出，有时可触及粪块，肛查时指端可进入阴道凸出的盲袋内。阴道后壁膨出多伴有会阴部陈旧性裂伤。

2. 子宫脱垂或穹窿脱垂

妇科检查在向下屏气增加腹压时，宫颈外口距处女膜缘 <4cm，排除单纯宫颈延长症即可诊断子宫脱垂。子宫脱垂常并伴有膀胱、直肠膨出。脱出于阴道外口的子宫由于长期暴露摩擦，可见宫颈及阴道壁溃疡，有少量出血脓性分泌物，宫颈及阴道多明显增厚，宫颈肥大，不少病人宫颈显著延长。

子宫脱垂需要与单纯的子宫颈延长症相鉴别。子宫颈延长症指无子宫膨出的单纯子宫颈延长，有时可伴有轻度阴道前后壁膨出。单纯子宫颈延长可以通过触诊与子宫脱垂鉴别，双合诊检查子宫颈的阴道部分延长，子宫体在盆腔内，前后穹窿部很高，屏气并不下移。

穹窿脱垂是一种继发于子宫切除手术后的疾病，检查可见，阴道口壁黏膜呈球状物膨出，阴道松弛，如合并有肠膨出，指诊可触及疝囊内的小肠，明显凸出于阴道口外的穹隆脱垂，局部长期摩擦，可见破溃和糜烂。

3. 症状与体征不一致

盆腔器官脱垂导致的盆底功能障碍是一组疾病症状群，其严重程度与解剖学改变不完全呈正相关关系，也就是说，有的患者脱垂并不重、但症状明显，而有的患者脱垂较重、但症状并不明显。临床中常常会看到部分患者的盆腔器官脱垂为轻度，但常有明显的阴道胀痛、下腹不适与坠胀痛、腹股沟区牵拉痛的症状，而中重度脱垂的反而症状不十分明显。其原因可能为：

（1）盆底的肌肉、筋膜和韧带共同担当着支持盆腔器官于正常位置、维持盆腔器官行使生理功能的重要作用，其结构的完整性、血管神经供给及支配功能正常是保证盆腔器官完成生理功能的基本保证。肌肉和胶原结缔组织，其间分布着丰富的神经纤维，主要由交感神经、副交感神经和躯体神经支配。交感神经的节前神经纤维来自于脊柱两旁下胸段的交感干，与主动脉丛汇合形成上腹下丛，由上腹下丛发出分支形成子宫卵巢丛和左右腹下神经，腹下神经与来自于第 2 ~ 4 骶神经腹支的副交感神经节前纤维汇合形成下腹下神经，下腹下神经发出直肠支、膀胱支和子宫阴道支。躯体神经的感觉神经和运动神经，经阴部神经支配盆底组织，尤其是盆底肌肉，发生盆底神经损伤后，盆底支持组织，尤其是盆底肌肉会在电生理活动、组织学及化学分泌等方面发生巨大变化；盆底神经肌肉病理学研究同样显示了盆底肌神经支配的形态学改变和阴道黏膜末梢分布变化。上述变化均可诱发相关不适与疼痛等临床症状。随着年龄的增长、病情进一步进展，导致肌肉、筋膜和韧带逐渐退化或劳损时，局部组织的血运进一步受到影响、出现去神经化改变，临床症状反而不明显而体征典型。

（2）盆底的肌肉、筋膜和韧带是一个整体，共同担当着支持盆腔器官的功能。当盆底的肌肉、筋膜和韧带的之一损伤时，常可通过另一个或两个结构与功能的完整来弥补。静息状态下，筋膜和韧带起着支撑与提拉的作用，而Ⅰ类肌纤维即慢缩肌纤维组成的盆底的肛提肌基础张力所维持的静息压力，使筋膜和韧带在承受压力状态下免受损伤；咳嗽等突然增加腹压时，盆底Ⅱ类肌纤维即快收缩肌反射性的收缩力对抗了来自腹压的冲击力，避免了对韧带的牵拉与筋膜的冲击，以致于长期作用的损伤。因而，在疾病的早期，患者可能因为盆底的肌肉的损伤出现临床症状，因筋膜与韧带的完好结构与功能，临床体征并不十分明显。

（3）当疾病早期盆底的肌肉、筋膜和韧带出现轻度损伤时，压力性尿失禁和排空障碍均可能与阴道前壁及顶端脱垂有关。但是，伴随脱垂程度的进行性加重，由于脱垂导致的尿道机械性梗阻减少了漏尿，反而会使压力性尿失禁的症状被掩盖。

盆腔脏器脱垂，尤其是顶端和后壁缺陷，可能伴随排便障碍，譬如便秘、排便费力、便不尽感等，在临床实践和影像学研究中发现，脱垂的严重程度并不与排便障碍完全成正相关。

三、盆腔器官脱垂危害

1. 外阴、阴道疾病

阴道壁膨出可以导致外阴部形态的改变。正常外阴阴道前后壁是贴合的，阴道口是闭合的；但是阴道前或后壁膨出者，带皱褶的阴道壁是脱出在阴道口外的，阴道口张开呈洞状。阴道前后壁因膨出程度不同引起相关症状，比如阴道排气感、外阴肿胀下坠感、走路摩擦感、外阴与内裤粘连感，长时间脱垂的阴道前后壁或宫颈因摩擦可发生溃疡、出血等。

2. 反复发作阴道炎

由于阴道壁膨出，阴道前后壁不能有效地贴合，阴道口张开成洞状，阴道分泌物常有异味；阴道抵御外界微生物入侵能力下降，阴道自洁能力也相应的下降，易导致阴道炎的反复发生。

3. 影响性生活

阴道壁脱垂可影响性生活的质量。性快感是性生活重要的组成部分，影响因素很多，最主要是受到盆底的肌肉和神经的影响。

阴道松弛、阴道壁脱垂因盆底肌肉、筋膜的损伤与退化，致使阴道壁的胶原减少及支撑阴道壁肌肉纤维断裂等，使阴道口变的宽大，阴道壁顺应性降低及变薄、萎缩，无法维持阴道壁原本紧致而松弛，导致阴道感觉神经兴奋性降低，变得迟钝，使男方紧握感和女方容纳感均减弱或缺失，会使男女双方的性快感下降，长此以往，女性的性欲也会下降，易导致夫妻性生活质量下降。

轻度的子宫脱垂对性生活影响不十分明显，中重度子宫脱垂的患者影响较明显。

4. 伴发排尿功能的障碍

前盆腔的任何一个部位发生比较明显的脱垂时，都可能发生排尿功能的障碍。研究发现重度膀胱膨出患者的尿流率下降、排尿时间延长、残余尿增多（>50mL），这不仅仅与器官脱垂有关，并且与盆腔底部肌肉和神经的受损引起膀胱逼尿肌及排尿机制的改变有关。

临床上发现部分患者有严重子宫、阴道脱垂（Ⅲ期以上）而无尿失禁症状，其原因可能是因为膀胱后壁下降、使尿道活动度受限反而无尿失禁的发生。

阴道前壁的脱垂严重时多伴有尿道膨出，因此也常常会伴有压力性尿失禁。但阴道前壁的脱垂与尿失禁并不具有一致性，不是所有的阴道前壁脱垂都有尿失禁，也不是所有的尿失禁都伴有阴道前壁的脱垂。

5. 伴发排便功能的障碍

便秘是指粪便在肠管通过困难，运行时间长，排出次数减少，排出受阻并有直肠坠胀、排便不尽感等一组痛苦的症状。常表现为粪便太少、太硬，排出困难，费力费时，每周便次少于 2～3 次者，可伴有腹胀、嗳气、口苦等症状。

阴道后壁膨出时阴道直肠筋膜与提肛板、会阴体的连接断裂使阴道的向后拉力消失，可能导致会阴体侧方移位或会阴体与肛门外括约肌分离，导致了排便困难或加重便秘。

便秘并不是一个独立疾病，而是多种疾病引起的一组症状。但是并不是所有便秘的症状都与阴道壁膨出有关，尤其是轻度的阴道后壁膨出多不会引起便秘，尚需要进一步查找原因进行干预与治疗。

6. 影响生育

子宫脱垂不管程度多重一般不影响月经，轻度子宫脱垂也不影响受孕、妊娠和分娩。

第四节　诊断与评估

盆腔器官脱垂的诊断依据病史、专科检查及影像学检查。盆底的影像学检查方法主要包括超声检查、磁共振检查、膀胱尿道造影、动态排粪造影。目前常用的主要是超声检查和 MRI。

一、临床诊断

盆腔器官脱垂主要通过病史和盆腔检查即可获得诊断。

（1）首先应该询问病史，如患者的年龄，体重指数，怀孕和分娩次数，新生儿体重、分娩方式，分娩过程是否顺利、无产程过长，阴道助产及盆底组织撕伤等。性生活情况，是否有便秘、慢性咳嗽、过敏性鼻炎等慢性腹压增加情况，是否合并高血压和糖尿病等基础疾病。

（2）因为POP伴有临床症状是医师界定患者是否需要进行治疗干预的重要依据，应全面了解患者的临床症状。最特异的症状是患者能看到或者感到膨大的组织器官脱出阴道口，可伴有明显下坠感，久站或劳累后症状明显，卧床休息后症状减轻，严重时脱出的器官不能回纳，可有分泌物增多、溃疡、出血等；阴道前壁膨出者可有排尿困难、活动后漏尿、尿不尽感等；阴道后壁膨出者可有便秘、排便困难等。

POP导致的盆底功能障碍是一组疾病症状群，其严重程度与解剖学改变不完全呈正相关关系。建议应用经中文验证过的国际标准化问卷，如盆底功能影响问卷简表（pelvic floor impact questionnaire-short form 7，PFIQ-7）和盆腔器官脱垂及尿失禁性生活问卷（pelvic organ prolapse-urlnary incontinence sexual questionnaire，PISQ-12）了解症状的严重程度及对患者生命质量的影响。

（3）专科检查时患者取膀胱截石位，观察患者放松状态下以及屏气用力状态下的最大脱垂情况，同时注意外阴形态和有无阴道黏膜溃疡。如果患者提示脱垂不能达到最大程度，可取站立位检查。使用双叶窥具进行顶端支持的评估，使用单叶窥具进行阴道前后壁脱垂的评估。三合诊检查鉴别是否合并肠疝。有条件者可以行阴道旁缺陷的检查以及模拟顶端支持复位后的阴道前、后壁检查。注意是否合并子宫颈延长。检查结果使用盆腔器官脱垂定量（pelvic organ prolapse quantitation，POP-Q）分度法记录。

（4）神经肌肉检查。神经系统检查主要包括会阴部感觉以及球海绵体肌反射、肛门反射等。还应判定盆底肌的基础张力和自主收缩力，包括肌肉收缩的强度、时程和对称性，可以参考盆底肌力牛津分级系统判定。

手测改良牛津肌力分级（MOS）：0级：无肌肉活动；1级：有肌肉颤动；2级：有非振动样的弱压力；3级：较2级压力增大，并有弱顶举感；手指向头侧轻度移位；4级：检查者手指被较牢固地抓住并吸进，可对抗中等阻力的向上移位；5级：手指被牢牢地抓住并有明显的顶举感，可对抗强阻力的向头侧移位。

二、盆底超声诊断

随着盆底影像学技术的快速发展，更加促进了盆底功能障碍性疾病的准确评估和临床诊疗水平的提高。目前盆底超声具有多种成像技术和检查方法。盆底超声根据成像技术主要有二维超声、三维超声、四维超声，尤其是三维、四维超声的快速发展，为其应用于实时盆底解剖结构成像提供了更为直观的方法。根据探头放置位置，主要有经阴道超声、经会阴超声和经直肠超声。评价盆底复杂的结构和功能需要多种超声模式作用，经会阴超声、经阴道超声和经直肠超声可以取长补短，共同显示盆底概况。盆底超声与其他影像学方法相比具有实时、无创、可重复、耗时短、费用低、方便快捷等优势。

1. 盆底超声的适应症

目前盆底超声的主要适应证范围包括：

（1）妊娠及分娩后盆底功能的评估。

（2）压力性尿失禁。

（3）反复泌尿系感染、急迫性尿失禁。

（4）排便障碍。

（5）临床检查有盆腔脏器脱垂者。

（6）盆底手术术前评估和术后的随访。

（7）盆底治疗疗效的评估等。

2. 盆底超声检查方法

（1）所需设备及准备工作

需要配备有容积探头的高分辨率超声诊断仪。

检查前需要患者排尿（残余尿量 <50mL）以及排便，常规取仰卧位结合膀胱截石位扫查，必要时可采取患者半蹲位或站立位检查；探头表面涂抹无菌耦合剂，外罩探头保护套，探头套外表面涂抹较多无菌耦合剂，分开两侧阴唇将探头紧贴患者会阴部。

（2）操作步骤

①静息状态下二维超声显示盆底标准正中矢状面图像，图像内包括耻骨联合、尿道、膀胱颈、阴道、宫颈、直肠壶腹部、肛管、直肠、直肠肛管连接处及肛管周围的肛门括约肌（图 5–20 和图 5–21）。②嘱患者做盆底肌肉收缩动作（缩肛动作），在正中矢状面向左右轻摆探头观察双侧肛提肌的连续性（图 5–22）；随后将探头旋转 90° 横置，并向肛门方向稍倾斜且适度加压观察肛门内外括约肌的完整性。③启动 3D 容积数据采集，采用断层超声成像（TUI）模式多平面观察肛门括约肌和肛提肌的完整性（图 5–23 和图 5–24）。④嘱患者做最大 Valsalva 动作（即屏气用力向下施加腹压，至少持续 5s）在正中矢状切面观察前、中、后盆腔脏器的运动，并量化脱垂程度。⑤嘱患者做最大 Valsalva 动作，同时启动 4D 容积数据采集，观察盆腔脏器有无脱垂和肛提肌裂孔大小的变化，并测量肛提肌裂孔面积（图 5–25）。

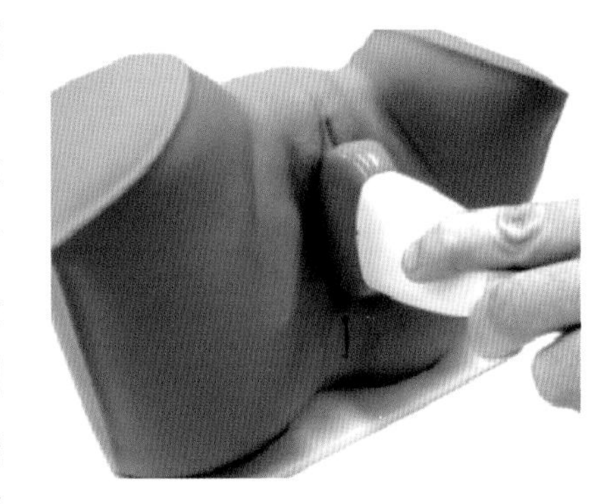

图 5–20　经会阴盆底超声探头放置方法

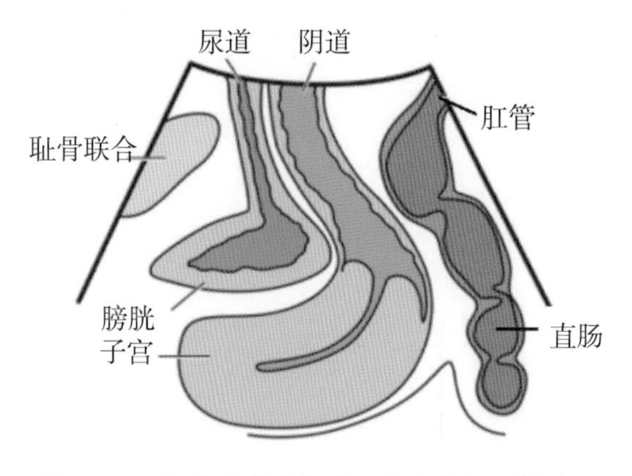

图 5-21　经会阴盆底超声正中矢状切面模式图

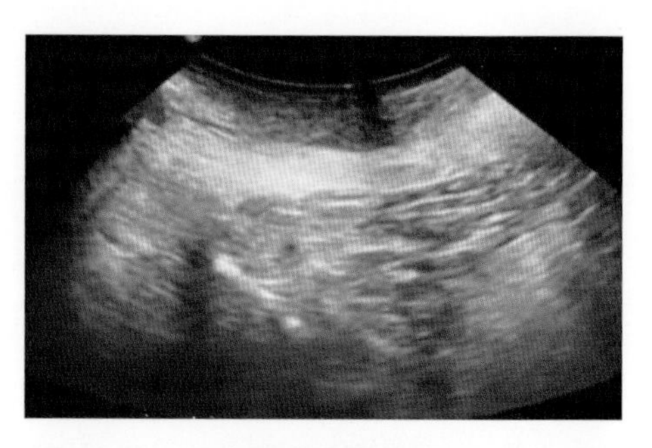

图 5-22　经会阴盆底超声分别观察双侧肛提肌连续性

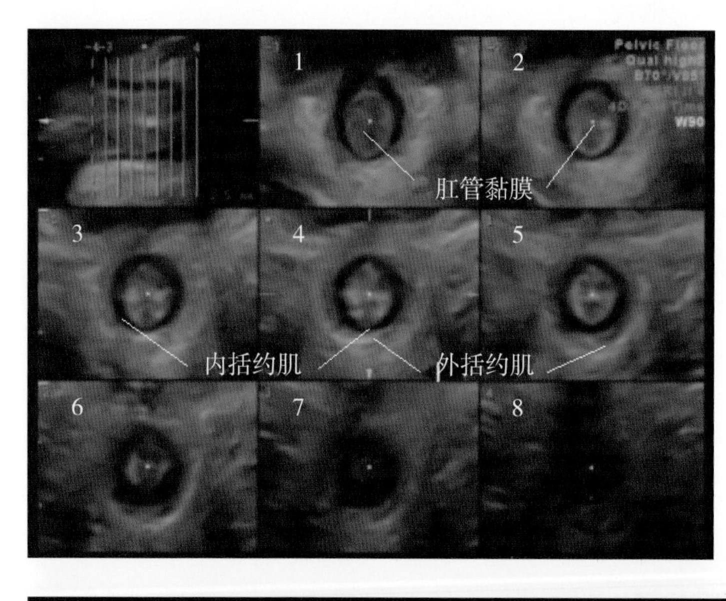

图 5-23　缩肛状态下 TUI 模式观察肛门内、外括约肌连续性

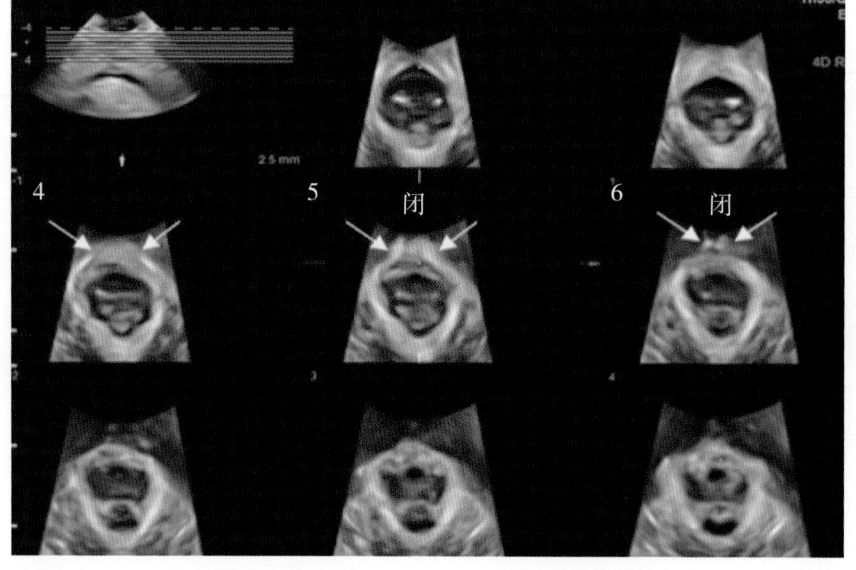

图 5-24　缩肛状态下 TUI 模式观察肛提肌的连续性（正常肛提肌显示为“U”或“V”形对称性连续强回声，层距 2.5mm 时 TUI 第 4、5 及 6 幅图耻骨联合分别为开、闭、闭状态时为标准平面）

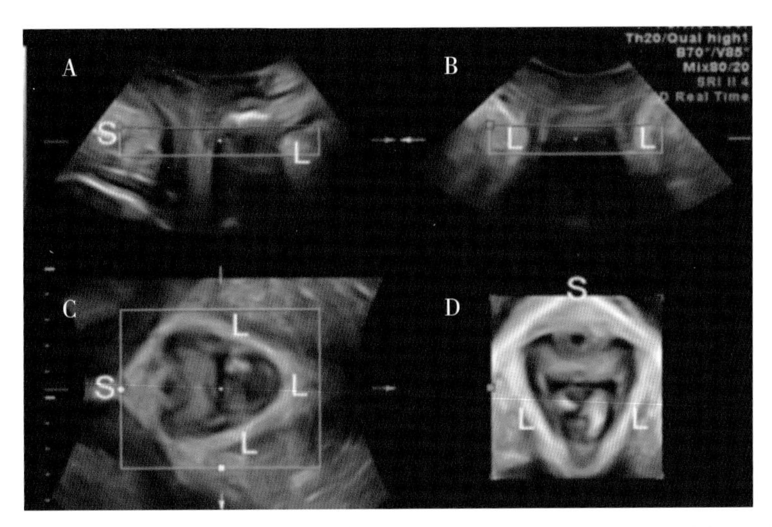

图 5-25　四维超声观察 Valsalva 动作时肛提肌裂孔面积变化（S 代表耻骨联合，L 代表肛提肌）

3. 不同超声模式的作用

（1）二维超声　可以经阴道或者经会阴从矢状面，冠状面显示膀胱颈、尿道、阴道、直肠、肛管和肛门括约肌等结构。

（2）三维超声　通过特殊的容积探头自动采集一系列二维超声图像获取容积数据，重建出立体的图像，可弥补二维超声无法获得盆底结构横断面的不足，可任意切面观察以及多种显像模式，盆底超声中常用断层超声成像（TUI，Tomographic ultrasound imaging）多平面显像模式，其中层间距、层数等参数可以任意调节。

（3）四维超声　在连续采集容积数据的同时进行三维立体重建，实际是动态三维成像，可根据需要进行影像回放，用来观察不同动作过程中不同盆底切面的动态变化过程。利用图像渲染模式能够获得更好的图像效果。

4. 不同超声成像模式的观察指标

不同超声成像模式下可观察不同的内容及测量不同的指标。

（1）盆底二维超声观察内容和测量指标　①观察内容包括：位于前盆腔的耻骨联合、耻骨后间隙、尿道长度与倾斜角、尿道内口形态、尿道括约肌、膀胱颈位置、膀胱底位置、膀胱残余尿量、逼尿肌厚度等；位于中盆腔的阴道、宫颈位置；位于后盆腔的直肠壶腹部、肛管、直肠、肛管直肠角和会阴体、肛门括约肌等。②测量指标包括：残余尿量、逼尿肌的厚度、膀胱颈移动度，膀胱尿道后角角度、尿道旋转角度；盆腔器官脱垂时测量脱垂的脏器距离对应参考线的长度。

（2）三维、四维超声观察内容和测量指标　由于女性盆底是一个三维立体结构，二维超声难以显示盆底的完整形态及盆底器官与周围组织的关系。三维超声作为一种较新的影像学技术，在盆底解剖结构成像中显示出其独特优势，可以同时显示互相垂直的矢、横、冠3个断面，从而获得普通二维超声无法观察到的完整的盆膈裂孔的声像图。采用盆底三维超声观察盆底解剖结构的可靠性、图像重建及测量结果的精准性已经得到肯定。如可获得盆底的横切面图像，清晰显示盆膈裂孔的形态与结构，准确测量裂孔的面积大小，更好地评估POP；同时，盆底三维超声能直观地观察耻骨直肠肌和肛门括约肌的产伤，了解盆底肌肉损伤的程度，为PFD的诊断提供影像学依据，指导临床选择合适的治疗方法。①观察内容包括：静息、缩肛、Valsalva动作后盆底肌群和各盆腔器官的运动情况，有无脏器脱垂、异常膨出、肛提肌和肛门括约肌有无损伤。嘱患者做Valsalva动作时观察盆腔器官的运动情况；嘱患者做缩肛运动时观察肛提肌的收缩情况。②测量指标包括：肛提肌裂孔前后径、肛提肌裂孔横径、肛提肌裂孔面积、左右肛提肌的夹角，还有测量肛提肌尿道间隙。其中Valsalva动作时测量肛提肌裂孔的面积非常有意义，它可以用来评估肛提肌裂孔形态和变化，可以协助评价盆底功能障碍性疾病的程度，可以发现及评估肛提肌及肛门括约肌损伤及程度。

5. 不同途径超声影像

经腹超声因腹壁距离盆底较远，并存在骨骼、膀胱、肠道内容物、肠蠕动以及腹壁脂肪组织等的干扰，较难获取清晰的盆底结构声像图。故多采用经阴道超声、经会阴超声和经直肠超声的方法。

（1）经会阴超声　由于经会阴超声不会造成盆底解剖结构成像失真而成为目前使用最广泛的技术，可分别观察静息状态、Valsalva动作和缩肛动作下前、中、后三个盆腔器官的运动。它既可显示静息状态下女性尿道、阴道、膀胱、膀胱颈、直肠等与耻骨联合下缘的关系，膀胱尿道的角度，又可在Valsalva动作和盆底肌肉收缩时动态观察上述结构的变化，了解膀胱颈活动度、尿道旋转的程度及POP情况，是评估SUI与POP的重要指标之一。

经会阴超声可提供盆底二维图像，正中矢状面上可以显示耻骨联合后方至肛提肌前方的膀胱、尿道、阴道壁、肛管和直肠。三维会阴超声在重建的轴平面上可以补充提供肛肌裂孔面积（最小裂孔平面上确定），耻骨直肠肌面积（最大肌肉厚度平面确定），耻骨直肠肌的定性评估和其耻骨下支附着处。分别观察静息状态、Valsalva动作和缩肛动作下肛提肌的完整性和肛提肌裂孔面积的变化，最后利用三平面或断层超声成像（TUI）模式观察肛提肌和肛门括约肌的完整性。①经会阴二维超声静息状态：测量膀胱残余尿量、逼尿肌厚度、尿道倾斜角、膀胱尿道后角（α）、膀胱颈位置、子宫颈位置、直肠壶腹部位置以及尿道内口有无开放呈漏斗形（箭头处）、尿道周围有无囊肿或憩室等。耻骨联合后下缘作为参考线，其中膀胱颈位置的评估需要测量膀胱颈与参考线之间的垂直距离（BSD）（图5-26）。②经会阴二维超声最大Valsalva动作时：

膀胱颈移动度、尿道内口有无漏斗形成、尿道旋转角、膀胱尿道后角、膀胱颈位置、子宫颈位置、直肠壶腹部位置（图 5-27）。

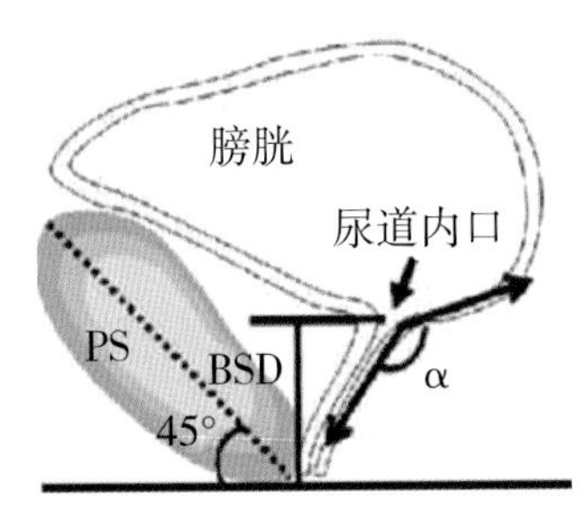

图 5-26　静息状态时需要测量的指标（PS 代表耻骨联合）

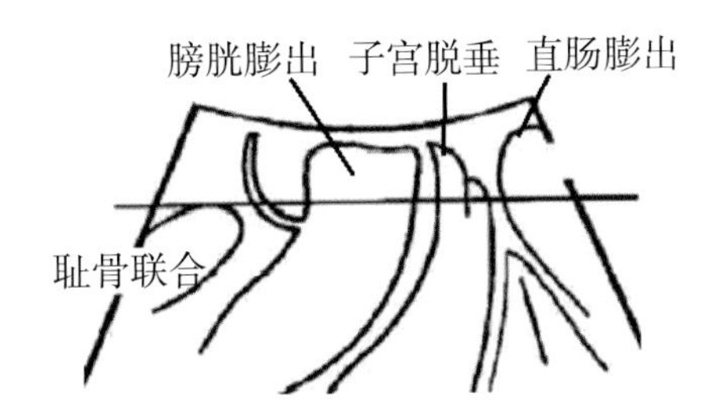

图 5-27　最大 Valsalva 动作时盆腔器官脱垂盆底超声图像示意图

膀胱颈下降距离＝静息时 BSD − 最大 Valsalva 时 BSD，数值＞ 25mm 被认为膀胱颈过度运动，一般认为，膀胱颈下降距离与压力性尿失禁的程度相关。

膀胱尿道后角在静息状态时正常为 90° ~ 120° ，＞ 140° 考虑膀胱尿道后角增大，预示膀胱颈活动度增加。

尿道旋转角为静息时与最大 Valsalva 动作两种状态下尿道的成角，正常 30° ~ 40° ，角度增大预示尿道的过度活动。

盆腔器官下降的评估分别在静息状态和最大 Valsalva 动作时以耻骨联合后下缘水平线作为参考线，分别测量膀胱颈最低点、子宫颈最低点、直肠壶腹部最低点距离水平线的垂直距离，并分别与静息状态下的数值相减即可计算出各脏器移动的距离。

③经会阴 3D/4D 超声：缩肛动作时断层超声成像观察肛提肌有无损伤

最大 Valsalva 动作时轴平面沿裂孔内侧边界描记来测量肛提肌裂孔面积，＜ 25cm^2 为正常，30 ~ 34.9cm^2 为轻度扩张，35 ~ 39.9cm^2 为中度扩张，＞ 40cm^2 为重度扩张。

测量肛提肌裂孔面积的切面同时观察肛提肌尿道间隙是否对称，如果双侧不对称往往提示存在肛提肌损伤。

（2）经阴道超声　体位同经会阴超声。在静息位置、最大 Valsalva 动作、盆底肌肉收缩时成像。

检查方法：探头涂上耦合剂、套上避孕套，置入阴道宫颈表面或阴道穹窿，转动探头柄，做横向、纵向及多切面扫描，可清晰显示子宫内部结构，双侧卵巢形态、大小、卵泡等结构，向外抽拉探头，可检查宫颈及其前方尿道、膀胱，子宫后方的直肠、肛管等情况。

（3）经直肠道超声　患者采取膀胱截石位，左侧或俯卧位。检查方法与经阴道超声相同，从耻骨直肠肌上部延伸到肛门边缘记录数据，随后利用多维成像查询三维数据集。

6. 常见盆底功能障碍疾病的盆底超声表现

（1）膀胱膨出　膀胱膨出是妇科泌尿学科较常见疾病之一，属于前盆腔功能障碍，妊娠和分娩是导致膀胱膨出的重要原因，老年妇女由于盆底支持结构的萎缩和周围筋膜的薄弱也可导致膀胱膨出。

应用盆底超声评估有无膀胱膨出时需经会阴二维超声正中矢状面时分别在静息状态和最大 Valsalva 动作时，关注以下指标：膀胱颈的移动度、膀胱后角、尿道旋转角。其中膀胱颈移动度的测量以正中矢状面耻骨联合后下缘的水平线作为参考线（图 5-28）。

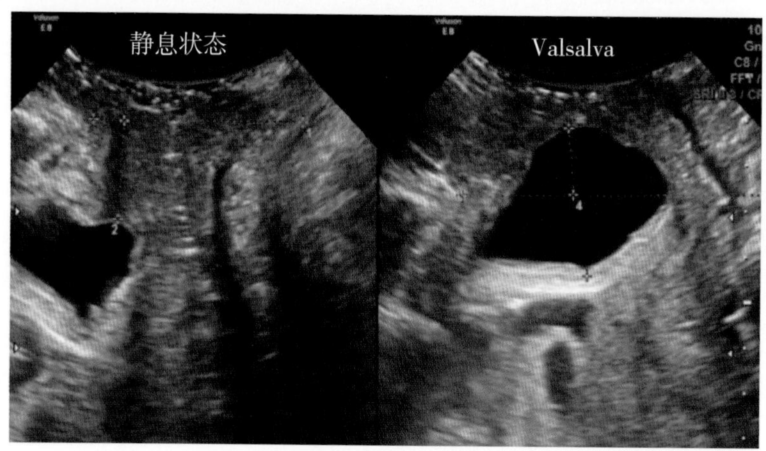

图 5-28　膀胱膨出声像图（Valsalva 动作时膀胱最低点位于参考线水平下方）

（2）压力性尿失禁　超声表现有最大 Valsalva 动作时尿道内口开放呈漏斗状，逼尿肌厚度＞ 5mm，膀胱颈下降距离＞ 25mm，膀胱尿道后角和尿道倾斜角增大（图 5-29）。

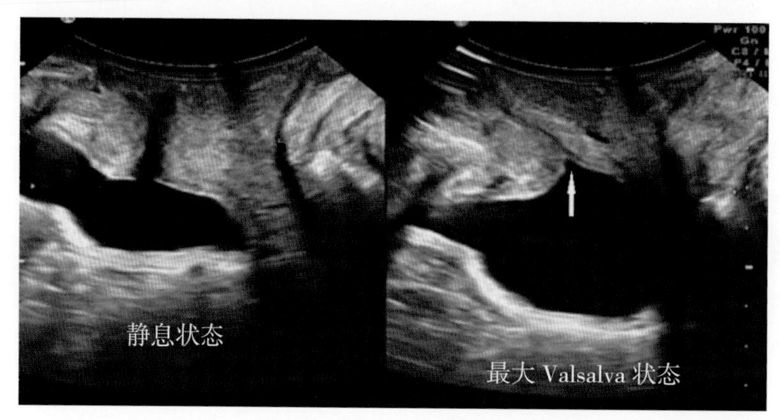

图 5-29　压力性尿失禁静息状态正常，最大 Valsalva 动作时尿道内口开放呈漏斗状（箭头示）

（3）子宫脱垂　子宫脱垂和阴道穹窿的膨出属于中盆腔功能障碍，分娩损伤是导致子宫脱垂或阴道穹窿膨出的主要原因。目前子宫脱垂主要通过临床检查做出诊断，其脱垂程度以处女膜缘为参照点，而经盆底超声观察子宫脱垂是以正中矢状面耻骨联合后下缘的水平线作为参考线，以宫颈外口的最低点作为指示点，通过测量指示点与参考线的垂直距离来量化有无子宫脱垂。但目前超声对于子宫脱垂的分度尚无统一定论（图 5-30）。

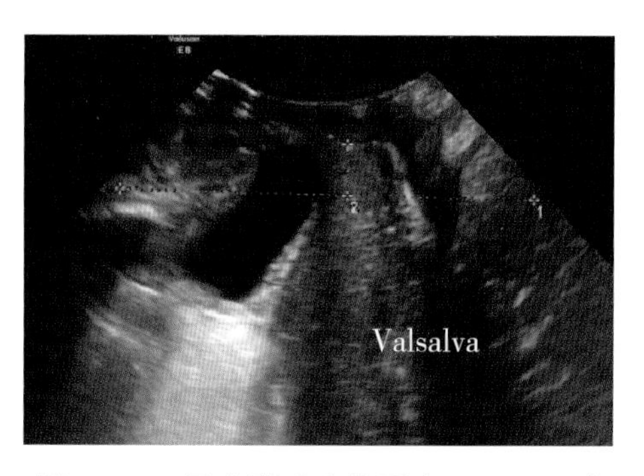

图 5-30　子宫脱垂声像图（Valsalva 动作时宫颈最低点位于参考线水平下方）

（4）直肠膨出　直肠膨出属于后盆腔功能障碍，分娩损伤是其主要原因，尤其是盆底支持组织的撕裂损伤导致直肠阴道膈缺损使直肠向阴道后壁方向膨出，长期便秘等腹压增加可造成直肠膨出逐渐加重，表现为便秘加重、便不尽感、直肠肠套叠、肠疝等。盆底超声的优势在于无须进行肠道准备和使用造影剂，通过最大 Valsalva 动作能够动态评估直肠的运动情况，且三维成像技术的应用能够显示肛提肌是否完整。但目前超声对于直肠膨出的分度尚无统一定论。

直肠膨出的盆底超声表现：2D 超声正中矢状面显示直肠壶腹部向阴道内膨出呈囊袋状，直肠壶腹部位于耻骨联合后下缘水平线下，直肠壶腹部膨出高度的测量在最大 Valsalva 动作时以肛门内括约肌的延长线作为参考线，测量膨出部分的最大高度，数值＞ 15mm 被认为存在明显直肠膨出（图 5-31）。

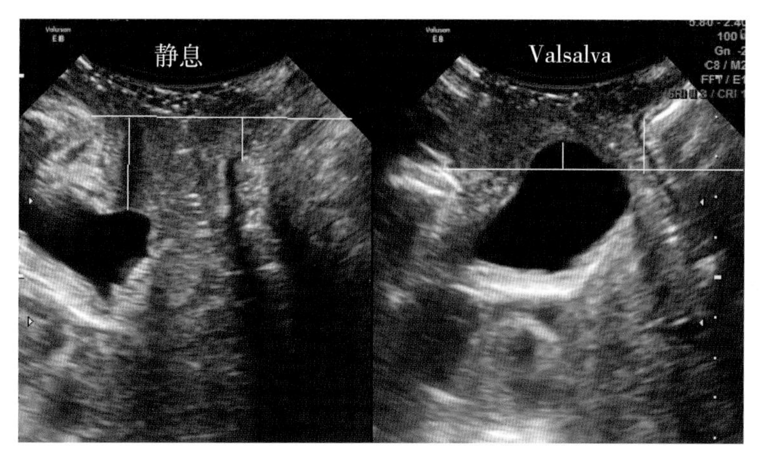

图 5-31　膀胱膨出合并直肠膨出

（静息状态时正常，Valsalva 动作时膀胱最低点及直肠壶腹部位于参考线水平下方）

请注意直肠膨出与会阴体过度运动鉴别，后者是由会阴体组织缺陷导致最大 Valsalva 动作时会阴体的下降，超声声像图表现为直肠壶腹部也位于耻骨联合后下缘水平线下，但膨出物与肛管间的夹角呈钝角。

（5）盆底肌损伤 ①肛提肌损伤，肛提肌是支撑盆腔脏器最主要的一组盆底肌群，解剖学上由耻骨内脏肌、耻骨直肠肌、髂尾肌组成，呈对称性分布的薄层纹状肌，两侧肛提肌与耻骨联合下缘共同围成肛提肌裂孔，中线从前至后分别有尿道、阴道、直肠通过。分娩损伤是造成肛提肌损伤的常见原因。

由于三维和四维超声能够显示盆底横断面的优势，以及动态图像的采集与存储、多平面成像、断层超声成像、图像后处理等在盆底超声高效评估肛提肌的完整性时具有不可替代的作用。但超声图像无法分辨耻骨内脏肌和耻骨直肠肌的界限。

需要注意：建议在缩肛状态下检查肛提肌的连续性，首先在静息状态时，经会阴二维超声双侧旁矢状面分别显示两侧肛提肌呈连续的，回声均匀的稍高回声带状结构，在缩肛动作时肌肉增厚缩短。而肛提肌损伤则表现为一侧或双侧肛提肌回声不均匀，或连续性中断。经三维、四维超声显示正常的肛提肌裂孔呈双侧基本对称的“U”形或“V”形，而一侧或双侧肛提肌连续性中断，或回声不均匀，失去对称的“U”形或“V”形则考虑肛提肌损伤，最大 Valsalva 动作时常伴有盆腔脏器的脱垂和肛提肌裂孔面积的增大（图 5-32）。

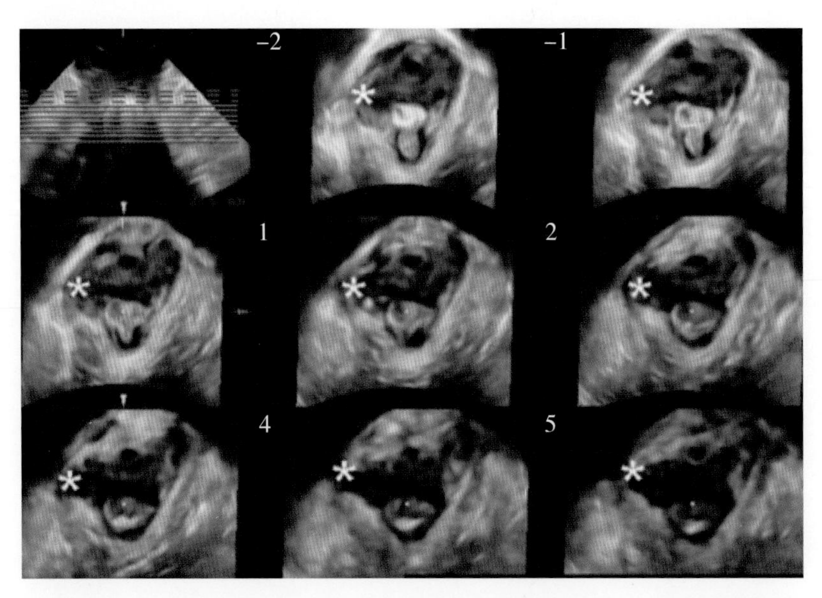

图 5-32 TUI 模式显示肛提肌连续性中断，双侧不对称（* 显示中断处）

②肛门括约肌损伤，肛门括约肌的损伤常常与分娩助产有关，尤其是急产，是导致便失禁重要因素。盆底超声借助三维、四维成像功能能够重建肛门括约肌的冠状面

和横断面，能在多个连续平面上观察其完整性。肛门括约肌分为内括约肌和外括约肌，内括约肌为环形低回声，内包绕肛管黏膜，外括约肌为内括约肌外侧的环形高回声结构。

肛门括约肌损伤表现为肛门括约肌连续性中断，失去完整的环形轮廓，且在断层超声成像显示缺损累计 4 个平面以上，损伤范围超过 30°（图 5-33）。

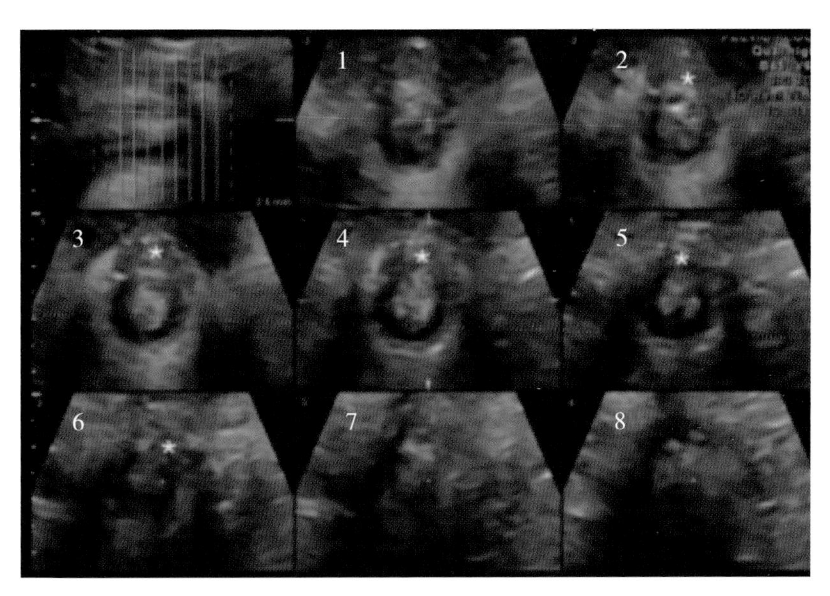

图 5-33　TUI 模式显示肛门括约肌损伤 [★显示 11 点（1 点连续性中断，回声杂乱）]

7. 盆底四维超声报告解读

（1）超声表现部分　先描述静息状态时膀胱内残余尿量、逼尿肌厚度（正常 < 5mm）、尿道内口关闭或开放及尿道周围有无异常声像图（囊肿、憩室、结石等）。

然后分别描述静息状态、Valsalva 动作时前、中、后盆腔用来反映盆腔器官位置所测量的各参数的数值，以耻骨联合后下缘水平线作为参考线，明确描述静息状态和 Valsalva 动作在膀胱、子宫、直肠的指示点至参考线的垂直距离（正常均位于参考线上，描述为参考线上 *xx* mm），其中直肠膨出时还需测量膨出的高度，并计算 Valsalva 动作前后膀胱颈移动度（正常 < 25mm）、尿道倾斜角（正常 < 30°）、尿道旋转角（正常 < 45°）、膀胱后角（正常 < 140°）。

盆底肌肉收缩状态下 TUI 模式显示肛提肌和肛门括约肌完整或连续中断（连续中断时具体描述部位和范围）

（2）超声提示部分　需从前腔室、中腔室、后腔室及盆底肌四方面分别给出超声诊断结果。①前腔室：膀胱颈移动度正常或增大（≥ 25mm 为增大，与压力性尿失禁和膀胱膨出有关）；膀胱后角完整或增大（≥ 140° 为增大，与膀胱膨出有关）；尿道内口关闭或开放（关闭为正常，开放提示尿失禁相关）；未见、轻度、明显膀胱膨出（分辨对应 Valsalva 动作时膀胱颈最低点位于参考线以上或参考线以下 0~10mm、参考线以上≥ 10mm；②中腔室：未见子宫脱垂声像或子宫脱垂（分辨对应 Valsalva 动作时宫颈最低点位于参考线上或参考线下，子宫脱垂的分度尚无统一标准）；③后腔室：未见直肠膨出声像、轻度直肠膨出、明显直肠膨出（分辨对应 Valsalva 动作时直肠壶腹部内容物突向阴道后壁的最低点位于参考线以上或参考线以下 0~10mm、参考线以上≥ 10mm；④盆底肌损伤左、右或双侧肛提肌完整、部分断裂、完全断裂；肛门内、外括约肌完整或连续性中断；肛提肌裂孔面积正常或增大（正常＜ $25cm^2$，面积增大提示与肛提肌损伤或器官脱垂有关）。

8. 盆底超声优势

盆底超声对于盆底功能障碍性疾病包括压力性尿失禁、膀胱膨出、子宫脱垂、直肠膨出等具有非常明显的优势。

（1）盆底超声检查具有无辐射、无创伤、无须造影剂、可重复性高、经济快捷、患者易于接受的特点。

（2）通过盆底超声的检查可以对盆底疾病发生的具体解剖、程度、位置等均有很好的显示作用。指导患者正确地完成缩肛及 Valsalva 动作下应用超声可以实时动态观察盆底结构的变化，可以同时动态观察前、中、后盆腔器官的位置改变，将盆底作为一个整体进行实时成像。

（3）现代补片和吊带临床应用较广泛，而在 MRI 上较难显影，在盆底超声观察下可较清晰显示吊带位置是否合适，补片位置及范围，补片有无折叠、挛缩及侵蚀等并发症出现，因此盆底超声检查逐渐发展为盆底手术术前必备的检查，也是术后随访的唯一影像学手段。

（4）通过盆底超声检查能早期发现、早期诊断盆底功能障碍性疾病，在临床症状出现前或症状较轻时通过盆底肌锻炼、生物反馈治疗等物理治疗来恢复盆底支持结构的功能，避免或延缓手术治疗，提高患者生活质量，同时减轻家庭和社会的医疗经济负担。

上述优势是中 MRI 所不具备的。MRI 不能实时的动态观察、价格昂贵、不能显示补片及吊带的形态和位置，有金属移植物和幽闭恐惧症的患者不可以使用。

三、核磁共振诊断

MRI 作为一种评价盆底的检查方法，已逐渐被用于临床。MRI 具有无电离辐射、极佳的软组织对比和无结构重叠的多平面成像的特点。静动态 MRI 能够提供全面、直观地了解盆底解剖结构的信息，是临床正确评估 PFD 盆底缺陷的有效方法。

1. 盆底 MRI 的适应证

（1）压力性尿失禁　MRI 可准确定位膀胱颈位置和测量膀胱尿道后角及尿道倾斜角，明确膀胱膨出的程度。

（2）子宫颈及阴道穹窿脱垂　MRI 矢状位测量阴道穹窿脱垂及分度有利于制订提供穹隆支持的手术方案。

（3）盆底疝　MRI 能显示盆底腹膜结构，能观察到直肠阴道间隙的解剖结构，更能明确盆底疝。

（4）肛直肠功能疾病　MRI 较排便造影能更清晰地显示软组织位置，更能准确地诊断相关疾病，如直肠脱垂、直肠膨出、直肠套叠、耻骨直肠肌痉挛综合征等。

（5）肛门失禁　MRI 可清晰显示肛门外括约肌边缘和细微结构，并能准确识别内外括约肌损伤，为外科手术修复括约肌提供客观依据。

2. 盆底 MRI 检查的注意事项

（1）安装人工心脏起搏器者及神经刺激器者禁止做检查。

（2）检查部位有金属物（如内固定钢针、金属节育器等）不适合做检查。

（3）有幽闭恐惧症或严重危重病患者不宜做检查。

（4）内有银夹及眼球内金属异物者禁止做检查。

3. 盆底 MRI 观察内容和测量指标

磁共振 3 种成像模式可分别观察盆底不同内容及测量不同指标。

（1）静态磁共振成像　其可精确观察盆底解剖结构，获得良好的盆底肌肉、筋膜及器官的解剖影像图像。一般在 T2WI 序列分析观察图像，以正中矢状位为主，观察到髂尾肌向上凸起的薄肌，起自坐骨棘盆面和肛提肌腱弓，向前中部倾斜，厚度不均匀，耻骨直肠肌呈带状包裹，后高前低，并不直接接触膀胱颈。MRI 断面图像还可以观察到闭孔内肌、肛门外括约肌、阴道、子宫、膀胱、直肠、耻骨联合等结构（图 5-34）。另外可以测量一些参数值，如肛提肌板的角度、肛提肌裂孔的左右径和前后径、肛提肌到耻骨联合的距离等。

（2）动态磁共振成像　磁共振在静息期、肛提肌收缩期、最大用力期、排便期进行扫描成像，目前临床上以 PCL 分度系统为主。

MRI 观察器官脱垂的参考线为耻尾线（PCL 线）即耻骨联合下缘至末节尾椎关节的连线。H 线是耻骨联合到直肠后壁耻骨直肠肌附着点的连线；M 线是直肠后壁耻骨直肠肌附着点到 PCL 线的垂线。正常者无论静息和用力时，盆腔器官包括阴道穹隆、直肠、乙状结肠、膀胱底均应在 PCL 线以上（图 5-35）。

分别观察测量盆腔器官最远端点到 H 线的距离。测量结果按 Pannu 提出 HMO 分度系统，对盆底器官脱垂程度做出诊断，盆腔器官最远断点在 H 线以上为 0 度，盆腔器官最远端点在 H 线以下 2cm 以内为 1 度，2 ~ 4cm 为 2 度，大于 4cm 为 3 度，器官完全在 H 线以下为 4 度。见（图 5-36）脱垂病例：经测量膀胱最远端点在 H 线以下超过 4cm，但全部器官未超过 H 线，显示膀胱脱垂 3 度；子宫最远端点在 H 线以下超过 4cm，显示子宫脱垂 3 度；直肠最远端点在 H 线以下未超过 2cm，显示直肠脱垂 1 度。

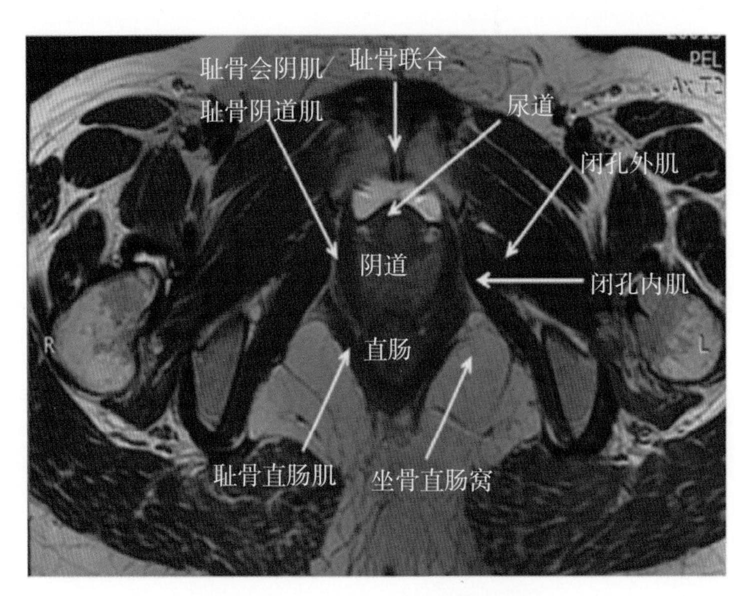

图 5-34　MRI 断层盆底肌肉解剖

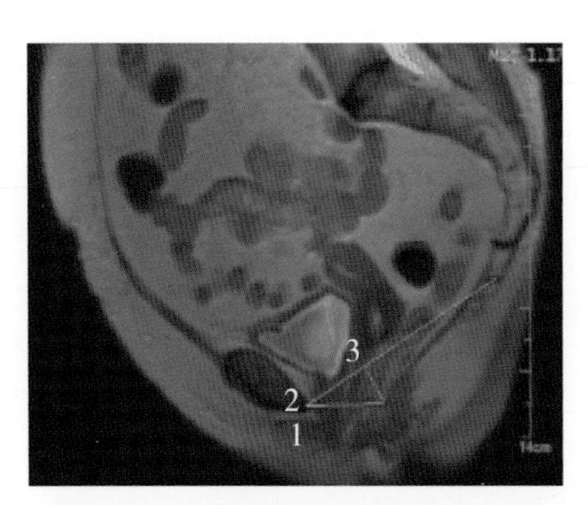

图 5-35　盆底动态 MRI 矢状位 T2 加权像显示正常盆底表现（1 线代表 H 线，2 线代表 PCL 线，3 线代表 M 线）

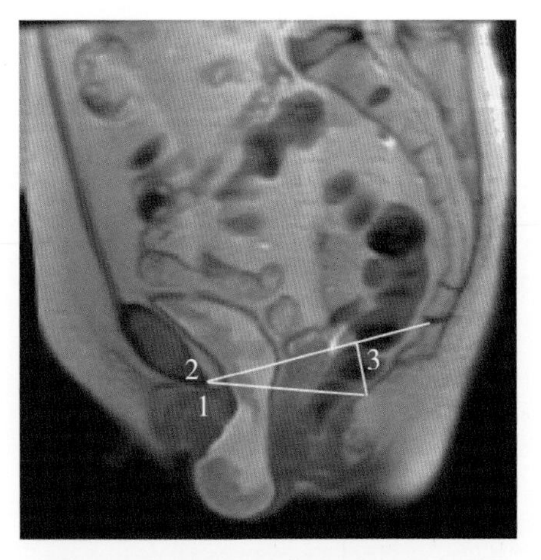

图 5-36　盆底动态 MRI 矢状位 T2 加权像显示脱垂盆底表现（1 线代表 H 线，2 线代表 PCL 线，3 线代表 M 线）

（3）三维磁共振成像　MRI 三维成像可以重建出肛提肌、闭孔内肌等较大块盆底肌肉的结构模型，还可重建出坐骨海绵体肌、尾骨肌、球海绵体肌等盆底的细小肌群（图 5-37）。三维重建技术在临床 POP 的术前诊断及术后疗效评估上得到较好的应用。

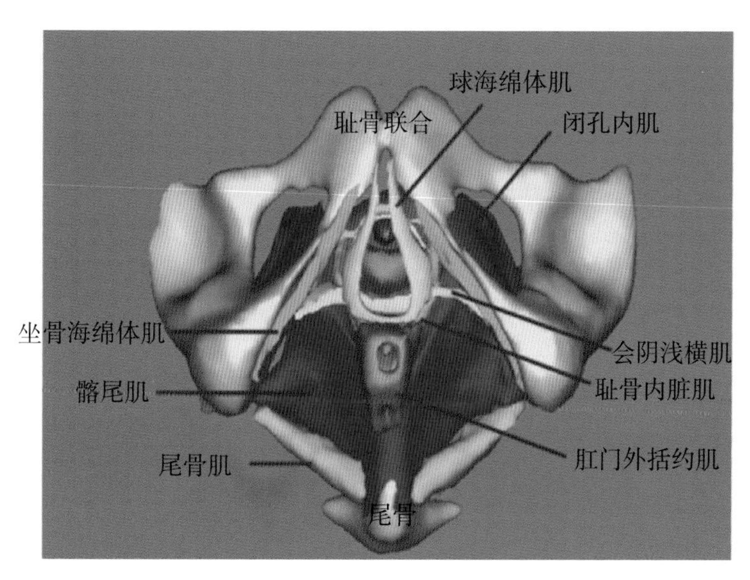

图 5-37　盆底肌肉的数字化三维模型底面观

4. 常见盆底功能障碍疾病的盆底 MRI 表现

（1）阴道前壁脱垂及膀胱膨出　阴道前壁是盆底器官脱垂最容易发生的部位，同时也是手术涉及最多且术后复发率最高的部位。动态 MRI 上表现为膀胱后壁弧形下降并向后移动，用力时可见膀胱底的位置向后下移动进入阴道前壁，膀胱的一部分位于膀胱尿道接合部的下方，引起阴道前壁变形甚至黏膜外翻脱出阴道外口。冠状位膀胱下移呈被拉长的改变，横断位可见膀胱底占据盆膈裂孔的一部分，推压子宫和肛直肠连接处向后下方移位，造成 H 线和 M 线延长。

（2）压力性尿失禁　动态 MRI 可准确定位膀胱颈位置和测量膀胱尿道后角及尿道倾斜角，采用耻骨联合下缘水平线。膀胱尿道后角为膀胱后下缘与尿道轴所成的夹角，尿道倾斜角为尿道轴与人体纵垂线的夹角。压力性尿失禁患者盆腔用力时膀胱尿道后角常大于 110° 或消失，尿道角倾斜常增大 30° 以上。

（3）阴道穹隆脱垂和子宫脱垂　阴道穹隆、子宫位置下降称为阴道穹隆脱垂和子宫脱垂。在动态 MRI 上，可发现阴道穹窿或宫颈脱垂病人上 2/3 阴道轴向发生改变，阴道长轴与纵轴交角消失，阴道成垂直状；增加腹压时，由于阴道部分外翻，Douglas 凹下移、间隙增大，同时，阴道的异常下降能为腹膜下降创造潜在的间隙，为腹膜疝及小肠疝的发生创造条件。需要注意的是，子宫脱垂的检查中，体积较大的子宫肌瘤会妨碍子宫下降，可能会掩盖子宫脱垂的真正程度。

（4）盆底疝　动态 MRI 将腹膜疝或肠疝定义为盆腔用力时腹膜脂肪或肠管进入直肠阴道隔上 1/3 以下或过度下降达 PCL 线以下。T1WI 表现为阴道后壁与直肠前壁有间隙存在，间隙内腹膜呈低信号而脂肪为高信号，小肠或乙状结肠疝于增宽的直肠阴道隔间隙内可见到肠环并可见气体或液体信号。

（5）直肠膨出与脱垂　直肠膨出为盆腔用力时，动态 MRI 矢状面上直肠前壁向前呈囊袋状凸出，深度超过预计正常前壁直肠边界以外垂直距离的 2cm。直肠脱垂 MRI 排粪造影静息期，可因远侧部肛门括约肌强直性痉挛使得直肠穹隆难以完全充盈，对比剂仅充盈于直肠远侧部，肛管处于开放状态，排粪初直肠壁局部出现黏膜套叠，排粪期间直肠壁开始部分伸出于肛门外，肛管内对比剂流变细，其周围可见直肠壁软组织信号影，继续排粪时直肠壁完全脱出肛门外。

5. 盆底 MRI 及临床意义

（1）MRI 能发现无症状患者的盆底解剖和功能异常，可指导临床医生提前干预，预防盆底疾病的发生。

（2）对于复杂或同时存在多个部位缺陷的 PFD 患者，术前 MRI 检查能达到明确诊断、精确手术、提高手术成功率、降低术后复发率的目的。

（3）可辅助观察盆底康复治疗、重建手术后的盆底改变，客观评价手术疗效。

（4）MRI 可以直接显示盆腔的精细解剖结构和组织器官的毗邻关系，也为盆底疾病的病因、发病机制和生物力学的研究提供了精准的模型。

6. 盆底 MRI 检查的优势与不足

优势：① MRI 检查软组织分辨率高，能够显示器官周围软组织结构，可准确定位解剖标志。②一次性检查可全面评价盆底形态和盆腔器官的脱垂。③操作简单，检查时间短，受检者耐受度高。④无放射线辐射。

不足：采用仰卧位进行检查不符合人体正常生理排泄，对肛直肠功能性疾病的显示敏感性低。

四、盆腔器官脱垂评估

鉴于盆腔器官脱垂的复杂性、多样性，有不同的量化标准，目前主要应用 2 种方法，我国传统分期法、国际通用分期法（Pelvie organ prolapse quantiation，POP-Q）。

1. 传统分期法

传统的或我们长期于临床应用的是根据 1979 年我国衡阳会议及 1981 年青岛会议制定的标准。此种分期方法，简单容易操作，但缺乏客观的量化标准。

子宫脱垂：分为3度，检查时以患者平卧用力向下屏气时子宫下降的程度来判定（图5–38）。

Ⅰ度轻型：宫颈外口距处女膜缘<4cm，未达处女膜缘；

重型：宫颈已达处女膜缘，阴道口可见宫颈。

Ⅱ度轻型：宫颈脱出阴道口，宫体仍在阴道内；

重型：宫颈及部分宫体脱出阴道口。

Ⅲ度：宫颈及宫体全部脱出阴道口外。

阴道前、后壁膨出：分为3度，以屏气下膨出最大限度来判定。

Ⅰ度：阴道前、后壁形成球状物，向下凸出，达处女膜缘，但仍在阴道内。

Ⅱ度：阴道壁展平或消失，部分阴道前、后壁突出于阴道口外。

Ⅲ度：阴道前、后壁全部突出于阴道口外。

妇科检查发现膨出的阴道前、后壁，不难诊断和分度。但要注意区分阴道前壁膨出是膀胱膨出还是尿道膨出，或者两者合并存在，此外还要了解有无压力性尿失禁存在。肛门指诊时注意肛门括约肌功能，还应注意盆底肌肉组织的检查，主要了解肛提肌的肌力和生殖裂隙宽度。

2. POP–Q 分期法

目前国际上多采用POP–Q分期法（表5–1），为一种盆腔器官脱垂定量的分期方法。

此分期系统是分阴道前壁、阴道顶端、阴道后壁上的2个解剖指示点与处女膜的关系来界定盆腔器官的脱垂程度。与处女膜平行以0表示，位于处女膜以上用负数表示，处女膜以下用正数表示。阴道前壁上的2个点分别为Aa和Ba点。阴道顶端的2个点分别为C和D，阴道后壁的Ap、Bp两点与阴道前壁Aa、Ba点是对应的。另外包括阴裂（gh）度，会阴体（pb）的长度以及阴道的总长度（tvl）。脱垂程度分为4期。（图5–39）。

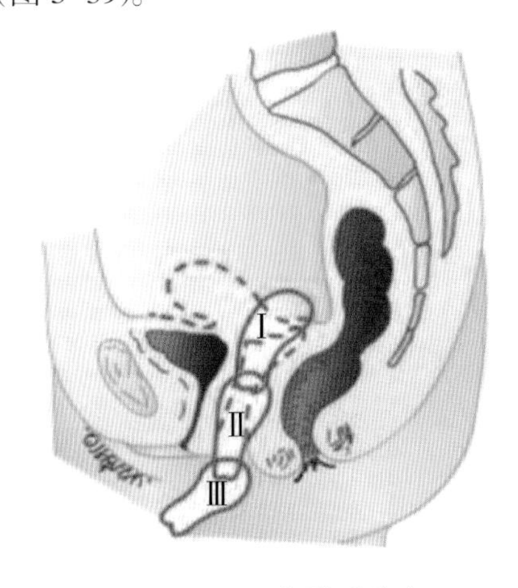

图5–38　子宫脱垂分度

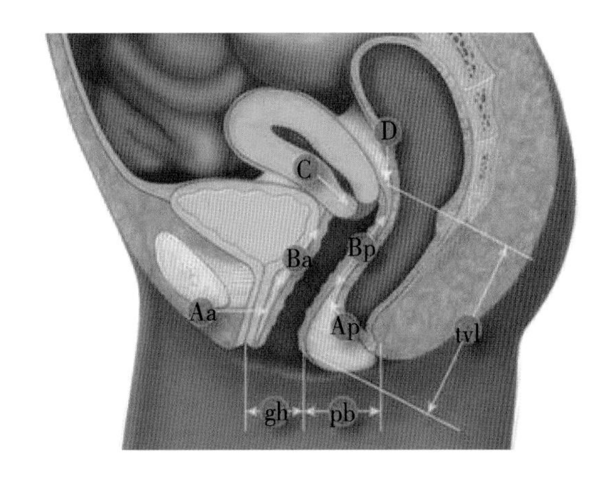

图5–39　POP–Q 分期

表 5-1　盆腔器官脱垂分度（POP-Q 分期法）

POP-Q 分期	具体标准	
	解剖描述	定位描述
0	无脱垂	Aa 、Ap、 Ba、 Bp 均在 -3 处，C 点或 D 点位置在阴道全长 ~（阴道全长 -2）cm 处
Ⅰ	范围大于 0 级，脱垂的最远端在处女膜缘内侧，距处女膜缘 <1cm	脱垂的最远端定位于 <-1cm
Ⅱ	脱垂的最远端在处女膜缘内侧或外侧，距处女膜缘 <1cm	脱垂的最远端定位于 -1 ~ +1cm
Ⅲ	脱垂的最远端在处女膜缘外侧，距处女膜缘 >1cm，但小于（阴道全长 -2）cm	脱垂的最远端定位于 +1 ~（阴道全长 -2）cm
Ⅳ	全部脱出，脱垂的最远端超过处女膜缘 >（阴道全长 -2）cm	脱垂的最远端定位于 >（阴道全长 -2）cm

但是如果采用 POP-Q 定义脱垂，则几乎一半的经产妇会确诊为脱垂，其中的大多数并无临床表现，一般来说，脱垂最低点达到或超过处女膜水平后才开始有自觉症状。所以，POP-Q 分度的真正意义并不在于临床诊断，而是作为治疗前后的评估手段。

五、鉴别诊断

1. 鉴别诊断疾病

（1）阴道前后壁脱垂的鉴别诊断　①阴道壁肿物：阴道壁肿物在阴道壁内，固定、边界清楚。②尿道憩室：尿道憩室由于引流不畅，继发感染持久不愈。较大的憩室在体格检查时可在阴道前壁扪及囊性肿块，常伴有触痛。合并结石的则可以有结石感。挤压肿块，可发现尿道口有混浊尿液或脓液溢出。③阴道平滑肌瘤：是源自平滑肌成分的阴道壁良性间质肿瘤。它经常表现为阴道前壁平坦、坚硬、圆形的肿块。体检时，这些肿块在阴道前壁都是显而易见的，并且可移动、质硬、无触痛。

（2）子宫脱垂的鉴别诊断　①黏膜下子宫肌瘤：患者有月经过多病史，宫颈口见红色质硬肿块。表面找不到宫颈口，在其周围可见宫颈。②子宫内翻：阴道内可见翻出的子宫体，被覆暗红色绒样子宫内膜，两侧角可见输卵管开口，三合诊检查盆腔内无子宫体。③宫颈延长：子宫脱垂往往伴有宫颈延长，但也有单纯宫颈延长不伴有子宫脱垂的情况发生。宫颈阴道部长度≥ 4cm，定义为宫颈延长。与子宫脱垂鉴别要点是检查阴道内宫颈虽长，但宫体在盆腔内，向下屏气子宫下移不明显。

2. 鉴别诊断方法

确定诊断主要依靠妇科内诊检查，包括阴道视诊及触诊。

视诊时盆腔器官脱垂常可见阴道口宽阔，可伴有陈旧性会阴裂伤；阴道口突出物在屏气时可能增大。

触诊时突出包块若为前阴道壁，多为柔软而边界不清，如用金属导尿管插入尿道膀胱中，则在可缩小的包块内触及金属导管，可确诊为膀胱或尿道膨出；若为阴道后壁有半球状块物膨出，肛门指诊检查时指端可进入凸向阴道的盲袋内，也多伴有会阴部陈旧性裂伤。

盆底超声及 MRI 等影像学检查可有助于鉴别诊断。

第五节　治　　疗

一、盆腔器官脱垂的治疗原则

盆腔器官脱垂治疗原则是加强盆底支持组织对盆腔器官的支撑力，恢复盆底肌力，恢复盆腔器官的正常解剖位置，以达到治愈或改善盆腔器官脱垂症状，使其不影响其生活质量的目的。根据盆腔器官脱垂轻重程度的不同，盆腔器官脱垂的治疗方法可分为随诊观察、非手术治疗和手术治疗。

基本治疗原则：

(1) 对于无自觉症状的轻度脱垂、POP-Q Ⅰ～Ⅱ度以下，尤其是脱垂最低点位于处女膜之上的患者，可以选择随诊观察，也可以采用非手术的辅助治疗方法。

(2) 非手术治疗的目的在于预防脱垂的继续加重，减轻症状的严重程度，增加盆底肌肉的强度、耐力和支持力，避免或者延缓手术治疗的干预措施。

(3) 手术治疗主要适用于非手术治疗失败或者不愿意进行非手术治疗的有症状的中、重度患者。

(4) 个体化选择治疗方法。

二、盆腔器官脱垂非手术治疗

所有盆腔器官脱垂的患者都应该首先推荐非手术治疗。

通常非手术治疗用于 POP-Q Ⅰ～Ⅱ度有症状的患者，也适用于希望保留生育功能、不能耐受手术治疗或者不愿意手术治疗的重度脱垂患者。

非手术治疗的目标为缓解症状，增加盆底肌肉的强度、耐力和支持力，预防脱垂加重，避免或延缓手术干预。

目前的非手术治疗方法包括生活行为的指导、盆底肌肉锻炼、盆底生物反馈电刺激、应用子宫托、激光或射频治疗等。

（一）生活行为指导

戒烟，减轻体重，生活起居规律，避免强体力劳动，不佩戴收腹带，不食用辛辣刺激的食物及含有咖啡因的饮料等。

（二）盆底肌肉锻炼

盆底肌肉锻炼可通过凯格尔训练、腹式呼吸气息训练、阴道哑铃训练等方法进行。

1. 凯格尔（Kegel ）训练

为最传统的非手术治疗方法，主要是通过有意识地对以肛提肌为主的盆底肌肉进行自主性收缩，达到加强控尿能力和盆底肌肉力量的目的。

方法：做缩紧肛门、阴道的动作。每次收紧不少于 3s，连续做 15 ~ 30min，每日进行 2 ~ 3 次，达到每日 150 ~ 200 次收缩放松动作，6 ~ 8 周为 1 个疗程，不受体位限制，走坐站躺等体位均可进行（图 5–40）。

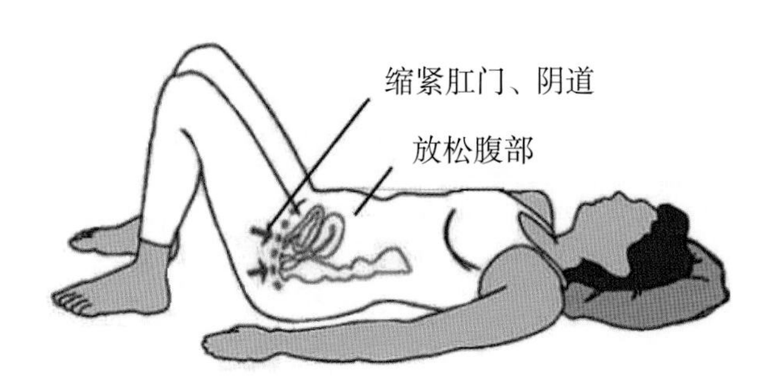

图 5–40　凯格尔（Kegel）训练

在凯格尔训练过程中，掌握正确的、有效的盆底肌肉训练是盆底肌肉运动成功的关键。然而，盆底肌肉受损后，很难做到正确的收缩，因此在训练中借助器械如阴道哑铃等可以增强治疗的效果，电刺激和生物反馈可以通过视觉反馈提示盆底肌肉活动状态，进行正确的协调的盆底训练。

2. 腹式呼吸气息训练

腹式呼吸可通过腹腔压力的改变，使胸廓容积增大，胸腔负压增高，上下腔静脉压力下降，血液回流加速。由于腹腔压力的规律性增减，配合收肛及舒肛运动以及缩腹上举，促进盆腔的血流，以达到增强盆底肌肉力量、减轻盆底负担的目的。

方法：把腹部当皮球，用鼻子吸气使腹部隆起，略停 1 ~ 2s 后，经口呼出致使腹壁下陷。每分钟有 5~6 次即可，一般每日 2 次，每次约 10min。

腹式呼吸的目的不仅仅锻炼增强盆底肌肉的力量，适度放松盆底肌肉也很重要，应学会盆底肌肉的收放自如是关键。

3. 阴道哑铃训练

阴道哑铃配合凯格尔训练可以增加盆底肌肉尤其是阴道壁肌肉的收缩力度，增强盆底肌肉的力量和协调性，达到治疗和预防盆底功能障碍性疾病的目的。

方法：首先要选取一个适合自己型号（重量）的盆底康复器（阴道哑铃）(图5-41)。

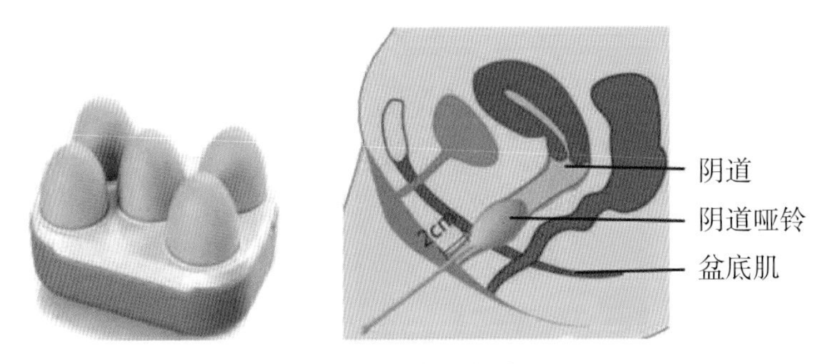

图 5-41　阴道哑铃训练

使用前用洗手液将手和阴道哑铃清洗干净；阴道哑铃外涂专用润滑导电膏或者水，取仰卧位或者蹲位，将阴道哑铃圆头一端插入阴道直至一指头深度，胶绳留在阴道外便于取出；收缩阴道肌肉并站立起来，两腿如肩宽，如果阴道哑铃不滑落出来即可以开始锻炼。阴道哑铃在行走锻炼时控制在阴道内不滑落出来，可以模拟下列方式逐级训练：下蹲、上下楼梯、搬重物、咳嗽、跳动等；每次训练 10 ~ 20min。如果能够轻松地控制并完成 5 项所列动作，说明盆底肌力已经上升，可以更换大一号的阴道哑铃继续锻炼。取出阴道哑铃：采取仰卧位或者下蹲位，用手拉阴道外哑铃的胶绳，将阴道哑铃取出；用洗手液或者沐浴露将哑铃清洗干净，擦干后备用。

持之以恒的锻炼是维持良好的盆底功能的关键。

（三）盆底生物反馈电刺激治疗

1. 治疗目的与疗效

盆底生物反馈电刺激治疗作为新兴的无创盆底治疗方案，以其良好的治疗效果正日益受到临床医生的重视，在欧美和日本等地已经普及盆底生物反馈电刺激治疗，对产后 42d 女性常规进行盆底评估，指导盆底训练，对于盆底疾病的预防和治疗效果显著。

通过盆底电刺激和生物反馈治疗，唤醒盆底肌肉，增强盆底肌肉力量，协调盆底肌肉的收缩和放松，以达到以下目的：

①增加盆底肌肉群的张力，缓解局部症状：如阴道松弛、阴道口张开、尿失禁、性生活质量下降等。

②使已经发生的膨出的阴道壁、轻—中度脱垂的子宫恢复正常的解剖位置。

③防止脱垂的病情进一步加重，以改善远期的预后。

④合并尿失禁的病人，可同时缓解或治愈原有的尿失禁，避免或延缓尿失禁的发生。

大量研究显示盆底锻炼的治愈或改善率在30%~80%，可以使患者的生活质量有不同程度的提高。

2. 盆底生物反馈电刺激治疗原理

盆底肌肉群的收缩包括主动运动（盆底肌肉锻炼）及被动运动。盆底电刺激是使盆底肌肉被动收缩的治疗方法，通过反复的被动收缩增强盆底肌肉力量。

盆底电刺激的原理是基于电磁感应的法拉第定律，即电解中任一时间内释放出来的离子量与电流强度成正比，电磁脉冲能穿透达到组织深部，进入会阴周围并启动神经脉冲，引起盆底肌肉收缩，从而增强盆底肌肉力量，协调盆底肌群，改善脱垂的症状和体征。

生物反馈盆底肌肉训练是指采用模拟的声音或视觉信号来反馈提示正常及异常的盆底肌肉活动状态，利用生物电流使逼尿肌产生收缩，将其压力信号转变为可视信号，患者通过其发出的反馈信号即可自主或不自主的配合做肛门收缩动作，以指导患者正确地锻炼肛提肌，从而获得正确的、更有效的加强肛提肌收缩力量，进行盆底肌肉锻炼（图5-42）。

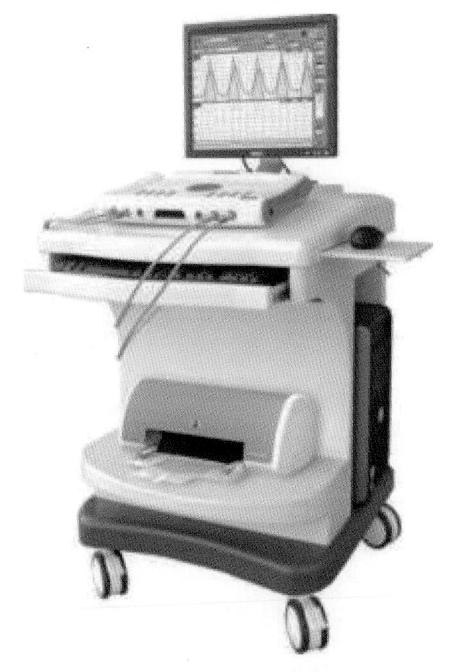

图5-42　神经肌肉刺激治疗仪

盆底生物反馈电刺激治疗原理主要是把电刺激治疗与生物反馈有机的结合在一起。盆底电刺激使盆底肌肉的被动运动，生物反馈是调动盆底肌肉的主动运动，虽然主动运动效果良好，但是对于无法正确、有效进行盆底肌肉锻炼的患者，电磁刺激可以提供帮助。

3. 生物反馈电刺激治疗适应证

随着人们对盆底疾病的认识的不断加深，盆底物理治疗显现出尤为重要的作用，可以应用于盆底功能障碍性疾病、产后整体康复、慢传输型便秘、出口梗阻肌肉痉挛型便秘、妇科子宫切除术后的盆底康复治疗等方面，并且具有明显的临床疗效。

生物反馈电刺激治疗应用在以下疾病：

（1）盆底功能障碍性疾病　①尿失禁：包括压力性尿失禁、急迫性尿失禁、混合型尿失禁，轻中度压力性尿失禁有效率可达到80%以上，对于急迫性尿失禁目前已知有效并且无明显副作用的治疗。②尿潴留：对因膀胱神经麻痹、逼尿肌力量受损引起的尿潴留效果确切，如产后尿潴留、妇科恶性肿瘤广切术后的尿潴留均疗效良好。③阴道松弛、轻中度的阴道前后壁膨出、轻中度的子宫脱垂（图 5–43、图 5–44）。④慢性盆腔疼痛。⑤大便失禁。⑥性功能障碍：性交痛、阴道痉挛、性快感下降、无性高潮等。

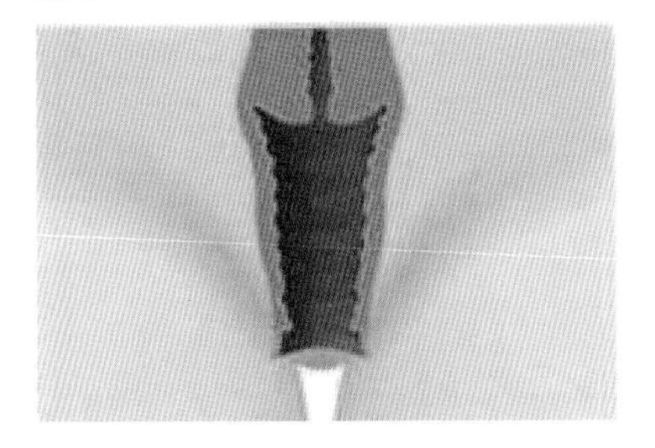

图 5–43　盆底电刺激治疗前

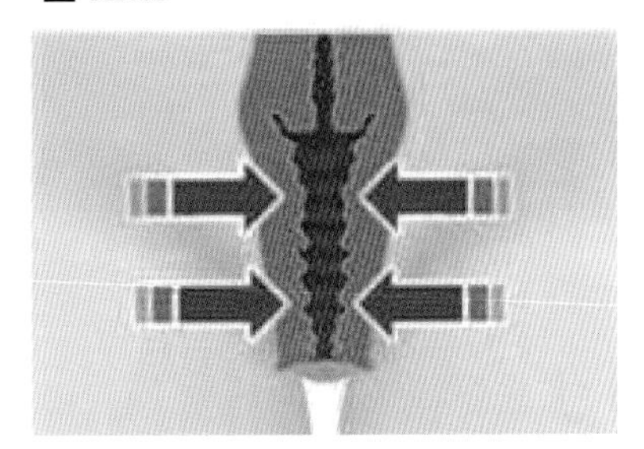

图 5–44　盆底电刺激治疗后

（2）产后整体康复　①产后子宫复旧不良。②产后乳汁分泌不足、乳房胀痛。③耻骨联合分离引起的疼痛。④产后盆底功能障碍性疾病。⑤产后腹直肌分离、腹壁松弛（图 5–45~ 图 5–47）。⑥产后祛妊娠纹等。

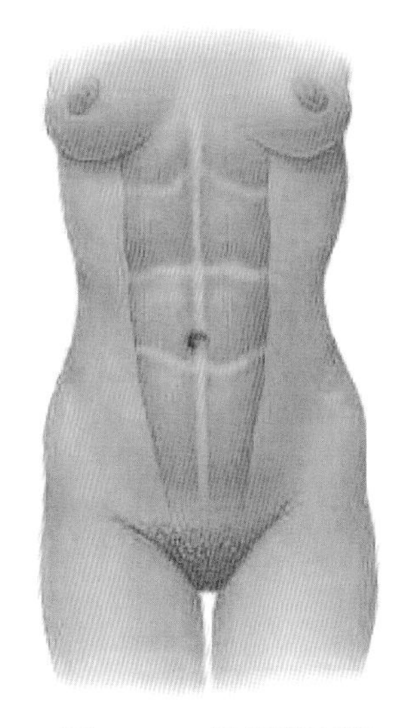

图 5–45　正常腹直肌

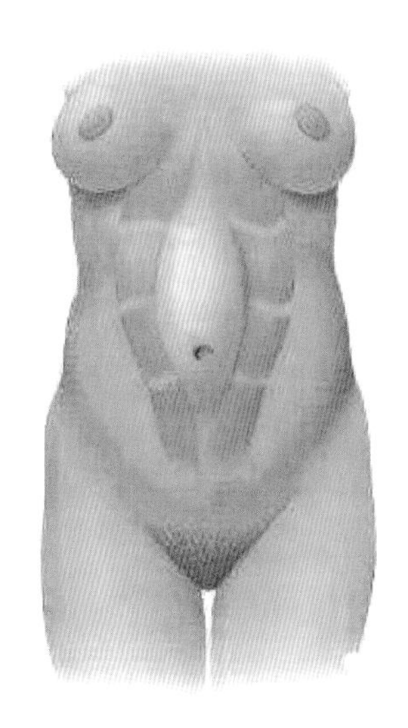

图 5–46　腹直肌分离

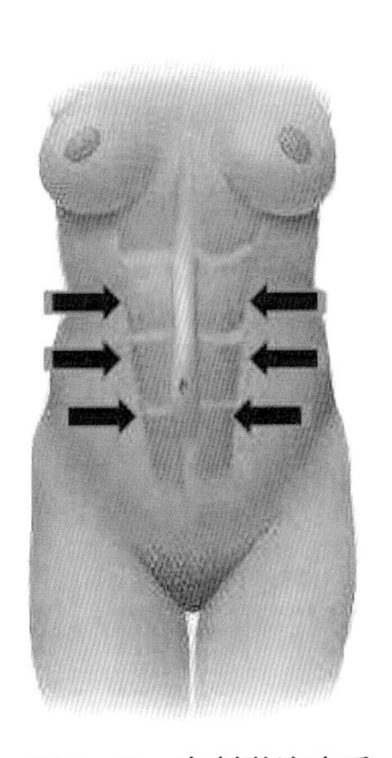

图 5–47　电刺激治疗后

产后子宫复旧不良、产后乳汁分泌不足、乳房胀痛、耻骨联合分离引起的疼痛宜于产后第二天即可开始治疗；产后盆底功能障碍性疾病、产后腹直肌分离、产后腹壁松弛、产后祛妊娠纹的治疗一般是产后 42d 后开始治疗。

（3）慢传输型便秘、出口梗阻肌肉痉挛型便秘。

（4）妇科子宫切除术后的盆底康复治疗，建议术后 3 个月，阴道断端愈合良好再开始盆底康复治疗；妇科恶性肿瘤的治疗需要充分的知情同意，盆底电刺激治疗有加速盆底血液循环的作用，权衡利弊后再进行盆底康复治疗。

随着对物理治疗认识不断加深，生物反馈电刺激可治疗的项目将不断增多。

4. 生物反馈电刺激治疗禁忌证

（1）合并严重的盆腔脏器脱垂。

（2）盆底肌肉完全去神经化（不反应）。

（3）痴呆、不稳定癫痫发作。

（4）心脏起搏的患者。

（5）怀孕。

（6）阴道流血。

（7）活动性感染（泌尿系统或阴道）。

（8）严重的盆底疼痛，以至于插入电极后阴道或直肠明显不适。

5. 生物反馈电刺激治疗方法

盆底生物反馈电刺激治疗方案因人而异，一般治疗间隔是1周2次，每次20～30min，10～15次一个疗程，一般需要1～2个疗程的治疗。

基本治疗过程是：首先给予频率为8～32Hz，脉宽为320～740us的电刺激和Ⅰ类肌纤维生物反馈的训练，使患者学会类肌纤维收缩及学会区分盆底肌与腹肌的收缩。接着采用频率为30Hz，脉宽为500us的电刺激和Ⅰ类肌纤维生物反馈训练，增加Ⅰ类肌纤维的肌力和张力。然后选择Ⅰ类肌纤维的各种场景生物反馈模块，让患者跟着模块训练，使患者能够在各种场景中，盆底肌肉保持正常张力状态，从而改善脱垂症状。最后选择各种腹压增加的场景Ⅱ类肌纤维的生物反馈模块，让患者跟着模块训练，学会使用Ⅱ类肌纤维收缩，抵抗腹压增加时所致的盆腔脏器的推压和挤压，以维持盆腔器官的正常位置。

6. 围治疗期注意事项

盆底疾病在医院治疗的同时必须注意个人的生活习惯和家庭康复，以达到更好的治疗效果。

（1）避免增加腹压的动作　①长期咳嗽：咳嗽、打喷嚏会导致腹压瞬间增大，对盆底肌来说是个很大的冲击，长期的慢性咳嗽容易使受损的盆底肌症状加重，如漏尿、脱垂症状更严重。因此，治疗期间应注意保暖，避免感冒。②下蹲或弯腰搬重物：均会增加腹压，从而增加对盆底的压力。③长时间运动：会让盆底肌更加疲劳，因此治疗期间避免长时间的体力活动，比如超过1h的广场舞，长距离的跑步、散步、骑自行车等。④便秘：长期便秘容易造成盆底功能下降，盆底功能下降又会加重便秘的症状，便秘的恶性循环就开始了。因此，治疗期间应注意增加水果、膳食纤维的摄入，防止出现便秘，影响治疗效果。

（2）保持适宜的体重："水桶腰"也会给盆底肌造成负担。因此，盆底康复期间，还需要控制饮食，避免腹部脂肪的堆积，妨碍盆底肌的恢复。

（3）腹部塑形：一些产后女性朋友急于恢复身材，治疗期间到健身房进行瘦身训练，平板支撑、仰卧起坐等，通过这种训练，腹肌力量变强了，腹部可能会瘦下来，但此时盆底肌还很弱，不断增强的腹压会阻碍盆底肌的恢复。因此，不建议在盆底治疗期间进行高强度的腹部塑形训练，在盆底肌肌力恢复到 3 级以上时，进行腹部塑形才更安全。

（4）治疗期间应做好避孕措施：对于盆底功能障碍性疾病患者来说，盆底肌已经受损，治疗的过程是肌力恢复、提升的过程。如果治疗期间未做好避孕措施，再次怀孕，那么盆底肌的处境等同于雪上加霜，损伤会成倍增加，盆底的症状会越来越严重，之后的康复会更困难。

（5）在治疗期间如果出现阴道出血，若除外月经期，可能原因为产后的患者电刺激有促进子宫收缩的作用，可能是恶露排出；育龄期妇女不除外排卵期出血、宫颈糜烂接触性出血；绝经后妇女可能为阴道萎缩，阴道黏膜菲薄摩擦出血等。

（6）还需要注意减轻体重，戒烟，禁止饮用含咖啡因的饮料，生活饮食起居规律。

（7）盆底生物反馈电刺激治疗后，需要指导患者自行坚持应用阴道哑铃或 KEGEL 训练锻炼盆底肌肉。

治疗结束后的 1 个月、3 个月和之后的每年，均建议患者再次进行盆底评估，并由专业的盆底医生给予科学的指导，维持长期的治疗效果。

（四）子宫托

1. 常用的子宫托种类及选择

子宫托的材质分别由聚乙烯和硅橡胶材料制成。聚乙烯材料价格便宜，材质相对较软，但不耐高温，不能高温消毒，否则容易造成子宫托的变形和变质，材质本身抗菌能力差，需要每隔 2d 取出清洗消毒。硅胶材料可以高温消毒，佩戴合适后可以每 1～2 周取出 1 次进行清洗煮沸消毒，但价格较为昂贵。

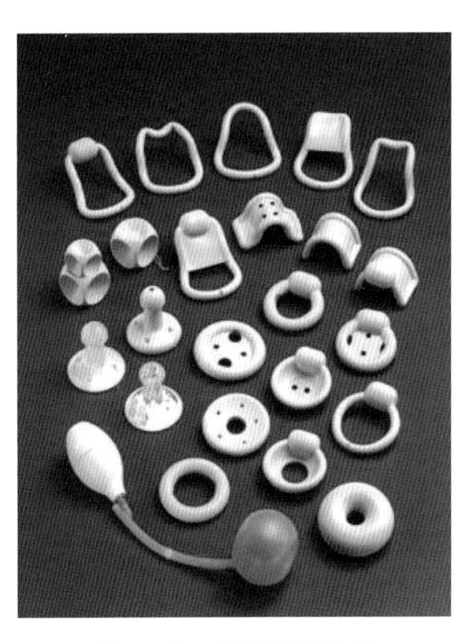

图 5-48 子宫托的种类

根据治疗的原理不同，子宫托又分为支撑型子宫托和填充型子宫托（图 5-48）。支撑型子宫托有环形、拱形、框形，由耻骨联合作为支持，多用于轻、中度脱垂；使用支撑型子宫托可以进行性生活。填充型子宫托有托的直径大于阴裂的直径的圆形短柄、圈形、碟形，还有依靠托和阴道之间产生的吸力而维持托的位置的立方体形；填充型子宫托无法进行性生活。

2. 针对不同类型盆底脱垂子宫托的选择

环形子宫托：适用于各种程度的子宫脱垂，取出及放置都很容易，它不需要经常的检查且侵蚀性小，很少发生严重的分泌物增多，并在一定程度上改善尿失禁，但对于宫颈较长，放置环形子宫托后，宫颈仍然脱出于阴道外口者，可应用带膜的环形子宫托（图 5-49）。

拱形子宫托：特别为膀胱膨出而设计，弓状部分位于阴道前壁下，双侧支架指向后壁，有利于尿失禁的改善（图 5-50）。

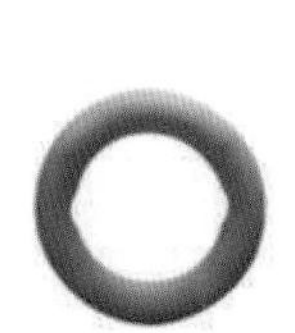
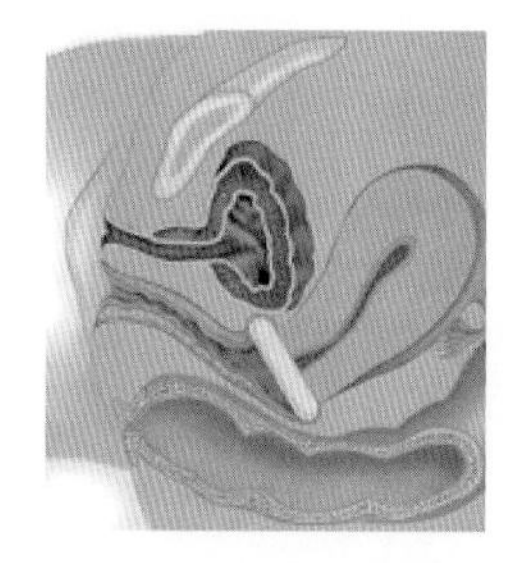
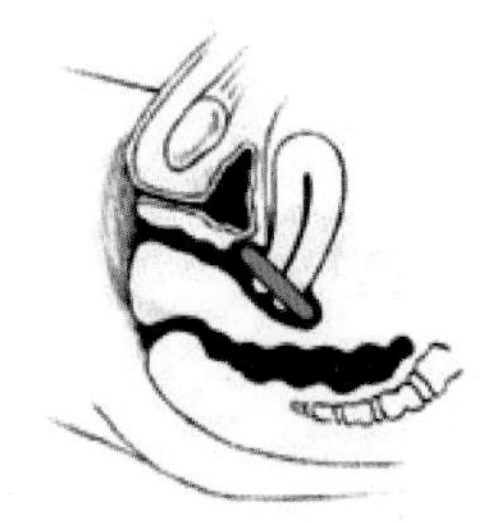

图 5-49　环形子宫托

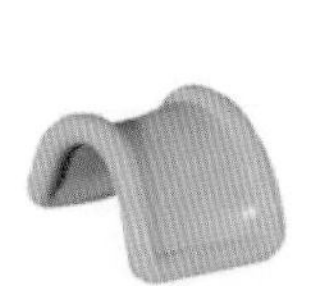
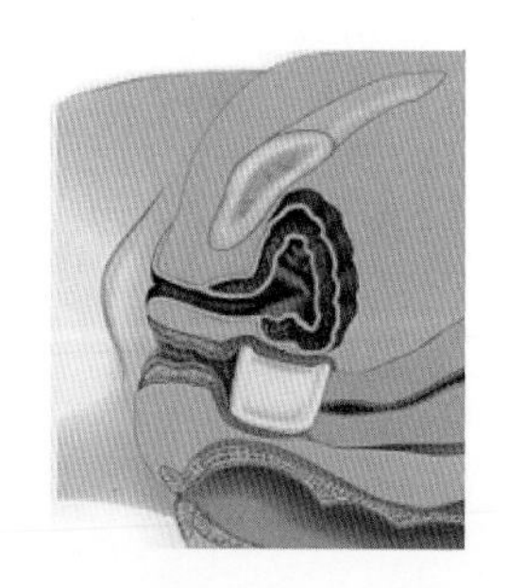
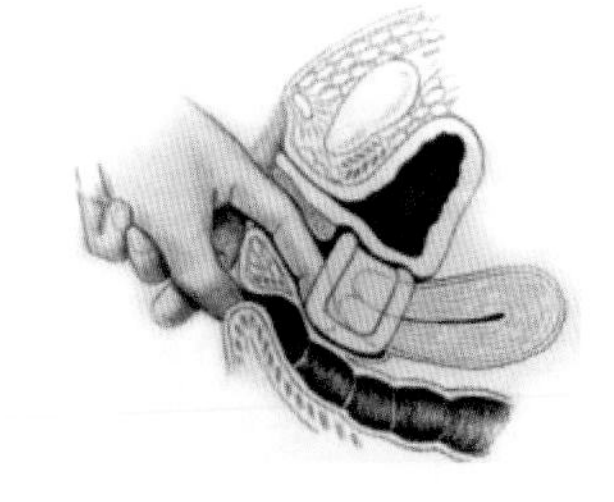

图 5-50　拱形子宫托

框形可折叠子宫托：适用于阴道口较小的尿失禁患者；框形子宫托也可用来预防因宫颈机能不全易造成的流产的孕妇（图 5-51）。

圆形短柄子宫托：对Ⅲ度脱垂效果较好，因其具有部分吸引作用，起到强有力的支持作用，适用于出口支持组织较差的情况，目前临床上应用较多（图 5-52）。

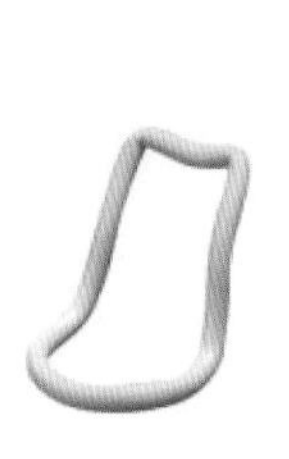
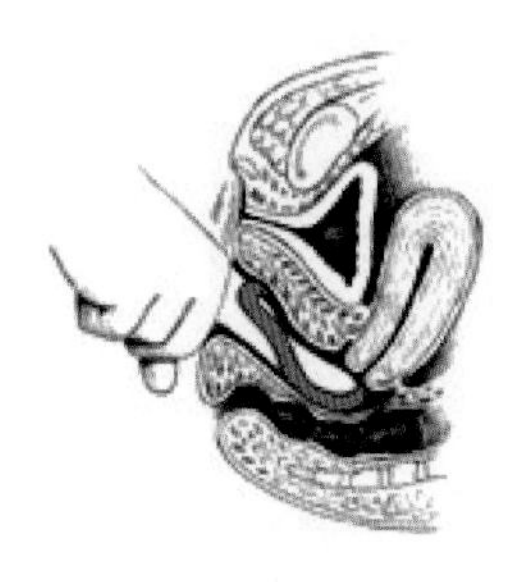

图 5-51　框形可折叠子宫托

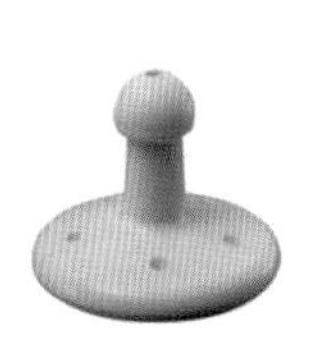
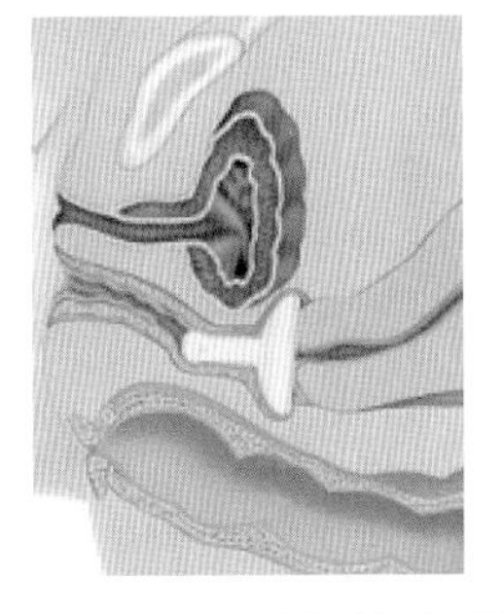
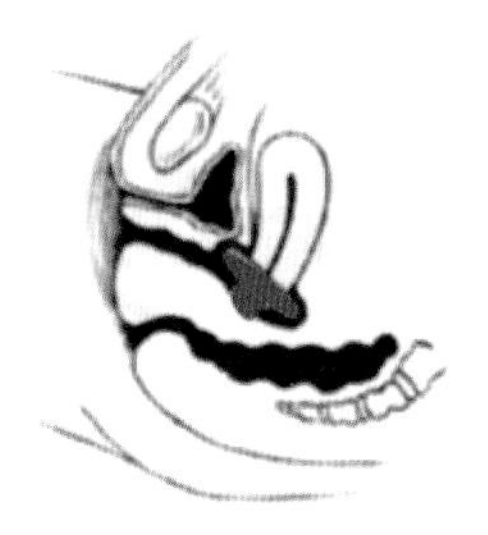

图 5–52　圆形短柄子宫托

碟形子宫托：适用于伴或不伴轻度膀胱或直肠膨出的子宫脱垂的患者（图 5–53）。

圈形子宫托：也是临床应用较多的一种子宫托，可封闭上段阴道以支持脱垂子宫，需要出口的完整性，可用于环形子宫托失败的患者（图 5–54）。

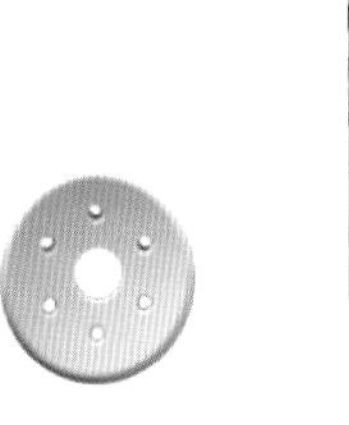
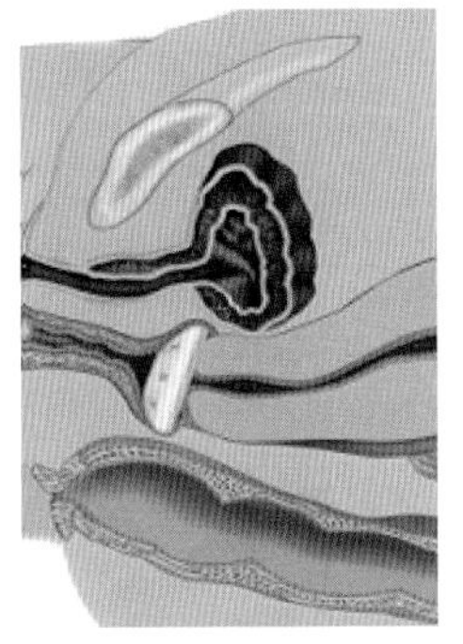
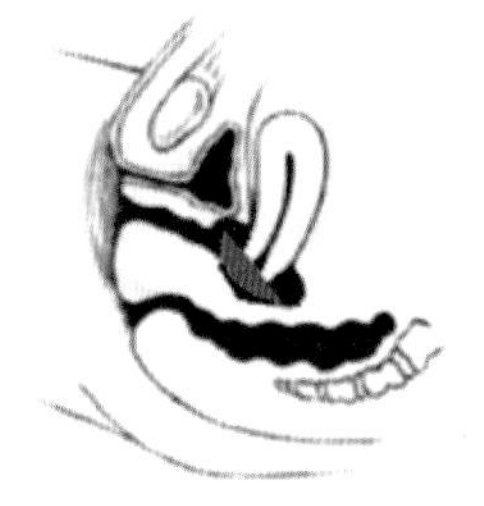

图 5–53　碟形子宫托

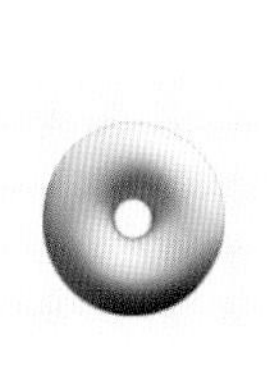
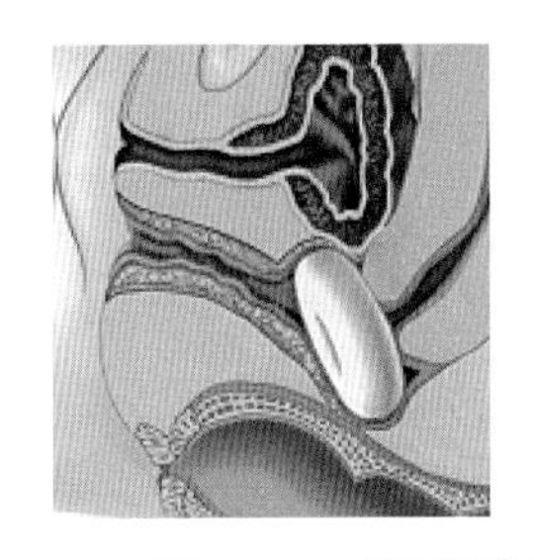
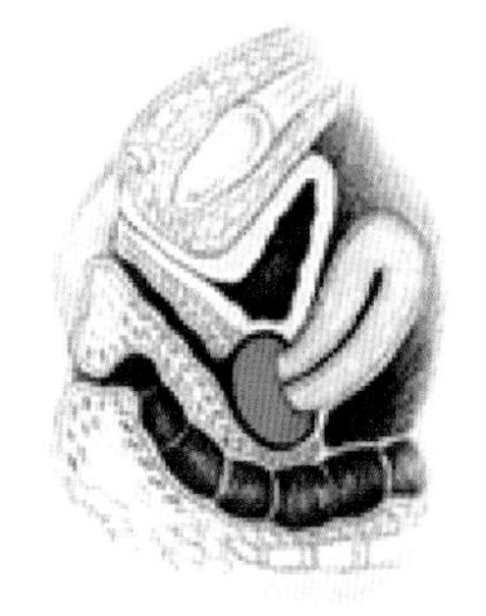

图 5–54　圈形子宫托

立方体形子宫托：适用于重度脱垂且适用于出口支持组织相对较差的患者，其具有强有力的支持作用，但易出现阴道黏膜磨损等并发症，只适用于所有子宫托失败时（图 5–55）。

3. 子宫托的适应证与禁忌证

子宫托的适应证

当出现盆腔器官脱垂 POP–Q Ⅱ度及以上或尿失禁影响日常生活时，绝大多数女性

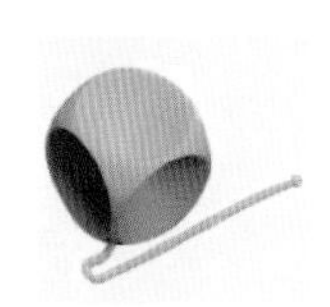
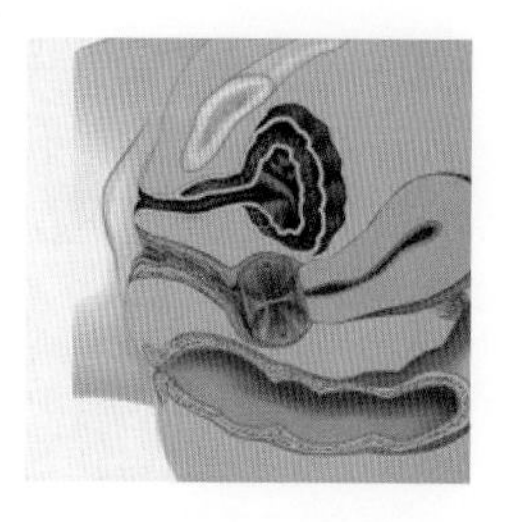
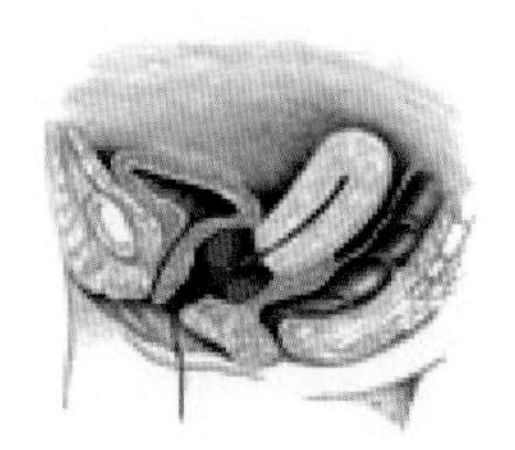

图 5-55　立方体形子宫托

都适合应用子宫托进行保守性治疗。子宫托尤其适用于以下患者：

（1）要求保留生育功能的患者。

（2）年老体弱不愿或不宜施行手术者。

（3）暂时身体状况或其他因素不能手术，等待手术过程中的患者。

（4）妊娠期宫颈机能不全者。

（5）了解 POP 患者是否合并隐匿性 SUI。

（6）无佩戴子宫托禁忌症者。

子宫托的禁忌证

当出现下列情况，不易佩戴子宫托：

（1）急性盆腔炎或严重的阴道溃疡。

（2）硅胶和乳胶过敏。

（3）存在认知障碍，自己上取托困难者。

（4）不能定期随访者。

4. 妊娠期子宫托的使用

子宫托可应用于妊娠期间有子宫脱垂影响日常生活的孕妇（图 5-56）。子宫托还可用于妊娠期宫颈机能不全的孕妇，可延长妊娠时间，具有简便、易操作的优点，其疗效几乎等同于宫颈环扎术。

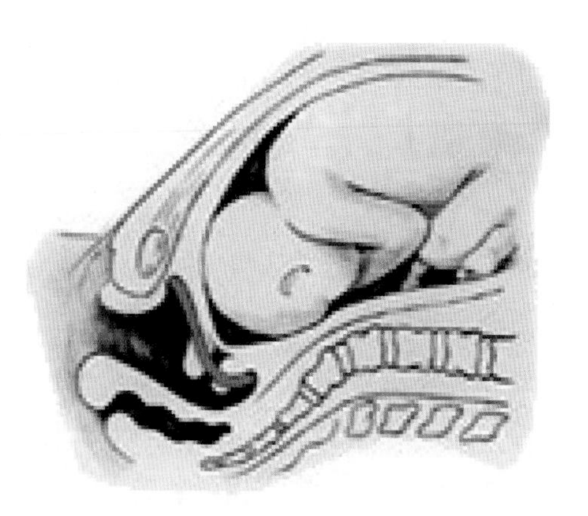

图 5-56　妊娠期子宫托的应用

适应证是无宫缩、无阴道炎症、无阴道出血、胎膜完整，并胎儿无畸形。

禁忌证：有宫缩、胎膜早破、发热、C 反应蛋白升高、白细胞＞ 15×10^9g/L、阴道异常排液和出血等。如有胎膜早破、宫缩、阴道出血或明显不适时及时取出子宫托，无上述等情况均于 34 ~ 36 周时取出。

5. 子宫托的优点与缺点

子宫托的优点

子宫托治疗的适用范围广，几乎适用于各种程度的盆腔器官脱垂患者。子宫托可以支持和纠正盆腔器官的位置失常，一定程度上减轻盆底组织的紧张度，改善盆底血液循环促进盆底肌肉强度的恢复。子宫托的应用可以缓解或者治愈脱垂引起的相关症状，包括盆腔下降感、压迫症状，排尿困难等。尤其适用于年老、体弱，有手术禁忌症无法手术治疗的患者且患者因为个人原因或身体状况暂时不允许手术，也可以在等待手术期间放置子宫托，暂时缓解症状，提高生活质量。

子宫托也可应用于妊娠期间子宫脱垂影响日常生活的孕妇。近期有报道对于宫颈短的双胎妊娠的孕妇，在使用阴道用孕酮的基础上增加宫颈子宫托的使用，可延长妊娠时间，减少发生不良新生儿结局的风险（图 5-56）。

子宫托治疗具有有效、无创、风险小等特点。近年来由于材质的改进，与传统的塑料、金属及橡胶子宫托相比，硅胶子宫托组织相容性好，消毒方便，结实耐用，是手术禁忌和不愿接受手术治疗患者的最佳选择。

同时子宫托还有诊断性的作用。一些重度盆腔器官脱垂患者由于脱垂的膀胱使尿道扭曲，引起尿道的梗阻，增加了尿道内的压力，即使存在尿道括约肌无力也不出现压力性尿失禁；当行阴道前壁膨出（膀胱）修复手术恢复了尿道的正常解剖位置后，患者出现漏尿症状，即为隐匿性尿失禁。子宫托作为实验手段，术前患者给佩戴粗环形子宫托后行尿垫实验，若患者有压力性尿失禁，说明患者术后发生尿失禁的可能性大，宜于手术同时行抗压力性尿失禁手术。子宫托在盆底手术前可预测和评估手术效果并发现可能存在的问题，为手术做准备。

子宫托的缺点

子宫托需要间歇性地取出、清洗、重新放置，应用较为麻烦；有可能造成阴道刺激和溃疡；长期佩戴规格不合适的子宫托可能会造成嵌顿、阴道瘘、直肠瘘、出血、感染等；对于生活不能自理者上取托需他人帮助；不能从根本上治疗盆腔器官脱垂。

6. 子宫托的使用方法

（1）子宫托使用前的检查　在应用子宫托治疗前，需要进行全面的体格检查以及详细的盆腔检查，盆底检查的目的：①阴道分泌物检查，排除阴道炎症。②宫颈防癌筛查，排除相关恶性疾病。③评估阴道壁厚度，排除阴道壁缺损。④盆底肌肉力量评估，如果阴道自身没有任何承托力，佩戴子宫托的失败率显著升高。⑤评估会阴体的完整性和会阴体的支撑能力，会阴体严重损伤，子宫托自行脱落的机会明显增加。⑥测量阴道管腔长度及管径大小，选择适宜形状和型号的子宫托。⑦对于绝大多数患者以上的临床检查已足够，但有些患者需要一些其他检查，包括超声检查、内镜检查及尿动力学检查等。

（2）佩戴子宫托方法 ①放置子宫托前应向患者进行的讲解及演示，并告知注意事项，需充分的知情同意。②选择合适的子宫托：轻轻回纳脱垂的器官后，食指和中指伸入阴道内，测量阴道宽度，选取直径略小于最大阴道宽度的子宫托。③患者取膀胱截石位，于子宫托顶端的边缘可以涂少量的润滑剂，顺着阴道走行轻柔放入阴道内（不同类型子宫托方法略有差别），放好后轻轻摇晃，子宫托和阴道壁之间能容纳一个手指。④放置子宫托前患者可以不排空膀胱，但不能过度憋尿，留有尿液便于放托后观察排尿是否顺畅，并观察患者走路、蹲起有无异物感以及向下屏气、排大便后子宫托是否保持在位。⑤阴道萎缩的老年患者放置子宫托前或放置后应给予短期（2 ~ 4 周）的局部涂抹雌激素软膏治疗。⑥定期随访及取出清洗消毒。

例：环形或蝶形子宫托的放置（图 5–57）。将环形或蝶形子宫托折叠，弧面朝上，顺着阴道走行放入后松开，保证宫颈在环的中央；放置后检查子宫托和阴道壁之间是否可以容纳一个手指；患者离院前，应该进行子宫托放置后的常规检查。

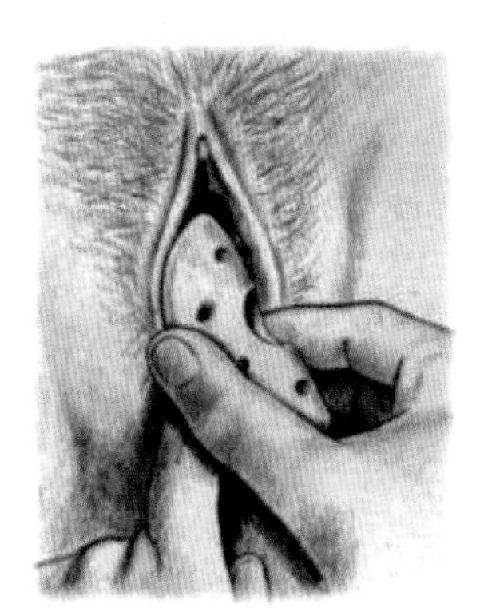
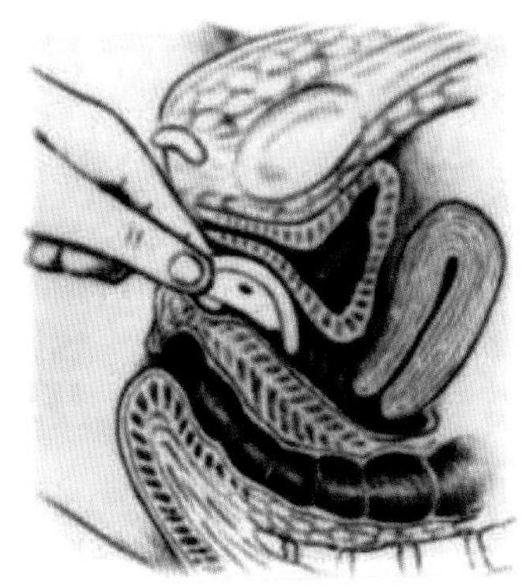
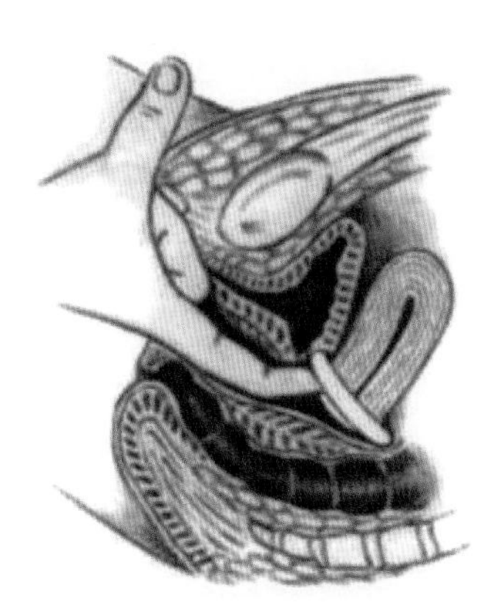

图 5–57 环形或蝶形子宫托的放置

（3）子宫托放置和取出的时间 硅胶材质的环形子宫托每 2 周取出清洗消毒 1 次，其他形状的子宫托一般每周取出 1 次进行清洗消毒。

放置子宫托首次需要在放置后 2 周进行随访，其后的 1 年每 3 个月随访 1 次，对于未出现并发症的妇女以后每 6 个月随访 1 次。

每次随访需要询问患者有无不适并要求取出子宫托，打开阴道窥器仔细的阴道检查，并常规妇科检查。

当患者出现阴道分泌物异常、阴道异味、不规则出血、子宫托引起胀满感、压迫感、排尿排便障碍、尿失禁等状况需要及时取出阴道内子宫托并立即寻求医生的帮助。

（4）子宫托配戴期间注意事项　佩戴不同类型的子宫托，要根据要求定期取出清洗消毒。取出子宫托要应用流水彻底清洗子宫托每个角落和缝隙。如果是硅胶制品可以高温消毒，如果是聚乙烯产品，需要高锰酸钾擦拭或根据说明进行定期的消毒。

采用正确佩戴和取出的方法，一般在佩戴后需要在医疗机构医生的指导下，学会正确的放置和取出，之后回家自行上取，如确实有困难，需要及时就医，不可以强行上取子宫托。佩戴过程中要定期随访，按时随访是保证子宫托长期正确应用和防治相关并发症的医学保障。

7. 子宫托并发症及处理

如果正确佩戴子宫托，定期消毒和定期随访，一般不会发生严重的并发症。

（1）常见的并发症　有阴道分泌物异常如血性分泌物、脓性分泌物等，分泌物异味，阴道壁、宫颈因摩擦溃烂、出血等。其他的并发症有子宫托大小不合适引起的不适感、尿潴留、便秘等。

原有的隐匿性尿失禁因为佩戴子宫托后，梗阻被解除，可变为显性的压力性尿失禁。

严重极少见的并发症有因长时间的压迫致阴道壁组织缺血坏死形成瘘，如膀胱阴道瘘、直肠阴道瘘等，子宫托还可异位进入腹腔或者嵌顿进入阴道壁及引起肠梗阻等。

国外报道有长年佩戴忘记摘取并未随访的患者有发生瘘、阴道癌和宫颈癌的报道。

（2）子宫托并发症的处理　正确佩戴大小合适的子宫托，并按时消毒取放子宫托，一般不会出现严重的并发症。一般的并发症譬如少量阴道出血、阴道炎症等，可取出子宫托，局部涂抹消炎药物，基本可以达到治愈的目的，阴道充分休息后，可以继续佩戴子宫托。

对于老年患者，阴道壁菲薄，容易出现摩擦出血不适，可以局部应用雌激素软膏2周后，再佩戴子宫托，会有比较好的佩戴效果。

对于少见的出现瘘道的患者，除了必须取出子宫托外，对于保守治疗无效的患者，需要手术修补瘘道且修补后不宜再继续佩戴子宫托。

三、盆腔器官脱垂手术治疗

盆腔器官脱垂在外科学又称为会阴疝，所不同于其他疝盆腔器官脱垂脱出的脏器无皮肤或腹膜被覆，有宽大的囊口、囊颈，也不易发生疝内容物的嵌顿、绞窄，但常常伴有严重、广泛的盆底肌肉、筋膜缺陷以及神经的损伤，修补困难，复发率高。另盆腔器官脱垂还常伴有泌尿生殖、肠道和性功能异常，故手术治疗时应予以综合考虑。

手术是盆腔器官脱垂治疗的最重要、也常是最后的一种治疗手段。

盆腔器官脱垂程度严重、通过保守治疗无效，已无生育要求及身体条件允许的情况下，可以选择手术治疗；而主诉为轻度脱垂、无明显临床症状者无必要进行手术治疗。术式得当可改善器官功能，反之可能对器官功能造成损害。

（一）盆腔器官脱垂手术治疗概述

1. 手术治疗原则

（1）手术治疗主要适用于非手术治疗失败或者不愿意接受非手术治疗的有症状的患者，最好为已完成生育并无再生育愿望者。

（2）手术治疗并不能给无症状盆腔器官脱垂患者带来益处，反而增加手术带来的风险，因而无症状盆腔器官脱垂患者不建议采用手术治疗。

（3）手术原则修补缺陷组织，恢复解剖结构，改善泌尿生殖、肠道及性功能，提高生活质量。

（4）针对盆腔器官脱垂的复杂性和术后的高复发率以及患者年老体弱之特点，需强调手术的微创化、个体化及合理应用替代材料。

（5）手术成功与否应以局部解剖、功能恢复及患者主观、客观症状改善等多种标准加以评价。

2. 手术的分类

盆腔器官脱垂手术的种类繁多，达几十种。

（1）按是否保留器官　分为保留器官手术与切除脱垂的器官与多余的组织的手术。后者包括经阴道子宫切除术与阴道前后壁修补术为其代表性手术。

（2）按是否重建　分为重建手术和封闭性手术。重建手术的目的是恢复阴道的解剖位置；而阴道封闭术或半封闭术是将阴道管腔部分或全部关闭，使脱垂的器官回放至阴道内。

（3）按使用修复材料　分为使用自身组织修补和应用不同种类的移植物来替代。后者包括合成、同种、异种替代材料，如合成的聚丙烯补片、聚乙烯对苯二酸酯补片等不可吸收补片，异体可吸收性生物补片等。

（4）按手术途径　主要有经阴道、开腹和腹腔镜 3 种，必要时可以不同途径联合手术。

（5）手术按脱垂的部位　引起的盆腔器官脱垂所在位置分为前盆腔、中盆腔、后盆腔缺陷手术。

（6）按手术发展史　传统手术、中间型手术和现代手术。传统手术为切除脱垂的器官与多余的组织并重新缝合如经阴道子宫切除术与阴道前后壁修补术；中间型手术以恢复部分解剖结构为目的，通过缝合来缩短、固定韧带与悬吊器官，如骶韧带折叠缝合固定术、骶棘韧带缝合悬吊术等；现代手术以重建解剖、恢复功能为目的，主张整体重建以保证远期效果。

3. 手术方式的选择

盆腔器官脱垂手术方式的选择应根据患者年龄、有无保留脱垂器官要求，解剖缺损类型和程度、期望，是否存在下尿路、肠道和性功能障碍以及医师本人的经验、技术等综合考虑决策。

盆腔器官脱垂手术，术前一定要进行确切、全面的评估判断，对缺损的部位准确的定位和诊断，是制订手术方案的关键；尊重患者的意愿，如能够接受的手术方式与途径，是否可以接受替代物的使用等；还应仔细考虑每一位患者发生并发症的风险和脱垂复发的风险，慎重选择手术方式；术中的再次评估与判断，从而选择出最有利于解剖恢复及患者症状改善的术式，也是手术成败的重要的环节。

总之，以整体理论为指导，制订个体化手术方案是选择术式的基本原则。

4. 手术治疗的治愈标准

盆腔器官脱垂的手术治疗一直是近年的热点问题，关于新旧术式的疗效一直是争议的焦点，疗效的判定标准就成为一个重要的关键点。

2001 年国立卫生研究所（NIH）确立盆腔器官脱垂的治愈标准基于盆腔器官脱垂 POP-Q 分期：理想的解剖复位为 0 期，满意的解剖复位为Ⅰ期，不满意的解剖复位为Ⅱ期及以上；手术治疗后 0 和Ⅰ期属于治愈，Ⅱ期及以上是手术未治愈。该评判标准只关注体征的改善，没考虑到对临床症状方面。因为盆腔器官脱垂的治疗最终结果是生活质量的改善，而不是子宫及阴道的解剖位置。

2009 年国立儿童健康与人类发育研究所（NICHD）建议全面的治愈标准：①没有脱垂症状；②解剖复位，以处女膜及以上作为解剖复位；③没有再治疗的意愿。

采用不同的治愈标准也使不同术式的疗效比较的结果不同。

推荐新的盆腔器官脱垂手术治疗的治愈标准：①无脱垂症状。盆腔器官脱垂主要是影响生活质量，直接以有无脱垂症状作为是否治愈的指标，能够基本代表生活质量。②解剖上以脱垂最远端没有超出处女膜。脱垂未超出处女膜，98%的患者都没有症状，也没有心理和生活影响。③无再治疗意愿。再治疗包括手术及保守治疗，不包括并发症的治疗。有无再治疗的意愿，代表盆腔器官脱垂对患者生活质量影响的大小，无再治疗意愿说明对生活没有影响。

（二）前盆腔缺损手术治疗

1. 阴道前壁修补术

阴道前壁修补术（anterior colporrhappy）于 1913 年由 Kelly 的阴道前壁缝合术发

展而来，是通过加固耻骨宫颈筋膜纠正阴道前壁松弛及脱垂的手术。

（1）适应证与禁忌证　适应证：①单纯阴道前壁膨出有临床症状者。②Ⅰ度子宫脱垂伴有阴道前壁膨出者。禁忌证：①生殖道炎症、溃疡、盆腔炎等。②生殖道癌前病变、癌变者。③经期、妊娠期、哺乳期妇女。④严重内科并发症不适宜手术者。

（2）手术关键点（图5-58）①阴道前壁切口：牵拉宫颈，阴道前壁采用倒“T”形切口或三角形切口，底部切口应选择在宫颈阴道部与阴道壁的移行部（阴道前壁相当于膀胱沟水平，一般距宫颈外口1.5cm左右），辨认方法为覆盖于膀胱的松弛活动的阴道黏膜与覆盖于宫颈的平滑黏膜的交界处。浸润注射单纯生理盐水或1：20万肾上腺素生理盐水稀释液，注意肾上腺素应用禁忌证。②分离间隙：分离阴道前壁黏膜，注意将膀胱阴道筋膜保留在膀胱剥离面，以便利用筋膜加固支持膀胱底；向近端分离勿超过阴道横沟（膀胱筋膜与阴道筋膜相融合处）；向远端分离应达到膀胱宫颈附着处，剪开阴道上隔，使膀胱自宫颈部分分离；向两侧分离应充分暴露阴道旁间隙，达到耻骨直肠肌的的内侧。③上推膀胱：上推膀胱要充分，达膀胱宫颈反折腹膜；向侧方分离时注意两侧的膀胱柱（即膀胱宫颈韧带），此处血运丰富，注意电凝与缝扎止血。④根据膀胱膨出面积的大小，可分别采用1次或多次同心圆状荷包缝合送回膀胱，或横行间断褥式缝合；注意缝合膀胱阴道筋膜、膀胱外筋膜，勿过深穿透膀胱壁；荷包缝合勿超过膀胱筋膜与阴道筋膜相融合处；缝合最低点应固定于膀胱宫颈反折腹膜下方的宫颈前壁上。⑤合并有宫颈肥大者可同时行宫颈成形术。

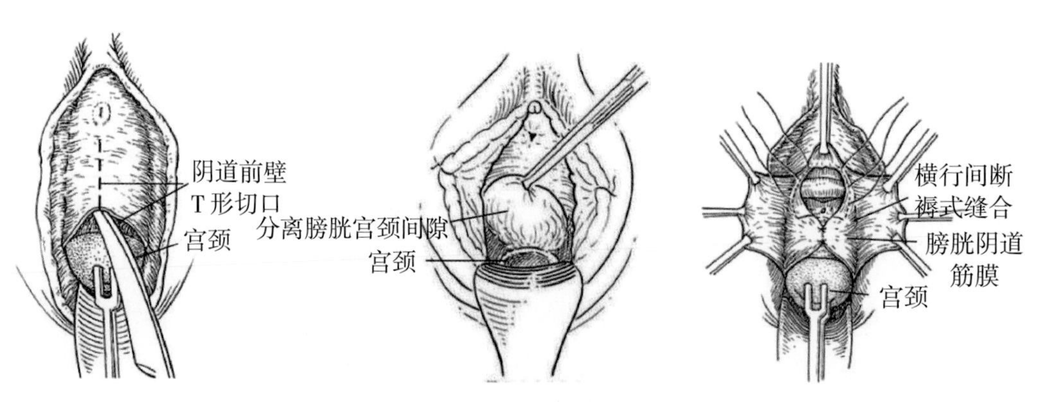

图5-58　阴道前壁修补术

（3）优点与问题　优点：简便易行，提高性生活满意度。

问题：①对术前存在有隐匿性压力性尿失禁者，阴道前壁修补后，可使尿道折叠消失、尿道变直，术后出现尿失禁。故术前应详细询问病史，专科检查时应送回脱出的前壁进行充盈膀胱的压力试验。②以自身组织修补，向中线部位牵拉组织，有加重旁侧缺损的可能，术后复发率高。

2. 阴道旁侧修补术

一直以来阴道前壁膨出可分为中央缺陷和旁侧缺陷。旁侧缺陷是 White 早在 20 世纪初期提出的，其理论认为膀胱膨出除为耻骨宫颈筋膜中线部位断裂外、还可能存在膀胱的耻骨宫颈筋膜固定在两侧骨盆侧壁的白线被撕裂。Shull 等在 1994 年发展了经阴道行阴道旁修补（vaginal paravaginal repair，VPVR）手术，并相对广泛的应用。阴道旁修补术可通过开腹、腹腔镜或经阴道途径完成。虽 2018 年国内外学者对是否存在阴道旁侧缺陷提出质疑，但前期的大量文献报道这一术式的临床疗效，本书仍进行简单的介绍。阴道旁修补术可分为经阴道、经腹腔镜 2 种途径。

（1）适应证与禁忌证　适应证：①阴道前壁膨出有临床症状者；②专科检查提示存在旁侧缺陷。

禁忌证：同阴道前壁修补术。

（2）手术关键点（图 5-59）

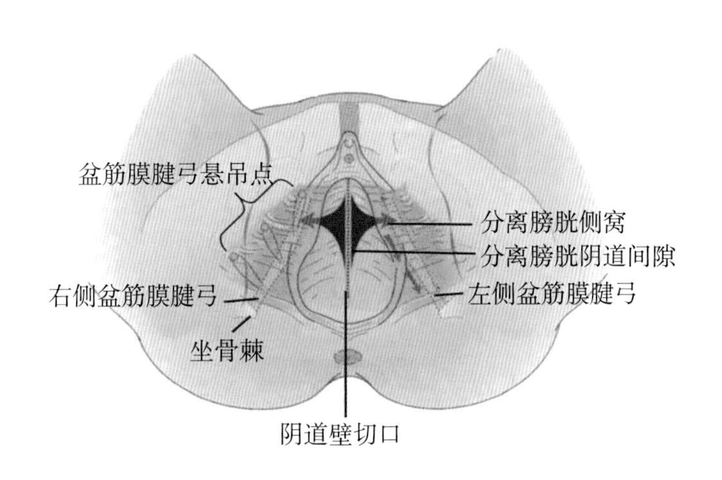

图 5-59　阴道旁侧修补术示意图

①经阴道阴道旁修补术　a. 同阴道前壁修补术，切开阴道前壁切口，分离阴道前壁黏膜，上推膀胱。b. 向两侧分离阴道旁间隙要充分，并达耻骨后间隙；向腹侧上方达耻骨结节，向两侧可暴露盆腔筋膜腱弓，继续向坐骨棘方向分离、至同侧坐骨棘前 1cm 处。因盆腔筋膜腱弓位置较深，需借助直角拉钩及带光源拉钩的牵引照明下方可显示。c. 分别修补侧方断裂的耻骨宫颈筋膜。以不可吸收线前自尿道膀胱连接处水平的盆腔筋膜腱弓始，依次间距 1 ~ 1.5cm 缝合 3 ~ 4 针，深至同侧坐骨棘外侧 1cm 盆腔筋膜腱弓，留线，将留线另一端缝至同侧断裂耻骨宫颈筋膜；对侧同法。待所有留线都缝好后，由内至外逐一打结。d. 同时存在中央型缺陷，可在中线耻骨宫颈筋膜缺陷处加以横行间断褥式或荷包缝合。

②腹腔镜阴道旁修补术　a. 暴露：腹腔镜下于膀胱上缘上 3cm 处打开腹膜，充分游离膀胱前间隙、耻骨后间隙及膀胱侧间隙，显露双侧耻骨支内面和闭孔内肌筋膜，暴露闭孔及闭孔神经血管，清楚显示盆筋膜腱弓和阴道旁缺陷，背侧分离至坐骨棘，腹侧至耻骨支后方，解剖结构的清晰显示是手术成功的重要前提。b. 缝合：手术要求将同侧阴道穹窿顶端及其上面覆盖的耻骨宫颈筋膜固定到骨盆侧壁，达到其原来附着的水平，即盆筋膜腱弓水平。缝合位置是关键，同阴式途径，靠近腹侧的一针在近尿道膀胱连接处 1~2cm，靠近背面的一针应在坐骨棘前 1cm 处，缝合 3~4 针即可。助手以手指在阴道内将同侧阴道穹窿顶起，用不可吸收线缝合同侧阴道及其上面覆盖的耻骨宫颈筋膜（勿缝穿黏膜层）于盆筋膜腱弓相应位置。

（3）优点与问题　优点：文献报道行 VPVR 手术 1 年后的随访结果，客观治愈率可达 98%。

问题：①经阴道阴道旁修补术术野暴露困难，耻骨后是静脉丛丰富的区域，分离极易出血，阴部神经血管束距坐骨棘较近缝合时易损伤，据文献报道，此处出血可达 1000 mL 以上。② VPVR 术后可发生尿潴留，新发压力性尿失禁发生率约 10%。

（三）中盆腔缺损手术治疗

1. 阴式子宫切除术

1843 年 Esslman 首先完成阴式子宫切除术（Through vaginal hysterectomy)。其优点为微创手术，创伤小、腹腔干扰少、术后恢复快、疼痛少、体表无瘢痕。缺点为术后有发生阴道前后壁膨出和出现阴道穹隆膨出风险。是国内目前子宫脱垂主要的应用术式。

（1）适应证与禁忌证　适应证：①Ⅲ度及以上子宫脱垂者。②合并有宫颈上皮内瘤变有子宫切除指征的子宫脱垂者。③有内科并发症不能耐受开腹手术的子宫脱垂者。

禁忌证：①生殖道炎症、溃疡、盆腔炎等。②生殖道癌前病变、癌变者。③经期、妊娠期、哺乳期妇女。④严重内科并发症不适宜手术者；⑤阴道狭窄、盆腔重度粘连。

（2）手术关键点（图 5-60）①分离间隙、打开盆腔腹膜：选择在宫颈阴道部与阴道壁的移行部的环形切口，阴道后穹窿处为直肠子宫陷凹为盆腹腔最低点，正常情况下阴道后穹窿与直肠子宫陷凹间仅隔阴道壁与反折腹膜、无其他器官，切口位置若选择正确，切开后可直接进入腹腔，如合并宫颈延长多伴有骶主韧带的拉长，直肠子宫陷凹常偏高（图 5-61)。前壁切口切开阴道黏膜后需剪开阴道上隔，分离膀胱宫颈间隙、上推膀胱，暴露膀胱反折腹膜并剪开，辨认膀胱反折腹膜的方法为发白、并有滑动感，或插入金属导尿管向下探膀胱最下方的位置，或先打开后穹窿，食指绕过宫

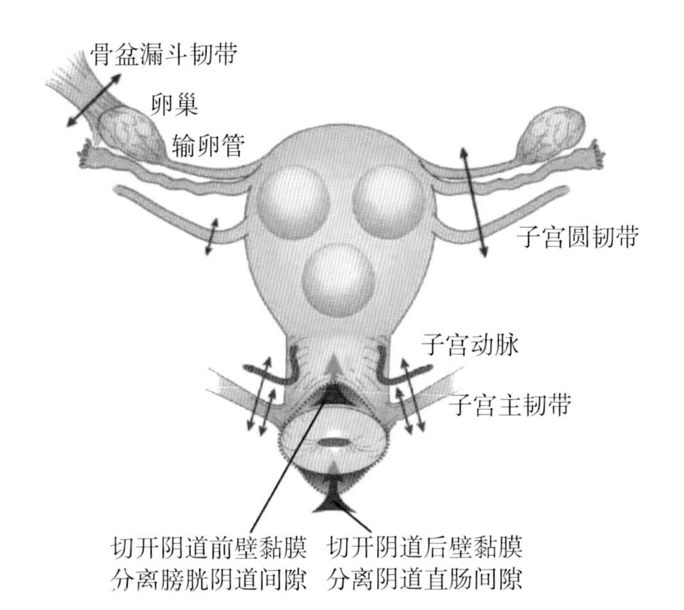

图 5-60 阴式子宫切除术

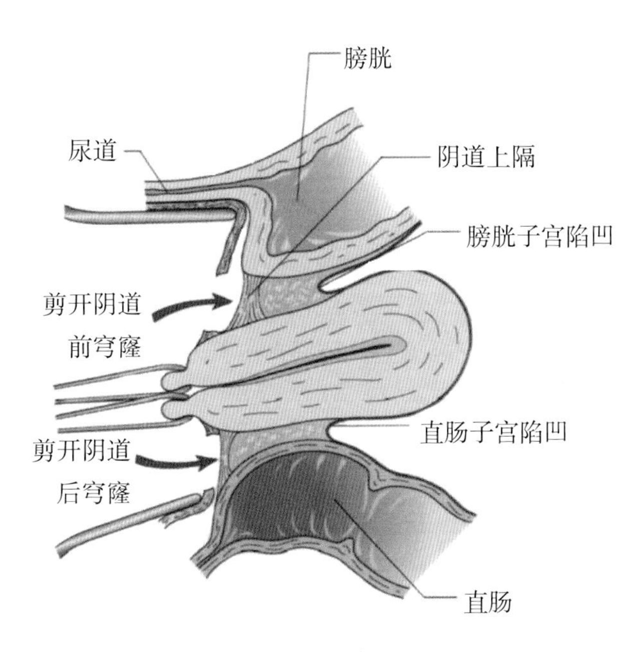

图 5-61 阴道前后穹窿切开部位

底找到前穹窿膀胱反折腹膜处顶起辨认。若同时行阴道前壁修补术者，采用前盆腔缺损的阴道前壁修补术的切口。②子宫切除：为避免输尿管损伤，分离膀胱宫颈间隙、上推膀胱时应充分向两侧推开，以便有足够空间处理主骶韧带，防止使用能量设备造成输尿管热损伤；骶主韧带断端结扎缝线保留，在子宫切除后，断端对扎加固盆底；接近峡部时注意子宫动静脉的结扎牢靠；处理卵巢固有韧带、输卵管、子宫圆韧带时防止断端滑脱后回缩，2 把止血钳钳扎，缝扎 2 次。老年妇女骨盆漏斗韧带常短缩，不建议阴式切除，可借助阴式腹腔镜（V-NOTES）完成。③关闭盆腔腹膜后，左右骶韧带断端结扎保留缝线对扎，再次 8 字缝合以加固盆底。同时有膀胱膨出者，采用前盆腔缺损的阴道前壁修补术的膀胱阴道筋膜、膀胱外筋膜修补术，此时的缝合最低点为骶韧带断端对扎保留处。缝合阴道黏膜尤其注意阴道后壁的剥离面的缝合止血。④合并有阴道穹窿脱垂这可同时行后穹窿成形术。⑤合并有阴道后壁膨出或合并有会阴陈旧裂伤者可同时行阴道后壁修补或会阴体修补术。

（3）优点与问题　优点：①目前仍是治疗子宫脱垂的主要方法，传统手术方式，相对简单易掌握，患者恢复快。②不需要任何辅助用品置入，费用低。

问题：①传统的阴式子宫切除术因为应用有损伤、退化的组织进行修补，术后脱垂的复发率较高，据报道可达 20%～30%。②术后远期并发症有穹窿脱垂，术中可以同时行顶端悬吊预防。

2. 曼市手术

曼市手术（Manchester operation）式是 1888 年由英国曼彻斯特的 Donald 提出，采用宫颈截除结合阴道前后壁缝合术来治疗子宫脱垂。

（1）适应证与禁忌证　适应证：①Ⅰ度或Ⅱ度子宫脱垂者。②伴宫颈延长或阴道壁膨出者。③希望保留子宫者。

禁忌证：①生殖道炎症、溃疡者。②生殖道癌前病变、癌变者。③经期、妊娠期、哺乳期妇女。④严重内科并发症不适宜手术者。⑤有生育要求者应慎重考虑，因术后有发生宫颈机能不全的风险。

（2）手术关键点（图 5-62）①阴道壁切口：阴道壁切口应选择于宫颈阴道部与阴道壁黏膜的移行部，（前壁相当于膀胱沟水平，一般距宫颈外口 1.5cm 左右），辨认方法为覆盖于膀胱的松弛活动的阴道黏膜与覆盖于宫颈的平滑黏膜的交界处。浸润

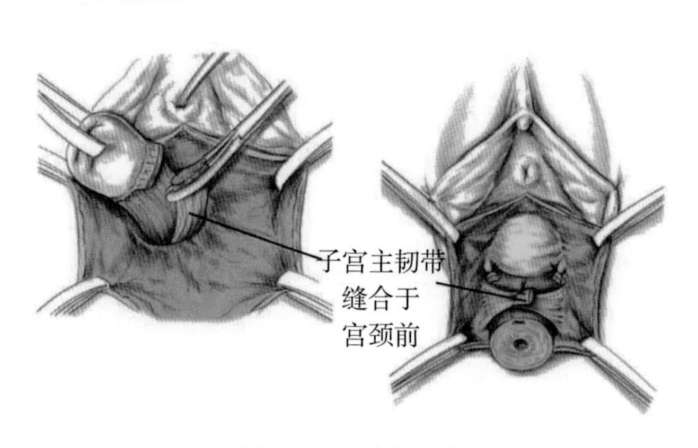

图 5-62　曼市手术

注射 1∶20 万肾上腺素生理盐水稀释液，注意肾上腺素应用禁忌症。②分离阴道前壁黏膜，注意将筋膜留在膀胱剥离面；阴道前后壁黏膜应分离充分，以足够覆盖宫颈断端，不足以覆盖者，术后宫颈残端的缝线裸露易持续阴道流液及血性分泌物、生长宫颈息肉等。③根据宫颈切除长短的需要决定主韧带切除的多少，宫颈切除部分少，则主韧带切除位置可偏低，宫颈切除部分多，则主韧带切除位置可偏高；主韧带多因宫颈延长被拉长变薄，主韧带复合体内有子宫动脉下行支，切断时注意准确结扎止血。④宫颈切除之前需探测宫腔深度，切除部分宫颈后宫腔深度以 7cm 为宜；为保留宫颈断端 2cm，可用球囊导尿管进行判断。⑤宫颈成形术阴道黏膜包埋宫颈残端时，若阴道黏膜组织过多，可于阴道前壁行三角形切除再行包埋。⑥合并有阴道穹窿疝者，注意分离后壁阴道黏膜暴露疝囊，予以荷包缝合封闭疝囊，并缝合阴道直肠膈、直肠旁筋膜、双侧骶韧带以加固支撑阴道后穹窿及阴道后壁。

（3）优点与问题　优点：①曼市手术时间短、出血少和患者易于接受。②保留了子宫。

问题：①术后有发生宫颈狭窄、新发性压力性尿失禁（约为 22%）风险。②以自身组织进行修补，另宫颈截除使宫骶韧带和主韧带复合体变短，削弱了盆底支持，术后复发率约 20%。③切除了部分宫颈，术后易发生宫颈机能不全，不育及自然流产率、早产率增加。④术后宫颈脱落细胞学和子宫内膜的组织学检查可能有困难。

3. 阴道闭合术

阴道封闭术首先由 Geradin 于 1823 年提出，Neugebauer 于 1867 年首次实施该手术治疗子宫脱垂，LeFort 于 1877 年发表了阴道封闭术的论文。阴道封闭术又称为阴道切除术、阴道穹隆封闭术或阴道封闭加阴道切除术。

阴道封闭术又分为全部或部分阴道封闭术。

阴道封闭术切除全部或部分阴道黏膜后，将阴道前后壁黏膜下组织进行缝合从而达到在处女膜以上关闭阴道的目的。子宫切除者可行全阴道阴道封闭术，保留子宫者部分阴道封闭术。

（1）适应证与禁忌证　适应证：①重度子宫脱垂或阴道穹隆脱垂。②年龄大或有内科并发症，无法承受手术时间过长者。③无性生活要求者。

禁忌证：①生殖道炎症、溃疡者。②生殖道癌前病变、癌变者。③严重内科并发症不适宜手术者。④有性生活要求者。

（2）手术关键点

①部分阴道封闭术（图 5–63）。a. 阴道前后壁切口：取纵长方形切口。前后壁近端距宫颈外口 2cm，前壁相当于膀胱沟处；远端达处女膜内 2 ~ 3cm，前壁相当于阴道横沟；注意必须保留宫颈外口 2cm 的阴道黏膜，否则会将膀胱颈部拉向后上方，致

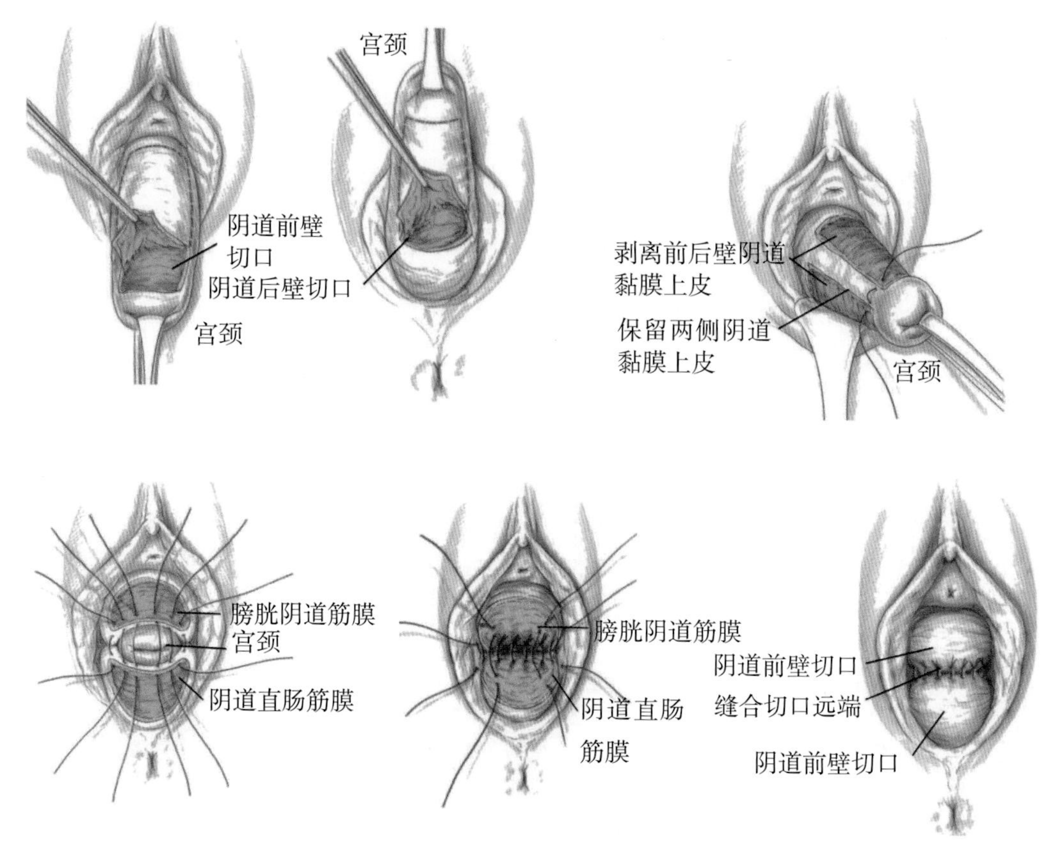

图 5-63　部分阴道封闭术

术后尿道膀胱角的消失，膀胱颈部呈漏斗状，发生压力性尿失禁；切口下缘避免过于靠近尿道口，否则会使后角角度变钝，同样会发生压力性尿失禁。b. 剥离：剥离中间部分阴道前后壁黏膜上皮，两侧保留 1 ~ 2cm 的阴道黏膜上皮。注意仅剥离阴道黏膜，保留膀胱阴道筋膜及阴道直肠筋膜。c. 缝合：相对缝合中间部分的膀胱阴道筋膜及阴道直肠筋膜，由内至外，排式进行间断褥式缝合，使前后部紧贴不留死腔；前后壁切缘黏膜的缝合需使用可吸收线；两侧各保留一个通道，以便宫颈分泌物流出。d. 合并有重度阴道前后壁膨出者，可分别根据膀胱、直肠膨出面积的大小，采用同心圆状荷包缝合或横行间断褥式缝合，送回膀胱与直肠。e. 合并有会阴陈旧裂伤者可同时行会阴体成形术。

②全阴道阴道封闭术（图 5-64)。对于子宫切除术后行全阴道阴道封闭术者，切除从处女膜内 2 ~ 3cm 至阴道穹隆全部的阴道前后壁黏膜上皮，再将阴道前后壁全长的黏膜下层缝合，以关闭阴道。

余步骤同部分阴道封闭术。

（3）优点与问题　优点：①具有创伤小、手术时间短、恢复时间快等优点。②迅

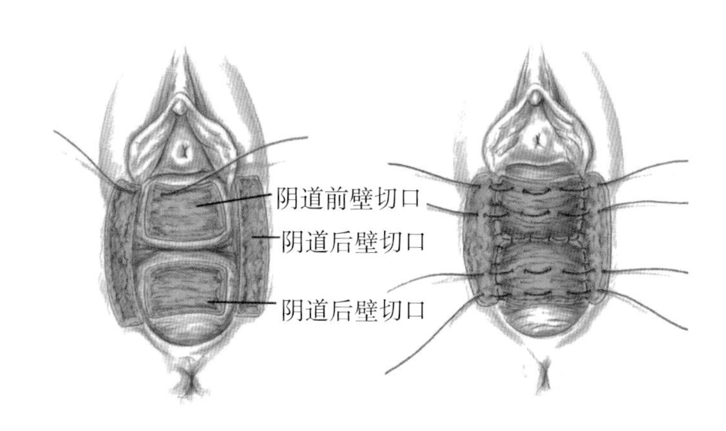

图 5-64　全阴道封闭术

速、有效地改善其主观症状，成功率高，术后满意度达 90% 以上。③疗效持久。

问题：①适应症有限，仅适用于无法耐受大范围手术的患者。②阴道封闭术后有新发 SUI 风险，发生率为 1% ~ 11%，发生原因一原有潜在的 SUI，随 POP 的纠正而出现；二是由于手术时尿道被过度下拉造成，手术时注意阴道前壁黏膜分离不要距尿道口太近来预防。③术后无法行宫颈细胞学检查和诊断性刮宫，术前需除外宫颈及内膜病变。

4. 骶棘韧带固定术

骶棘韧带固定术是将阴道顶端悬吊于骶棘韧带，同时将阴道上段提高至肛提肌板以上。1958 年德国的 Seder 即描述了骶棘韧带固定术。1971 年美国 Nichols 等详细报道了骶棘韧带固定术治疗阴道穹隆和子宫脱垂，使得该技术得到推广。骶棘韧带固定术分为切除子宫后的阴道断端—骶棘韧带固定术及保留子宫的宫骶韧带附着点—骶棘韧带固定术 2 种。

（1）适应证与禁忌证　适应证：①重度子宫脱垂或阴道穹隆脱垂。②因子宫脱垂接受子宫切除的顶端悬吊，以防止术后穹隆膨出。③年轻的子宫脱垂要求保留子宫患者。

禁忌证：①生殖道炎症、溃疡者。②生殖道癌前病变、癌变者。③经期、妊娠期、哺乳期妇女。④严重内科并发症不适宜手术者。

（2）手术关键点（图 5-65）阴道断端—骶棘韧带固定术。手术操作在完成子宫切除术后进行。阴道断端—骶棘韧带固定术常进行单侧固定，为利于术者操作及左侧乙状结肠影响多固定右侧，但也有学者认为左侧的骶棘韧带强于右侧。①阴道壁切口选择：阴道壁切口可选择后壁穹窿部向下约 4cm，阴道黏膜及阴道直肠筋膜下浸润注射单纯生理盐水或 1∶20 万肾上腺素生理盐水稀释液，切开阴道黏膜及阴道直肠筋膜。②分离：分离阴道直肠间隙为疏松阴道黏膜及阴道直肠筋膜组织，继续向直肠右侧间

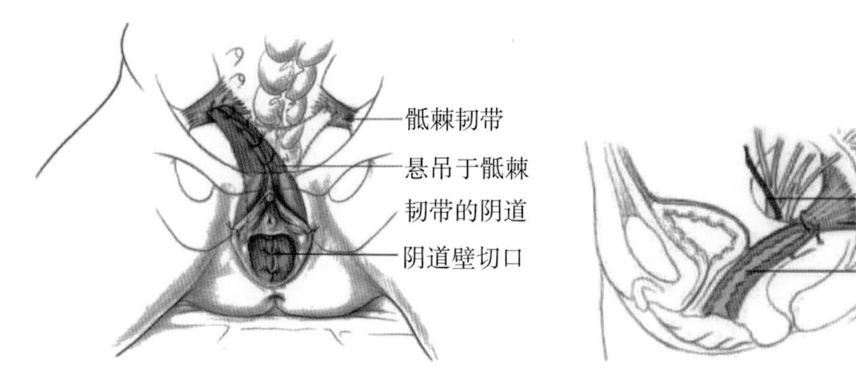

图 5-65　骶棘韧带固定术

隙、坐骨棘方向分离，注意避开内上方的主韧带、外上方直肠阴道韧带及内侧的直肠，以免造成损伤出血与破裂；直达坐骨棘后，沿骶棘韧带表面横行分离，并注意勿超过骶棘韧带近端水平。③缝合：以不可吸收线将阴道断端的骶主韧带断端缝合于坐骨棘内侧 1.5 ~ 2cm 的骶棘韧带上 2 针，2 针间相聚 0.5 ~ 1cm，骶棘韧带缝合深度要合适，以穿过骶棘韧带的 2/3 深度为佳；缝合过浅，可能造成强度不够，容易发生撕裂，而导致手术失败，缝合过深容易损伤坐骨神经和血管。也可采用各种商品化的骶棘韧带缝合器。阴道断端缝合需穿过阴道的黏膜下层，不可穿过阴道黏膜。④张力调节：2 针缝合后一起打结，其合适张力为阴道顶端至原有高度、无明显张力状态。若张力过大，术后可能会有疼痛，影响性生活；张力过小，阴道顶端发生膨出。

宫骶韧带附着点—骶棘韧带固定术，用于保留子宫者。

①阴道壁切口选择：上方切口选择在宫颈后唇下方 1cm 处，向下切开 4cm。②子宫侧缝合点为右侧宫骶韧带附着点。③余手术关键点同阴道断端—骶棘韧带固定术。

（3）优点与问题　优点：①恢复阴道顶端的支持。②性生活质量改善良好。③效果确切，客观治愈率为 70% ~ 97%，主观满意率为 87% ~ 93%。

问题：①术后新发压力性尿失禁的发生率 5%。②因改变了阴道轴向，使其拉向后方，使阴道前壁受力增加，20% 的患者术后一年内可能出现中度阴道前壁膨出。少数学者建议双侧固定，增加局部组织宽度，减少受力，以减少阴道穹隆膨出的复发。

5. 高位骶韧带固定术

宫骶韧带悬吊术最早于 1927 年由 Miller 报道，Shull 等于 2000 年正式提出了高位骶韧带悬吊术（High Uterosacral Ligament Suspension，HUS）手术。HUS 是由 McCall 后穹隆成形术发展而来，经多次改良，在缝合骶韧带后，将阴道穹隆悬吊于其上。高位骶韧带固定术在中线部位折叠缝合两侧骶韧带及其间的腹膜，关闭子宫直肠窝，防止穹窿脱垂（肠膨出）。手术途径有经阴、腹腔镜、开腹 3 种途径。分保留子宫和切除子宫 2 种。

（1）适应证与禁忌证

适应证：①子宫脱垂或阴道穹隆脱垂。②子宫直肠窝疝者。③年轻的子宫脱垂要求保留子宫者。

禁忌证：①生殖道炎症、溃疡者。②宫骶韧带松弛薄弱者。③经期、妊娠期、哺乳期妇女。④严重内科并发症不适宜手术者。

（2）手术关键点（图 5-66）

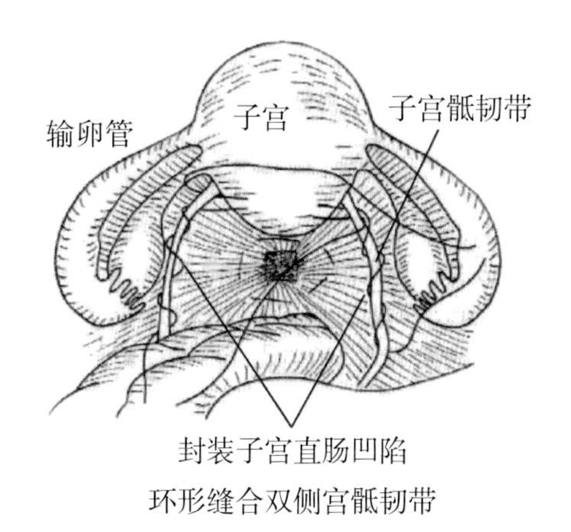

图 5-66　高位骶韧带悬吊

①经阴高位骶韧带固定术　a. 子宫脱垂者先行阴式子宫切除术，有子宫直肠陷凹疝者行疝修补术。b. 阴道切口：子宫切除者于阴道断端切口，阴道穹隆脱垂者横行切开阴道穹窿残端，分离穹窿部膀胱阴道间隙及阴道直肠间隙，打开盆腔腹膜进入腹腔。c. 缝合：以 10 号丝线于每侧宫骶韧带由外向内逐步对折缝合 2～3 针，2～4cm，拉向中线，打结留线。钳夹骶韧带多有较强抵抗力且牵拉活动度小。初试者为防输尿管损伤可预置输尿管支架指引操作，在输尿管的内侧钳夹骶韧带。d. 固定：将留线分别缝合在两侧阴道前后穹隆的耻骨宫颈筋膜和阴道直肠筋膜上并打结（保留子宫者缝合于宫颈周围环），将阴道断端悬吊于坐骨棘水平。重新建立前后阴道壁筋膜在顶端的连续性，防止以后的肠膨出。

②腹腔镜高位骶韧带固定术　以保留子宫者为例。腹腔镜优势在于可直视下操作。a. 暴露：在骶韧带外侧打开后腹膜，向外侧推开输尿管，分离范围超过缝合骶韧带位置。b. 缝合：自宫颈侧向骶骨侧连续自身折叠缝合骶韧带，其缝合范围依据骶韧带松弛拉长情况而定，再将双侧宫骶韧带环形缝合固定于宫颈周围环后侧。c. 有子宫直肠陷凹疝同时，同心圆荷包缝合子宫直肠陷凹腹膜、直肠浆膜层。d. 注意探查同侧输尿管走行及蠕动情况，阴式探查悬吊后的阴道穹隆位置，检查阴道前后壁脱垂状况。

（3）优点与问题

优点：①恢复阴道顶端的支持。②能维持和改善尿道、肠道和性功能。③有效而持久，长期客观治愈率 80%～91%。

问题：①仅适用于中盆腔缺陷者。②输尿管损伤与梗阻发生率 1.0%～10.9%，术前预置输尿管支架、术后膀胱镜检查予以预防。

6. 阴道（子宫）骶骨固定术

1957 年，法国率先开展了经腹阴道骶骨固定术（Abdominal Saxrocolpopexy），后在临床中得到广泛应用。在 1991 年，随着腹腔镜技术的兴起，完成了首例腹腔镜阴道骶骨固定术（1aparoscopic sacrocolpopexy，LSC)。阴道（子宫）骶骨固定术：将子宫或者阴道顶端与骶前纵韧带通过替代物桥接起来，目前仍然是公认的治疗顶端脱垂的金标准术式。分为保留子宫与切除子宫两种。

（1）适应证与禁忌证

适应证：①Ⅲ度及以上子宫脱垂或阴道穹隆脱垂。②有症状的Ⅱ度阴道穹隆脱垂。③年龄相对较轻、性生活活跃的患者。

禁忌证：①生殖道炎症、溃疡者，盆腔炎症性疾病。②多次盆腹部手术史和严重盆腹腔粘连。③有生育要求。④年龄大于 70 岁的老年患者。⑤严重内科并发症不适宜手术者。

（2）手术关键点

①腹腔镜阴道骶骨固定术（图 5-67） a. 子宫脱垂者先行阴式子宫切除术。b. 分离间隙：充分分离阴道膀胱间隙及阴道直肠间隙（可腹腔镜下分离或阴式分离），因脱垂患者的间隙较疏松，分离较易，尽量多地保留筋膜于阴道壁。分离最低点达阴道前后壁膨出的最低点，前壁最远至膀胱颈，后壁最远至会阴体。两侧分离同样要充分，放置网片后可纠正阴道旁缺损。注意保留膀胱反折腹膜与直肠反折腹膜，以覆盖网片。c. 阴道端网片固定：自裁网片或成品“Y”形网片的前后叶分别缝合固定于阴道前后壁，以可吸收线或不可吸收线依据面积大小分别缝合 2 ~ 6 针，注意不可吸收线不能穿透阴道黏膜。d. 暴露骶前区及右侧后腹膜：于骶岬上方 2cm 处剪开骶前区腹膜，分离骶前区腹膜下组织，暴露骶岬及骶前区血管，寻找缝合部位。沿右侧骶韧带内侧与直肠外侧之间自上而下分离腹膜，直至子宫直肠窝处阴道直肠间隙或保留腹膜完整，与腹膜下注意避开其外侧的右髂总静脉及右输尿管。e. 骶前区网片固定：将自裁网片或“Y”形网片的另一端以不可吸收线缝合 2 针、打 6 个结固定于骶前区无血管区。其位置为第一骶椎体面、骶岬下 1 ~ 4cm，水平宽度为 3cm；骶正中静脉偏左时缝合安全区在骶正中血管右侧；骶正中静脉偏右时缝合安全区在骶正中血管左侧；骶正中静脉居中时可于下方穿过。固定后阴道没有过多张力，C 点达 - 6cm 以上。f. 关闭盆腔腹膜：先缝合直肠反折腹膜、后侧腹膜、完全包埋网片。

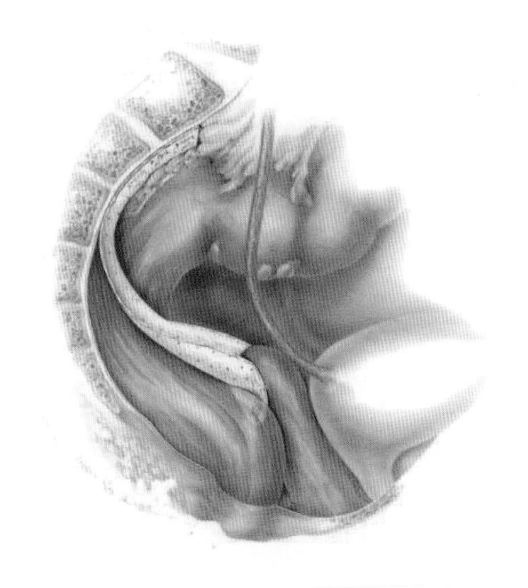

图 5-67　阴道断端骶前固定术

②腹腔镜子宫骶骨固定术　以保留子宫者为例。a. 子宫端网片固定：分别分离膀胱阴道间隙与阴道直肠间隙，剪开“Y”形网前叶，分别自两侧子宫动脉绕行至宫颈前方，“Y”形网前后叶均固定在穹窿宫颈周围。b. 余手术关键点同阴道骶骨固定术。

（3）优点与问题

优点：①治疗顶端脱垂（Ⅰ水平缺陷）的“金标准”术式。②恢复阴道轴向和保持阴道长度，保留性功能。③ LSC 术后 2 年，客观成功率为 92%（75% ~ 100%），主观成功率为 94.4%，远期成功率可达 74% ~ 98%。

问题：①手术时间长、术后恢复时间长、费用高。②初学者学习曲线长。③器官脱垂的再次手术率为 6.2%，网片暴露率为 2.7%，术后性生活障碍发生率为 7.8%，排尿功能障碍发生率 18.2%，肠道功能障碍发生率 9.8%。

7. 髂耻韧带悬吊术

2007 年，Bancrjee 等为肥胖患者率先提出了一种新的腹腔镜下治疗中盆腔缺陷的手术方法——髂耻韧带悬吊术。此术式应用补片将顶端（穹隆或宫颈）结构固定于双侧髂韧带的外侧部分，模拟子宫圆韧带对中盆腔起悬吊作用。

（1）适应证与禁忌证　适应证：①Ⅱ度及以上子宫脱垂或阴道穹隆脱垂。②伴或不伴有阴道前后壁膨出或伴有宫颈延长。禁忌证：①生殖道炎症、溃疡者，盆腔炎症性疾病。②多次盆腹部手术史和严重盆腹腔粘连。③有生育要求。④严重内科并发症不适宜手术者。

（2）手术关键点（图 5-68）①分离间隙：子宫脱垂者先行阴式子宫切除术，分别分离膀胱阴道间隙与阴道直肠间隙向下约 2cm。②暴露髂耻韧带：沿子宫圆韧带剪开近端腹膜达腹股沟（文献报道于在圆韧带和脐外侧韧带之间，靠近圆韧带打开侧腹

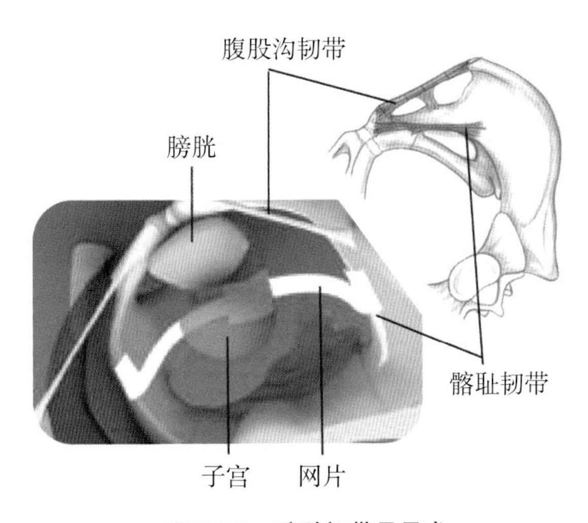

图 5-68　髂耻韧带悬吊术

膜），分离疏松结缔组织，显露腹膜后间隙的髂外血管，暴露在髂外血管外侧、闭孔神经上方的盆壁上白色的髂耻韧带。③缝合固定：网片中间部分，子宫切除术后的缝合固定于阴道顶端的前后壁2cm，或次全切保留宫颈者的宫颈前后壁；网片两侧，以不可吸收线间断缝合2针固定于髂耻韧带上。注意自阴道上抬阴道顶端或宫颈至预期的无张力位置，缝合于髂耻韧带前调节网片的长度为无变形的拉直状态。④关闭盆腔腹膜：完全腹膜化。

（3）优点与问题　优点：①手术操作简单，学习曲线短。②恢复阴道顶端的支持，符合阴道的生理轴向。③不会缩窄骨盆容积，不易发生术后肛肠及下尿路功能异常。④远离输尿管、乙状结肠和骶前静脉，手术副作用少，更安全。

问题：①临床应用时间短，临床应用安全性及有效性需进一步验证。②缺乏术后长期的随访结果。

（四）后盆腔缺损手术治疗

1. 阴道后壁修补术

（1）适应证与禁忌证　适应证：①单纯阴道后壁膨出有临床症状者。②Ⅰ度子宫脱垂伴有阴道后壁膨出者。

禁忌证：①生殖道炎症、溃疡、盆腔炎等。②生殖道癌前病变、癌变者。③经期、妊娠期、哺乳期妇女。④严重内科并发症不适宜手术者。

（2）手术关键点　①阴道壁切口：阴道后壁可根据是否合并有会阴体裂伤采用“T”形切口或梭形切口，有裂伤者采用“T”形切口，无裂伤者采用梭形切口。“T”形切口底部切口应选择在阴道黏膜与会阴体皮肤交界处。阴道后壁切口的近端应超过阴道后壁膨出的上缘，如合并阴道穹窿疝，应达到宫颈阴道部与阴道壁黏膜的交界处。浸润注射单纯生理盐水或1∶20万肾上腺素生理盐水稀释液，注意肾上腺素应用禁忌症。②分离阴道后壁黏膜，注意将阴道直肠筋膜保留在直肠侧，以利用筋膜加固支持直肠前壁；向近端分离应超过阴道后壁膨出的上缘，向远端分离应达到阴道后壁膨出的下缘，伴有肛提肌间隙增宽者，应暴露两侧肛提肌；向两侧分离应充分暴露直肠旁间隙，达到耻骨直肠肌的内侧。③根据直肠膨出面积的大小，可分别采用横行间断褥式缝合及1次或同心圆状荷包缝合送回直肠，前者常用，后者用于膨出面积较大时，有阴道后壁变短可能。注意缝合阴道直肠筋膜，勿过深穿透直肠壁；伴有肛提肌间隙增宽者应向中线间断对合缝扎肛提肌。④阴道裂隙的保留的大小应根据患者年龄及有无性生活要求确定。⑤合并有会阴陈旧裂伤者可同时行会阴体修补术。

（3）优点与问题　优点：简便易行，提高性生活满意度。

问题：以自身组织修补有加重后壁缺损可能。

2. 阴道后壁桥式缝合术

1997 年，由澳大利亚 Petros 医生基于整体理论，提出阴道后壁“桥”式缝合术（vaginal bridge repair）。利用自身组织修补阴道后壁脱垂。

（1）适应证：①单纯阴道后壁膨出有临床症状者。②Ⅰ度子宫脱垂伴有阴道后壁膨出者。

禁忌证：①生殖道炎症、溃疡、盆腔炎等。②生殖道癌前病变、癌变者。③经期、妊娠期、哺乳期妇女。④严重内科并发症不适宜手术者。

（2）手术关键点（图 5-69）①阴道壁切口：在阴道后壁黏膜层下方注射生理盐水或 1∶20 万肾上腺素生理盐水稀释液，以利充分水分离；在阴道后壁膨出部的上下两端，高可达穹隆的顶端、最低达阴道黏膜与会阴体交界处，呈梭形切口，（如合并会阴体缺陷，可行三角形切口），宽度以膨出部位的宽窄而定；全层切开黏膜层及阴道直肠筋膜层，潜行锐性分离“桥”体以外左右两侧的黏膜层及阴道直肠筋膜层，3～5mm，保留中间部位的“桥”体。②破坏桥体：以单极电凝彻底电凝桥体表面的黏膜组织，使之丧失分泌功能。③缝合桥体：以 3-0 可吸收缝线，将中间的桥体部分黏膜左右对合缝合，使局部组织缩窄、增厚、加固。④覆盖桥体：以不可吸收线将阴道

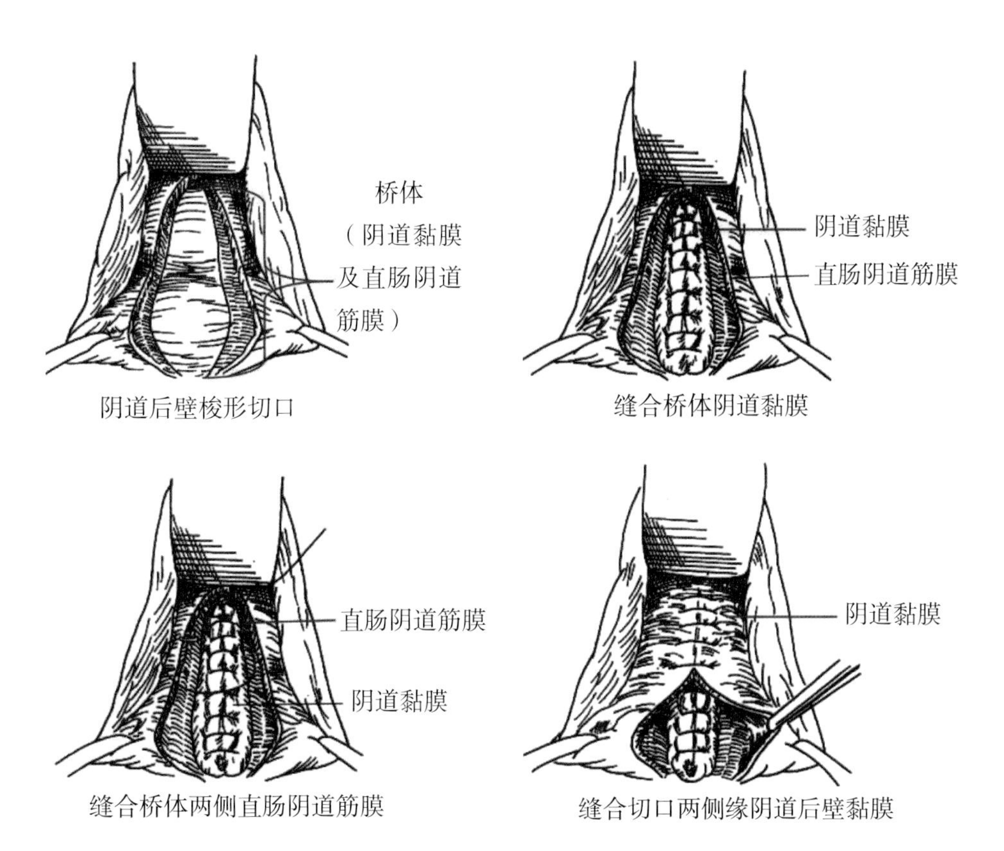

图 5-69　阴道后壁桥式缝合术

后壁桥体两侧的阴道直肠筋膜左右对缝覆盖于桥体上，以可吸收线缝合两侧缘阴道后壁黏膜。⑤合并有会阴陈旧裂伤者可同时行会阴体修补术。

（3）优点与问题　优点：简便易行，提高性生活满意度。

问题：①以自身组织修补有加重后壁缺损可能。②术后阴道壁有发生潴留囊肿的可能，表现为阴道壁内椭圆形无痛性囊肿，发生率小于5%，可手术切除并行阴道壁修补。术中通过充分电凝阴道壁黏膜可避免这一并发症。

3. 会阴体缺陷修补术

会阴体所包含的会阴中心腱是球海绵体肌、会阴浅横肌、会阴深横肌、肛门外括约肌、肛提肌的集合点。在存在分娩后损伤的患者中，很大部分都会发生由于过度拉伸导致的会阴体断裂或变薄，可同时存在肛提肌裂孔的增宽。正常会阴体的高度为3～4cm，缺陷的会阴体常缩短。会阴体松弛临床表现为便秘及需压迫会阴排便，Ⅰ～Ⅱ度会阴裂伤影响性生活满意度，Ⅲ度会阴裂伤导致大便失禁。

会阴体缺陷修补术为“三水平”的缺陷修补。

（1）适应证与禁忌证　适应证：①行盆底重建手术，同时合并会阴裂伤Ⅰ～Ⅱ度者。②Ⅲ度会阴裂伤，包括新鲜与陈旧性。

禁忌证：①生殖道炎症、溃疡、盆腔炎等。②经期、妊娠期、哺乳期妇女。③严重内科合并症不适宜手术者。

（2）手术关键点（图5-70）新鲜裂伤仅需修补缺损组织，陈旧裂伤需剪除瘢痕、以正常组织进行修补。

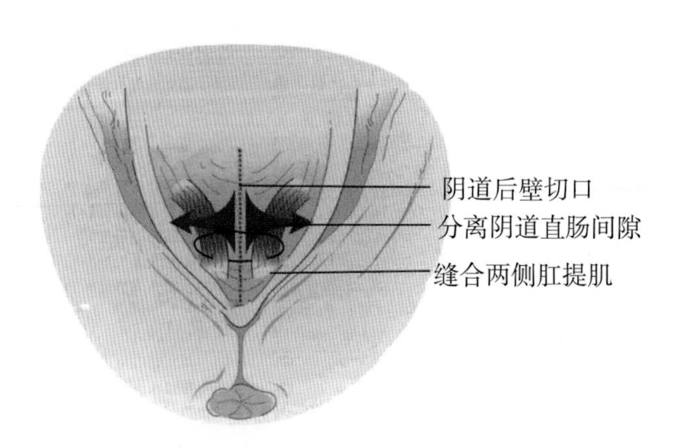

图5-70　Ⅱ度会阴裂伤修补术

①Ⅰ～Ⅱ度会阴裂伤修补术　a. Ⅰ度会阴裂伤仅会阴皮肤及阴道入口黏膜撕裂，不累及肌层与筋膜，以尽可能细的可吸收线修补皮肤与黏膜。b. Ⅱ度会阴裂伤皮肤、黏膜及连接于会阴中心腱肌肉和筋膜受损，均需加以修补。但肛门括约肌尚保持完整。

c. 切口选择与间隙分离：于阴道后壁黏膜及会阴皮肤边缘交界处横行切开，切口长度以将切口两侧钳夹试对合，阴道外口容 2 指为宜，注意缝合后勿过高抬高会阴体以免性生活疼痛；切口上缘向上分离阴道直肠间隙，保留阴道直肠筋膜于直肠侧，高度以是否合并阴道后壁膨出、同时行阴道后壁修补而定；向两侧分离到暴露断裂、损伤的肛提肌、球海绵体肌。d. 缝合与修补：剪除多余阴道黏膜，以可吸收线间断或 8 字缝合两侧肛提肌、会阴中心腱、球海绵体肌向中线对拢，间断缝合阴道直肠筋膜。需注意勿缝合过深穿透直肠黏膜；避免缝合张力过大而导致术后疼痛。e. 缝合阴道黏膜、会阴皮下组织及皮肤。f. 阴道后壁黏膜并行阴道后壁膨出修补。

②Ⅲ ~ Ⅳ度会阴裂伤修补术

新鲜裂伤 24 小时内缝合，超过 24 小时建议 6 个月后修补，首次修补失败者 6 个月后修补。a. Ⅲ ~ Ⅳ度会阴裂伤不仅累及会阴皮肤与黏膜、会阴体，同时累及部分或全部的肛门括约肌，Ⅳ度累及直肠壁及黏膜，均需加以修补。b. 缝合直肠黏膜：自裂口顶端 1cm，间断内翻缝合直肠黏膜及下组织，两侧各宽 0.5cm，针距 <1cm，线结打于肠腔内。c. 缝合肛门括约肌：于直肠两侧的凹陷内找到断裂的肛门括约肌断端，以 7 或 10 号丝线断端吻合或断端交叠缝合法缝合，同时食指放入肛门内嘱患者收缩肛门有食指收缩感。d. 缝合会阴体肌层：以可吸收线间断或 8 字缝合两侧肛提肌、会阴中心腱、球海绵体肌向中线对拢，间断缝合阴道直肠筋膜。e. 缝合阴道黏膜、会阴皮下组织及皮肤。f. 阴道后壁黏膜并行阴道后壁膨出修补。

（3）优点与问题　优点：提高性生活满意度，缓解排便困难，解决大便失禁。

问题：①分娩损伤因产后疲劳，缝合后的肛门括约肌的收缩力不强，术中判断困难；②术后感染是大忌，直接影响手术效果，故术前严格消毒、术中无菌观念、术后预防感染也是手术能否成功的关键点。

（五）盆底重建术

1. 前盆重建术

传统的修补手术采用自体组织修补来治疗 POP，由于已损伤、退化的组织力量薄弱而临床复发率较高。借鉴外科疝修补手术的经验，从 2004 年开始引入了经阴道植入网片手术治疗 POP。经阴道植入网片的盆底重建手术其主要优势是能够同时纠正中央缺陷和旁侧缺陷，纠正缺损，恢复解剖结构，有较高的主客观治愈率，能够提高患者的生活质量，降低解剖学复发率。但鉴于后续陆续报道的并发症多、网片暴露、疼痛等危险性高，FDA 在 2008 年和 2011 年曾就经阴道植入网片引发的并发症问题发布了两次安全警示。故在临床使用经阴道植入网片应严格掌握适应症，要充分知情同意、考虑利大于弊的情况下使用。

前盆重建术即加用网片的前盆腔修补术。

（1）适应证与禁忌证　适应证：①Ⅲ度及以上阴道前、后壁膨出者。②阴道前后壁修补后复发的患者。

禁忌证：①生殖道炎症、溃疡、盆腔炎等。②生殖道癌前病变、癌变者。③经期、妊娠期、哺乳期妇女。④严重内科并发症不适宜手术者。⑤有骨盆及股骨器质性疾病，无法取截石位者。⑥性生活活跃者。⑦有精神、心理疾病者。

（2）手术关键点（图 5–71）①阴道壁切口：首先在膀胱阴道间隙及阴道旁间隙注射生理盐水或 1∶20 万肾上腺素生理盐水稀释液，以利充分水分离；于阴道前壁的倒“T”形切口，切口远端勿超过阴道横沟，近端切口应选择在宫颈阴道部与阴道壁的移行部；切口宁小勿大，以能完成网片置入为宜，切口越大网片暴露风险越大。②分离间隙：分离阴道前壁黏膜及黏膜下组织，注意将耻骨宫颈筋膜保留在阴道剥离面，保证阴道壁足够厚度防止术后网片暴露；向近端及远端分离同传统前壁修补术；向两侧分离要充分暴露阴道旁间隙、膀胱旁间隙，达双侧闭孔内肌，腹侧分离至耻骨结节，背侧分离至坐骨棘，并清楚触及两点之间的盆筋膜腱弓。③网片置入：左右各作两个皮肤小切口放置深浅两组网带。深支皮肤切口应选择在闭孔骨性标志下方三角的内侧缘，浅支皮肤切口选择在耻骨降支内侧平尿道外口水平（深支切口的内侧 1cm，上方 2cm）；穿刺时，对侧中食指在阴道旁间隙、膀胱旁间隙做引导，由外至内深、浅两支分别由坐骨棘外 1cm、耻骨结节外 1cm 的盆筋膜腱弓穿出；由穿刺针分别将网片的臂带入体外。切忌：无论是采用网片或不可吸收线进行悬吊，其固定点一定是韧带。④膨出的膀胱是否需要进行荷包缝合，主要是根据膀胱膨出面积的大小及网片体部的宽窄与长度，原则是网片能够足够覆盖膨出的膀胱即可。⑤网片固定：将网片的远侧（阴道外口侧）固定于膀胱颈部两侧的膀胱筋膜上；近侧（阴道顶端侧）保留子宫者须固定于宫颈前壁距宫颈外口 1～2cm 处，深度达间质，不可吸收线固定 2 针，以防

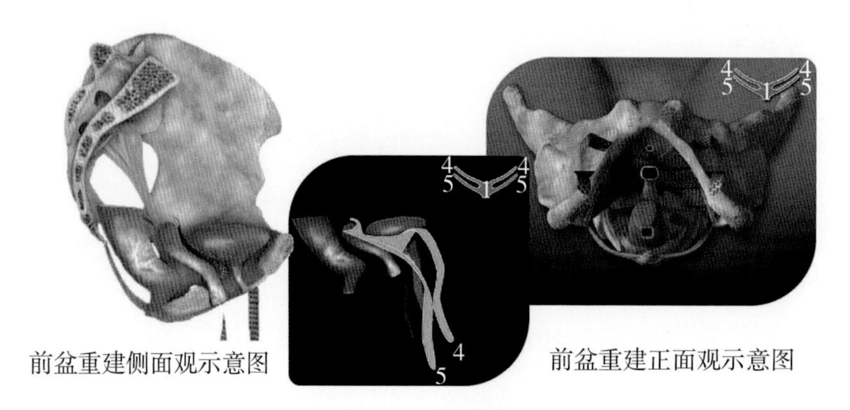

图 5–71　前盆重建术

术后网片挛缩成条状；切除子宫者分别固定与两侧的骶主韧带断端。⑥网片调节：最后调整网带位置以使网片充分展平、无张力的放置于膀胱下方，同时注意网片的切迹应使膀胱颈有相当的活动度。⑦缝合切口：可吸收线缝合阴道前壁切口。剪除网片体外部。⑧同时切除子宫者，建议先行膀胱阴道间隙及阴道旁间隙的的分离，因有子宫牵拉与支撑，间隙易于分离，另切除子宫后再行间隙分离易致宫旁缝扎的断端缝线脱落；行子宫切除术后，最后再行网片的置入。

（3）优点与问题　优点：①能够同时纠正中央缺陷和旁侧缺陷，纠正缺损，恢复解剖结构。②有较高的主客观治愈率，能够提高患者的生活质量。③能够降低解剖学复发率。

问题：①网片相关并发症发生率高，如网片暴露、侵蚀，阴道瘢痕、狭窄、挛缩，瘘形成，性交痛，腿、臀部和盆腔痛，严重者需要额外的手术干预。②经阴道内放置大面积网片对性生活的影响，目前尚无循证医学结论，故对于年轻、性生活活跃者，建议慎重选择。③术前即有慢性盆腔痛或性交痛的患者也不宜选择经阴道植入网片。

2. 后盆重建术

后盆重建术即加用网片的阴道后壁修补术。

（1）适应证与禁忌证　适应证：①Ⅲ度及以上阴道后壁膨出者。②阴道后壁修补后复发的患者。

禁忌证：①生殖道炎症、溃疡、盆腔炎等。②生殖道癌前病变、癌变者。③经期、妊娠期、哺乳期妇女。④严重内科并发症不适宜手术者。⑤有骨盆及股骨器质性疾病，无法取截石位者。⑥性生活活跃者。⑦有精神、心理疾病者。

（2）手术关键点（图 5-72）①阴道壁切口：在阴道直肠间隙及直肠旁间隙注射生理盐水或 1∶20 万肾上腺素生理盐水稀释液，以利充分水分离；于阴道后壁的纵形

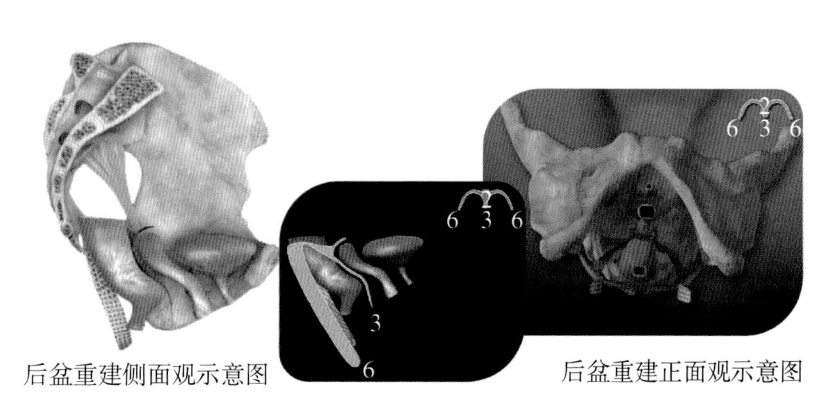

图 5-72　后盆重建术

切口，切口近端达上 1/3，远端达阴道后壁膨出最低点，同时行会阴体修补者达会阴体切口。②分离间隙：分离阴道后壁黏膜及黏膜下组织，注意将阴道直肠筋膜保留在阴道剥离面，保证阴道壁足够厚度防止术后网片暴露；向两侧分离要充分暴露直肠旁间隙，向外及近端达双侧坐骨棘及骶棘韧带水平。③根据直肠膨出面积的大小将膨出的直肠进行荷包缝合送回。④网片置入：于肛门外、下 3cm 处左右各作两个皮肤小切口。穿刺时，对侧中食指在直肠旁间隙做引导，自臀部切口由外至内，穿过坐骨直肠窝、肛提肌平面下，水平达到坐骨棘内 2cm 的骶棘韧带穿出；由穿刺针分别将网片的臂带入体外。⑤网片固定：保留子宫者须注意将近端（阴道顶端侧）固定于宫颈前壁距宫颈外口 1~2cm 处，深度达间质，不可吸收线固定 2 针，以防术后网片挛缩成条状；切除子宫者分别固定于两侧的骶主韧带断端。⑥网片调节：最后调整网带位置以使网片充分展平、无张力的放置于直肠上方。可吸收线缝合阴道后壁切口。⑦缝合切口：可吸收线缝合阴道后壁切口。剪除网片体外部。

（3）优点与问题　优点：①有较高的主客观治愈率，能够提高患者的生活质量。②能够降低解剖学复发率。

问题：①网片相关并发症发生率高，如网片暴露、侵蚀，阴道瘢痕、狭窄、挛缩，瘘形成，性交痛，腿、臀部和盆腔痛，严重者需要额外的手术干预。尤其后壁网片，暴露概率多于前壁。②经阴道内放置大面积网片对性生活的影响，目前尚无循证医学结论，故对于年轻、性生活活跃者，建议慎重选择。③术前即有慢性盆腔痛或性交痛的患者也不宜选择经阴道植入网片。

3. 全盆重建术

2004 年法国的 Cosson 基于整体理论提出了全盆底重建术（total Prolift）。全盆重建术通过解剖学的复位达到功能的重建，即是使用聚丙烯网片替代筋膜、韧带的全盆底重建手术，修复缺损、重建结构、恢复功能，提供持久支持力，尤其对重度及传统手术失败的患者，减少了术后复发风险。

全盆底重建术可按前、中、后进一步分为前盆底 Prolift、后盆底 Prolift 和全盆底 Prolift 术。

（1）适应证与禁忌证　适应证：①子宫脱垂 POP-Q 分期Ⅲ期以上者。②重度阴道穹隆膨出。③阴道前后壁修补后复发者。

禁忌证：①生殖道炎症、溃疡、盆腔炎等。②生殖道癌前病变、癌变者。③经期、妊娠期、哺乳期妇女。④严重内科并发症不适宜手术者。⑤有骨盆及股骨器质性疾病，无法取截石位者。⑥性生活活跃者。⑦有生育要求者。⑧有精神、心理疾病者。

（2）手术关键点（图 5-73）　整体理论指导的全盆重建术包括前盆、中盆、后盆 3 个部位的重建手术，分别修复前、中、后的盆底结构缺损，尤其注重顶端的悬吊。

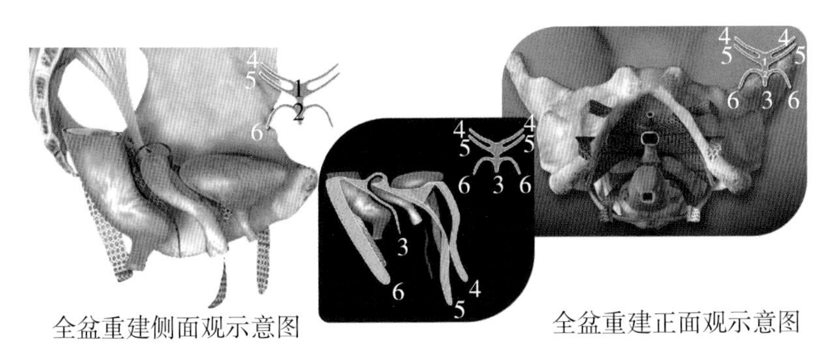

全盆重建侧面观示意图　　全盆重建正面观示意图

图 5-73　全盆重建术

全盆重建术分切除子宫与保留子宫两种。

前盆重建术　①阴道壁切口：在膀胱阴道间隙及阴道旁间隙注射生理盐水或 1：20 万肾上腺素生理盐水稀释液，以利充分水分离；于阴道前壁的倒“T”形切口，切口近端勿超过阴道横沟，远端切口应选择在宫颈阴道部与阴道壁的移行部。②分离间隙：分离阴道前壁黏膜及黏膜下组织，注意将耻骨宫颈筋膜保留在阴道剥离面，保证阴道壁足够厚度防止术后网片暴露；向两侧分离要充分暴露阴道旁间隙、膀胱旁间隙，达双侧闭孔内肌，腹侧分离至耻骨结节，背侧分离至坐骨棘，并清楚触及两点之间的盆筋膜腱弓。③切除子宫者，按阴式子宫切除关键点进行。④根据膀胱膨出面积的大小将膨出的膀胱进行荷包缝合送回。⑤网片置入：左右各作两个皮肤切口放置深浅两组网带。前壁网片深支皮肤切口应选择在闭孔骨性标志下方三角的内侧缘，浅支皮肤切口选择在耻骨降支内侧平尿道外口水平（深支切口的内侧 1cm，上方 2cm）；穿刺时，对侧中食指在阴道旁间隙、膀胱旁间隙做引导，由外至内，深、浅两支分别由坐骨棘外 1cm、耻骨结节外 1cm 的盆筋膜腱弓穿出由穿刺针分别将网片的臂带入体外。⑥网片固定：注意将网片的尾侧（阴道外口侧）固定于膀胱颈部两侧的膀胱筋膜上；头侧（阴道顶端侧）保留子宫者须固定于宫颈前壁距宫颈外口 1~2cm 处，深度达间质，不可吸收线固定 2 针，以防术后网片挛缩成条状。切除子宫者分别固定与两侧的骶主韧带断端。⑦网片调节：最后调整网带位置以使网片充分展平、无张力的放置于膀胱下方，同时注意网片的切迹应使膀胱颈有相当的活动度。⑧缝合切口：可吸收线缝合阴道前壁切口。剪除网片体外部。

后盆重建术　①阴道壁切口：在阴道直肠间隙及直肠旁间隙注射生理盐水或 1：20 万肾上腺素生理盐水稀释液，以利充分水分离；于阴道后壁的纵形切口，切口近端达上 1/3，远端达阴道后壁膨出最低点，同时行会阴体修补者达会阴体切口。②分离间隙：分离阴道后壁黏膜及黏膜下组织，注意将阴道直肠筋膜保留在阴道剥离面，保证阴道壁足够厚度防止术后网片暴露；向两侧分离要充分暴露直肠旁间隙，向外及近端达双侧坐骨棘及骶棘韧带水平。③根据直肠膨出面积的大小将膨出的直肠进行荷包缝合送回。④网片置入：于肛门外、下 3cm 处左右各作两个皮肤小切口。穿刺时，对侧中食指在直肠旁间隙做引导，自臀部切口由外至内，穿过坐骨直肠窝、肛提肌平面下，水平达到坐骨棘内 2cm 的骶棘韧带穿出；由穿刺针分别将网片的臂带入体外。⑤网片固定：注意保留子宫者须将近端（阴道顶端侧）固定于宫颈前壁距宫颈外口 1~2cm 处，深度达间质，不可吸收线固定 2 针，以防术后网片挛缩成条状；切除子宫者分别固定与两侧的骶主韧带断端。⑥网片调节：最后调整网带位置以使网片充分展平、无张力的放置于直肠上方。可吸收线缝合阴道后壁切口。⑦缝合切口：可吸收线缝合阴道后壁切口。剪除网片体外部。

（六）围手术期注意事项

1. 术前术中的全面评估

为保证手术的安全性与有效性，术前需对患者的健康状况、脱垂情况进行全面系统的评估，了解患者的精神状况、有无内外科并发症、是否合并生殖系统其他疾病，盆腔器官脱垂的部位、类型、程度等。

（1）患者有精神心理疾患者，不宜使用替代物进行缺损部位的修补。有严重内外科并发症者，难以耐受手术者，不宜采用手术治疗，以保守手术治疗为宜。

（2）合并生殖系统其他疾病者，应先行手术治疗，再行相关脱垂手术；联合不同术式时，先行前后盆腔的修补手术，再行悬吊手术如骶前固定术；同时合并尿失禁的患者，先行脱垂手术，再行抗压力性尿失禁手术。

（3）盆腔器官脱垂情况的评估　①首先，定要注意患者主观症状，有明显的临床症状是手术的第一适应证，在关注脱垂的症状外，同时有无下尿路症状如排尿困难、压力性尿失禁、急迫性尿失禁等症状，有无排便困难症状，包括排便不净、排便疼痛、排便无力及辅助排便等；同时注意有无慢性盆腔疼痛、性功能障碍等。②临床体征评估常采用国际上广泛应用的 POP-Q 评分法，结合盆底肌力、张力检查进行功能评估；无论患者是否有压力性尿失禁主诉，查体时均应常规行诱发试验和膀胱颈抬举试验，进行压力试验和指压试验。阴道前壁脱垂常合并膀胱脱垂，阴道后壁脱垂可有或无直肠脱垂，并注意是否同时有无穹窿疝及肠疝。另盆腔器官脱垂的体征常有与症状不一致的情况。③辅助检查可客观、评估量化盆底肌、膀胱、直肠功能，电刺激生物反馈治疗仪、尿动力学检查、肛门直肠压力测定可分别评估盆底肌。

2. 术前尿动力学检查

尿动力学检查能够了解下尿路储尿、排尿的功能，评估储尿期和排尿期膀胱、尿道、盆底和括约肌的功能状态。但尿动力学检查为有创检查，价格昂贵，过度应用会增加感染机会及患者的经济负担。

盆腔器官脱垂患者有高达60%左右的患者常同时可合并多种下尿路症状，如排尿困难、尿潴留、尿频、膀胱过度活动、压力性尿失禁等，另术后新发尿失禁可高达11%～22%。

尿动力学检查是评价盆腔器官脱垂患者下尿路症状的非常有价值的检查手段，是否在盆底重建手术同时行治疗性抗尿失禁手术。

（1）对于盆腔器官脱垂明确合并有单纯压力性尿失禁的患者，除外其他复杂的下尿路症状的前提下，应在盆底重建手术同时行抗尿失禁手术，尿动力学检查不是必须的。

（2）对于盆腔器官脱垂无压力性尿失禁症状的患者，推荐术前行尿动力学检查，如果尿动力学检查发现有隐匿性压力性尿失禁，建议盆底重建手术同时行抗尿失禁手术，可有效降低术后新发尿失禁。

（3）对于盆腔器官脱垂合并其他复杂的下尿路症状的患者，如尿潴留、夜间遗尿、尿急迫等，推荐术前做尿动力学检查以明确下尿路情况，发现疑难复杂情况。

总之，应根据患者术前是否合并尿失禁症状及程度决定是否进行尿动力学检查，以指导需要在盆底重建手术的同时行抗尿失禁手术或预防性抗尿失禁手术。

3. 患者及家属的充分沟通

（1）在选择手术治疗前，应与患者及家属充分的沟通，理解患者的感受，了解患者的意愿，因盆腔器官脱垂合并压力性尿失禁者是否需要尿动力学检查尚无定论，是否同时行抗尿失禁手术主要依据漏尿的严重程度和患者的意愿。迫切解决的困扰，详细说明各种治疗方法的利与弊，最后在患者充分理解、知情、配合的情况下提出合理的手术建议。

（2）应该告知患者，即使手术治疗能达到理想的解剖复位，仍不能确保功能的完全恢复和症状的彻底改善，甚至可能会出现新发症状。如脱垂手术后、抗压力性尿失禁手术后新发急迫性尿失禁等。

（3）在进行现代手术使用合成网片时，要告知在减少复发的同时，网片有侵蚀、暴露、感染、疼痛等风险，有需要处理相关并发症的可能。

（4）须告知盆底疾病是随着年龄的增长其发病率有增加趋势，原有病情有加重，原有脱垂治愈、新发部位脱垂等情况，此次手术并不是一劳永逸的。其再发新的部位脱垂的概率，要高于首次发病的患者。

（5）有性伴侣者，实施部分的脱垂手术需先征求其同意。因封闭手术后无法进行性生活，使用合成网片经阴道置入者可能会影响性生活质量等。

4. 术后复发的必要预防

盆腔器官脱垂术后是否复发与术前病情轻重、手术方式、引起脱垂的病因是否仍然存在有一定关系，术后复发的预防是必要的。

（1）术后尽量去除引起盆腔器官脱垂的诱因。①保持适宜的体重：体重指数过低或过高对盆底功能均有不利的影响，保持适宜的体重对于良好的盆底功能至关重要。②戒烟：长期吸烟引起的慢性咳嗽可增加腹压和盆底负担，引起或加重盆底功能障碍性疾病；长期吸烟可使盆底血管收缩、痉挛，减少盆底肌肉血液供应，影响盆底功能。③不饮用或少饮用含咖啡因的饮料：长期大量饮用含咖啡因的饮料（浓茶、咖啡、含咖啡因饮料），可使睡眠质量下降，盆底肌肉无法得到充分有效的休息，必然导致盆底功能下降。④减少重体力劳动：包括提拎和搬动重物。⑤避免增加腹压的其他行为：比如佩戴收腹带、长期下蹲、慢性咳嗽、慢性便秘等。⑥积极治疗可能存在的慢性疾病，如肺气肿、哮喘、支气管炎、肥胖、腹腔内巨大肿瘤等，因为这些疾病都可引起腹压增高而导致尿失禁。

（2）盆底康复治疗以减少复发。于术后 3 个月进行盆底评估，在术后 3 ~ 6 个月，手术切口和阴道断端愈合良好后可开始进行盆底康复治疗。生物反馈和电刺激治疗可更有效地改善女性术后盆底功能障碍的症状，促进子宫全切术后患者盆底功能的恢复，有助于降低术后并发症，并且具有操作简便，应用方便，无不良反应的特点，值得临床广泛推广使用。但实际应用中应强调个体化治疗原则及患者主动参与配合治疗。

第六节　预　　防

一、生活方式的干预

1. 保持适宜的体重

体重指数过低或过高对盆底功能均有不利的影响。体重指数过低导致盆底支持系统的肌肉相对薄弱，盆底支撑能力下降；体重指数过高导致腹部脂肪增多、腹压增加，盆底所承受的相应的压力增加从而使盆底负担加重，另一方面，肥胖使得盆底支持系统的有效能的肌肉所占比例低，两者共同导致盆底功能下降，诱发或加重盆底功能障碍性相关疾病。保持适宜的体重对于良好的盆底功能至关重要。

身高体重指数的计算方法：体质指数（BMI）= 体重（kg）÷ 身高米数的平方（m^2）。正常范围 18.5 ~ 24.99，≤ 18.5 过轻，≥ 25 过重。

2. 戒烟

一方面长期吸烟有可能引起慢性咳嗽，咳嗽可增加腹压和盆底负担，损伤盆底肌肉，从而引起或加重盆底功能障碍性疾病。同时长期大量吸烟，可使盆底血管收缩、痉挛，减少盆底肌肉血液供应，影响盆底功能。

3. 不饮用或少饮用含咖啡因的饮料

长期大量饮用尤其是睡前饮用含咖啡因的饮料（浓茶、咖啡、含咖啡因饮料），可使睡眠质量下降，盆底肌肉无法得到充分有效的休息，必然导致盆底功能下降。

4. 减少重体力劳动

包括提拎和搬动重物。

5. 避免增加腹压的其他行为

比如佩戴收腹带、长期下蹲、慢性咳嗽、慢性便秘等。正常情况下，当咳嗽或提拉重物等腹压增加时，盆腔压力不但是向下的，另有一部分是向前的，当应用收腹带后，由于收腹带的束缚压力不能向前只能向下，盆底负担相应的增加，造成或加重盆底功能障碍性疾病。

6. 加强体育锻炼

尤其要进行适当的盆底肌群锻炼。最简便的方法是每天早起醒来与晚上就寝前各做 50 ~ 100 遍缩肛运动。

7. 积极治疗可能存在的慢性疾病

如肺气肿、哮喘、支气管炎、肥胖、腹腔内巨大肿瘤等，因为这些疾病都可引起腹压增高而导致尿失禁。

二、妊娠与分娩相关因素预防误区

1. 妊娠因素

一项前瞻性的研究结果发现初孕孕妇的盆腔器官脱垂的量化分期（POP-Q）高于未孕者，妊娠晚期者又高于妊娠早期者。在整个妊娠期间，随着子宫重量的逐渐增加，子宫在盆、腹腔的位置也逐渐变垂直，到妊娠晚期子宫几乎变成了一个垂直的器官，从而使更大的力量直接压向盆底的支持组织（图 3-15）。妊娠期体重的增加、骨盆倾斜角度的改变、激素水平变化、松弛素分泌增加等上述变化可直接盆底支持组织的重力增加、承受力减弱，从而诱发盆腔器官脱垂的发生。由此认为，妊娠可能是独立于分娩以外导致盆腔器官脱垂的高危因素。

研究显示如果在分娩发动以前，择期选择性剖宫产可以在一定程度上预防盆底损伤，但是如果已经临产，尤其是进入活跃期后再行剖宫产，则起不到对盆底损伤的预防作用。剖宫产手术的主要目的在于处理难产、妊娠并发症、降低母儿死亡率和患病率，不能将预防盆腔器官脱垂作为剖宫产指征。

2. 分娩因素

在阴道分娩过程中，胎儿娩出时的强大推拉力，使围绕阴道的盆底肌肉、筋膜及会阴中心腱等组织过度伸展，甚至造成撕裂，破坏了盆底结构的完整性，改变了阴道前后壁的紧贴状态，阴道发生松弛，严重者甚至伴有阴道膨出。

急产分娩时，若未来得及行会阴切开，或尽管已行会阴切开，但切口不够大，或保护会阴不当等，可发生严重会阴裂伤；造成肛门括约肌裂伤，甚至部分或全部直肠前壁裂伤，即会阴Ⅲ度裂伤，愈合后更易引起阴道松弛症。已行会阴切开缝合术（中侧外阴切开术、正中切开术），会阴侧切切断的组织有阴道黏膜、处女膜、舟状窝、皮下组织及皮肤、球海绵体肌、会阴浅横肌、会阴深横肌和部分肛提肌；缝合过程中如出现解剖对位不确切或愈合不良，术后会因局部肌肉缺损而出现阴道松弛症。越来越多的证据显示，会阴侧切不但不能保护盆底功能，还可能会增加盆底功能障碍性疾病的发病率。

3. 产后佩戴腹带

一些产妇为了尽快恢复体型，还有些女性朋友为了保持身材，有佩戴收腹带的习惯，殊不知佩戴收腹带对盆底功能百害而无一利。正常情况下，当咳嗽或提拉重物等腹压增加时，盆腔压力不但是向下的，另有一部分是向前的，当应用收腹带后，由于收腹带的束缚压力不能向前只能向下，盆底负担相应的增加，造成或加重对盆底组织的损伤，诱发盆底功能障碍性疾病（图 5–74、图 5–75）。

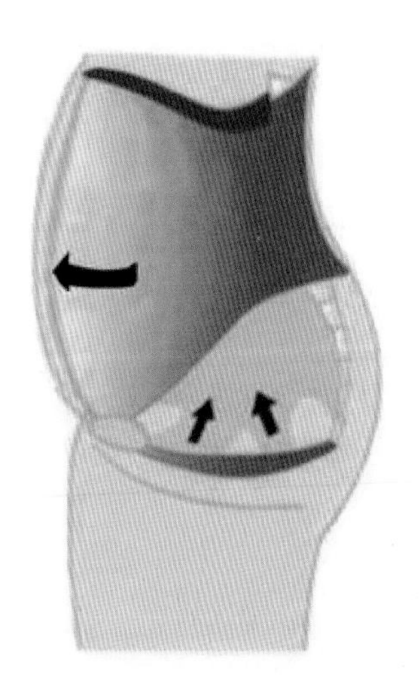

图 5–74　不佩戴腹带

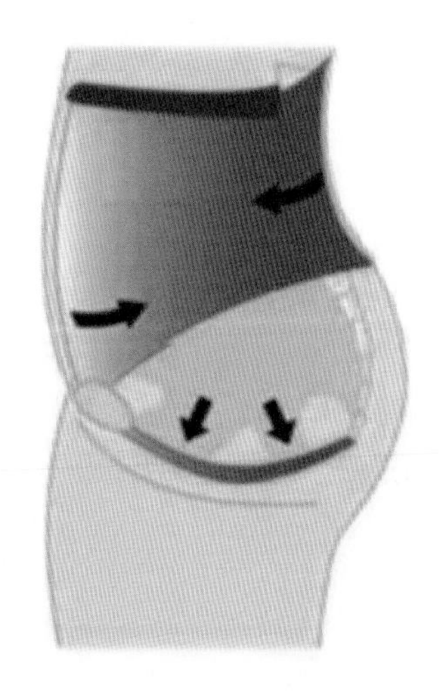

图 5–75　佩戴腹带

第六章　慢性盆腔痛

盆腔疼痛有急、慢性之分，急性盆腔痛均起因盆腔内脏器的器质性病变，起病急，有典型的临床表现，易于诊断并常能治愈；慢性盆腔痛（chronic pelvic pain，CPP）多病因复杂，发病隐匿，涉及较多相关学科领域，诊治比较困难。本节就慢性盆腔痛相关问题做一简述。

慢性盆腔痛是一个非特指的名词，它包括了腹腔镜检查容易发现的妇科疾病。如子宫内膜异位症、盆腔炎性疾病、盆腔粘连和盆腔静脉瘀血综合征等，也包括了一些隐匿性的躯体疾病，多为非妇科疾病如肠易激综合征，还包括了非躯体性的精神源性疾病。

慢性盆腔痛是妇科常见疾病，研究表明大约有 15% 妇女罹患慢性盆腔痛，给患者身体及精神上带来巨大的痛苦，大大降低了患者的生活质量。慢性盆腔痛主要表现有下腹持续痛或间断痛，有时伴有排尿痛、排便痛、性交痛，也可以表现为局限性疼痛、放射性疼痛和牵涉性疼痛。疼痛除了从生理、心理、还从社会因素方面影响女性健康。慢性盆腔痛因疼痛使患者长期处于抑郁、焦虑、精神紧张状态，对患者的精神、心理影响也很大，尤其疼痛所致性功能障碍，会严重影响夫妻生活甚至造成感情破裂、家庭破裂。

无器质性病变慢性盆腔痛被称为慢性盆腔痛综合征。慢性盆腔痛综合征的患者，往往经历了各种理化检查，辗转各科室就医，却并未发现器质性病变，长期的疼痛和痛苦却得不到家人甚至是医务人员的理解和支持，患者往往处于极度的焦虑甚至绝望当中，长期的心理压抑得不到有效的缓解，是强烈需要盆底专业医生关注的一类疾病，治疗也需要多学科的合作。

第一节　慢性盆腔痛定义与发病情况

一、慢性盆腔痛定义

1. 慢性盆腔痛（chmnic pelvic pain，CPP）定义

为骨盆及骨盆周围组织器官持续 6 个月以上的疼痛，导致机体器官功能异常，影响患者社会行为和生活质量，或者需要进行药物或手术治疗的一组综合征。

2. 慢性盆腔痛综合征

在专业术语中为了区别有无明显器质性病因，将没有明显器质性病因的慢性盆腔痛称为慢性盆腔痛综合征，是一类有功能异常无明显器质性病变的慢性盆腔痛患者。

二、慢性盆腔痛的发病情况

据国外文献报道，在 18～50 岁的女性人群中慢性盆腔痛的发病率为 4%～16%，但其中只有 1/3 的患者到医院就诊，在医院妇科门诊的患者中有 10%～40%存在着慢性盆腔痛，我国没有明确的统计数据，这是一个比较常见、影响女性生理、心理健康的疾病。

慢性盆腔痛女性往往同时存在性功能障碍，对于两性关系的维持存在巨大的负面影响。可以说，慢性盆腔痛是所有疼痛障碍中最让人烦恼的一种。

慢性疼痛障碍导致患者医疗投入升高、工作创造力下降。由于慢性盆腔痛造成的社会和个人支出都非常可观。

对于慢性盆腔痛的认症、评估和治疗，是摆在每一个妇产科医生面前的问题。

三、慢性盆腔痛高危人群

(1) 性格内向、易焦虑与敏感型女性，容易受精神影响而对生殖器官疾病有潜在顾虑。

(2) 经历了婚姻上的不和谐或性功能障碍的女性。

(3) 曾受过躯体虐待及性虐待的女性。肠易激综合征、间质性膀胱炎主诉症状最重。

(4) 更年期女性，性激素水平低下或快速下降时，通过改变末梢神经的病理作用及中枢神经系统对疼痛的感觉影响疾病的症状。

第二节　慢性盆腔痛相关因素

一、慢性盆腔疼痛常见病因

慢性盆腔痛原因复杂，可涉及多个系统，包括生殖系统 、消化系统、泌尿系统、肌肉骨骼系统、神经系统和心理疾患等。慢性盆腔痛可由单一疾病引起，也可由多种因素相互作用引起。国外学者提出慢性盆腔痛“双胞胎理论”，指出同时合并有子宫内膜异位症和间质性膀胱炎的患者，在慢性盆腔痛的患者中占65%。2006—2007年，又提出慢性盆腔痛“三胞胎理论”，指出慢性盆腔痛存在三大病因子宫内膜异位症、间质性膀胱炎、阴部神经痛并存的情况。

其他引起慢性盆腔疼痛的常见病因如下：

（1）妇科疾病　子宫内膜异位症，盆腔炎性疾病，盆腔静脉瘀血综合征，妇科恶性肿瘤，女性的生殖道畸形，盆腔器官术后、节育术后引起的慢性盆腔痛等。

（2）消化系统疾病　肠易激综合征，感染性肠道疾病，功能性肛门直肠痛。

（3）泌尿系统疾病　间质性膀胱炎、膀胱疼痛综合征，尿道综合征。

（4）骨骼肌肉系统疾病　盆腔肌筋膜疼痛，腹壁肌筋膜痛，尾骨、腰背部和髋关节的肌肉痛等。

（5）神经系统疾病　阴部神经痛（阴部神经卡压综合征）。

（6）精神心理方面　抑郁、躯体化障碍、慢性应激、恶性和灾难性的生活事件等。

二、慢性盆腔疼痛常见妇科疾病

1. 子宫内膜异位症

妇科原因导致的慢性盆腔痛占20%～30%，其中绝大部分为子宫内膜异位症引起。

子宫内膜异位症的患者可有非周期性盆腔疼痛、痛经、排尿或（和）排便时腹痛等。

（1）疼痛特点　疼痛是子宫内膜异位症的主要症状，可表现为深部性交痛、进行性加重性痛经、排卵期腹痛及慢性盆腔痛。疼痛多于下腹、腰骶及盆腔中部，有时可放射至会阴部、肛门及大腿。①深部性交痛：位于子宫后壁下段及子宫直肠陷凹的异位病灶可致局部致密粘连使子宫后倾固定（图6-1），性交时子宫收缩上提、或因子宫后壁的触痛结节而引起疼痛，一般表现为深部性交痛，月经来潮前性交痛更为明显。②月经期腹痛（痛经）：子宫腺肌症多表现为继发性痛经，常呈进行性加重（图6-2）。③排卵期腹痛：异位内膜侵犯卵巢皮质并在其内生长、反复周期性出血，形成单个或多个囊肿型的典型病灶，排卵期卵巢表面的囊壁破裂，破裂后囊内容物刺激局部腹膜发生局部炎性反应，导致疼痛的发生。④慢性盆腔疼痛：子宫后壁下段、子宫直肠陷凹、宫骶韧带等部位处于盆腔后部较低处，与经血中的内膜碎屑接触最多，为内异症的好发部位，反复的出血和炎症刺激，形成非周期性的慢性盆腔疼痛。

（2）疼痛机制　①机械牵拉性机制可能与子宫内膜异位症疼痛有关。内异症病变

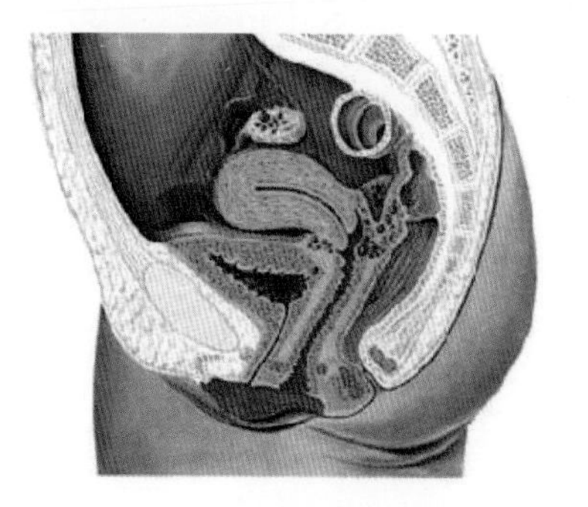

图 6–1　子宫内膜异位症

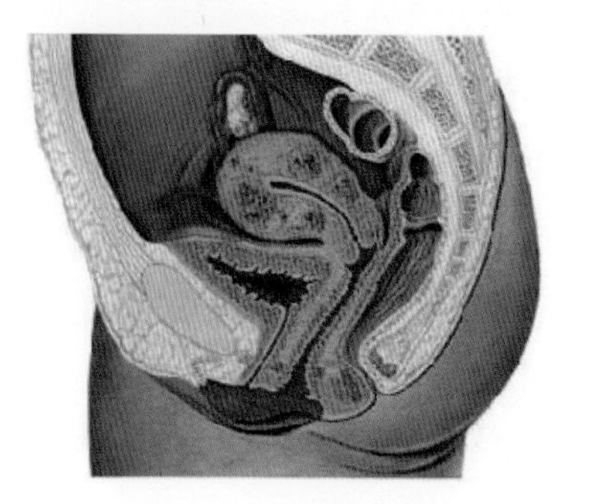

图 6–2　子宫腺肌症

反复出现的局部出血导致张力增高或纤维组织的增生、盆腔的粘连，均致使盆腔器官受机械性牵拉，运动受限而引起疼痛（图 6–3）。②大量的研究证明内异症的疼痛是一种神经源性疼痛。研究发现，内异症患者在位及异位内膜神经的分布与健康女性有所不同，在位子宫内膜及子宫肌层出现异常神经分布可能是引发痛经的重要原因；不同部位内异症组织中神经纤维的数目也有明显差异，宫骶韧带、阴道直肠隔、子宫直肠陷凹、腹膜、卵巢的神经纤维数目从高到低依次分布。神经纤维密度及不同类型的病灶与疼痛严重程度具有一定的相关性。③炎症也是引起内脏性疼痛的主要机制之一。研究发现女性腹腔冲洗液中免疫细胞及炎性因子与正常女性有显著差异，内异症患者盆腔存在着大量的炎性因子，并与内异症疼痛具有相关性，提示内异症是一个盆腔炎性反应过程。其中的前列腺素不仅可引起子宫平滑肌痉挛性收缩进而导致疼痛，同时与其他炎症介质相互影响，产生了复杂的炎性反应。

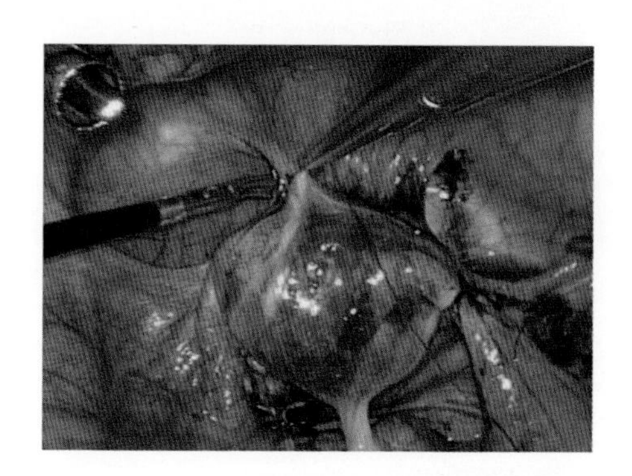

图 6–3　子宫内膜异位症致盆腔粘连

2. 盆腔炎性疾病

慢性盆腔炎症是引起盆腔疼痛常见的原因。

约 30% 的急性盆腔炎患者会出现慢性盆腔痛的后遗症，其原因是炎症导致输卵管损伤和粘连。2 次及 2 次以上盆腔炎性疾病病史的患者更容易出现慢性盆腔疼痛。

大多数慢性炎症都有急性炎症史，常发生于产后、流产或人工流产，不洁性生活等后的感染，多因感染较重、体质较弱、治疗不及时，继而由子宫、输卵管内膜的局部炎症扩散，经肌层而致使周围结缔组织或盆腔腹膜发生炎症。急性期治疗不彻底，或因盆腔引流不畅，腔隙较多，使炎症渗出物潴留、蔓延，形成粘连，包裹慢性病灶。当机体抵抗力弱时，炎症反复发作，形成瘢痕，有的形成小脓肿和溃疡，长期经久不愈。

引起盆腔炎性疾病的最常见的病原菌为沙眼衣原体奈瑟氏淋球菌及阴道内存在的需氧菌和厌氧菌，性传播感染性疾病与盆腔炎性疾病密切相关，在性传播疾病高危人群中，盆腔炎是慢性盆腔痛的常见原因。

盆腔炎性疾病引起疼痛的机制：

（1）慢性盆腔痛与慢性炎症中的炎性因子致痛效应有关。

（2）瘢痕粘连常致器官变位，如子宫后屈、固定，卵巢下垂又加重盆腔疼痛。

（3）由于血液循环障碍，盆内瘀血，刺激盆腔神经而长期反复发生不同程度和性质的盆腔疼痛。

（4）此外，急、慢性宫颈炎所致的宫颈水肿，肥大，重度糜烂，宫颈外翻及多发性潴留性囊肿，亦是压迫刺激盆腔神经丛，导致下腹坠痛和白带过多的常见原因。

3. 盆腔静脉瘀血综合征

30% 慢性盆腔痛患者存在盆腔瘀血综合征，盆腔瘀血综合征患者的子宫或卵巢静脉迂曲扩张，血流缓慢，可引起下腹部盆腔坠痛、低位腰背疼痛、深部性交疼痛等。

（1）盆腔静脉瘀血综合征特点

盆腔腹膜外满布静脉丛，以阔韧带内与盆底最集中，盆腔位于腹腔最下部，最易受挤压与坠积，因此静脉瘀血机会较多。产后妇女因盆底松弛，更易盆腔静脉瘀血。

盆腔瘀血综合征是由于盆腔静脉血液流出不畅、盆腔静脉充盈、瘀血所引起的一种独特疾病。其临床特点为“三痛两多一少”，即盆腔坠痛、低位腰痛、性交痛；月经多、白带多；妇科检查阳性体征少。临床发现，盆腔瘀血综合征严重程度与疼痛性质呈正相关。

经阴道彩色多普勒超声是首选的检查手段。典型的盆腔瘀血综合征二维声像图表现为子宫常后位、稍大，肌壁间可见血管扩张呈管状或小网状无回声；子宫两侧、附件区及盆壁肌群前方可见平行状、迂曲管状、串珠状、蜂窝状无回声结构，静脉内径不均匀性增宽，管腔内可见缓慢流动的云雾状回声。彩色多普勒可见上述无回声结构内显示为丰富的红蓝相间的彩色血流信号，部分蛇行交织成网格状，部分相互连接成粗大的湖泊状彩色斑片，瓦式动作时，上述改变更加显著，出现返流时，红蓝颜色发生逆转。彩色多普勒能量图（CDE）可显示管腔内充满彩色血流信号并相互连接成湖泊状彩色斑片（图 6–4）。X 线盆腔静脉造影对盆腔静脉瘀血综合征的诊断，具有较高的敏感度和特异度，但该方法操作复杂，技术条件高，显像率低，并有一定的损伤性，故较少应用。CT 和 ECT 虽然也是诊断该病的可靠方法，但费用较高，有一定的辐射且造影剂的使用会给患者带来一定的痛苦和并发症。开腹手术或腹腔镜下可见盆腔静脉增粗、迂回、曲张或成团。

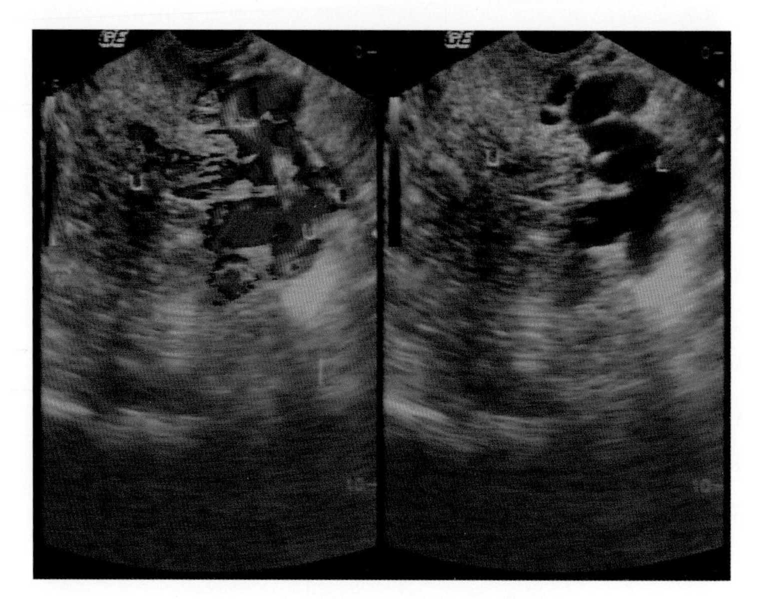

图 6-4　盆腔瘀血综合征超声图像

（2）盆腔静脉瘀血综合征病因

盆腔静脉瘀血综合征病因复杂，包括以下几个因素。

①盆腔局部血管解剖因素：盆腔静脉多于动脉；盆腔静脉壁较薄弱，无筋膜组成的外鞘，弹性差，故容易发生迂曲扩张；盆腔的中小静脉进入大静脉前才有瓣膜；女性生殖器、膀胱、直肠来源于 3 个系统的静脉丛因缺少瓣膜彼此相通，任一系统的静脉回流障碍，都会影响到其他两个系统。

而后位子宫或膀胱充盈时可使子宫体后移压迫盆底静脉，静脉回流受阻；从事长期站立或坐位工作者，也会使盆腔静脉压力持续增高；多次孕产史、性生活过频或长期便秘者，均容易引起盆腔静脉丛充血，造成盆腔静脉瘀血；输卵管结扎术结扎了输卵管与卵巢之间的静脉交通支，则会造成盆腔静脉压力升高等，均可增加盆腔静脉瘀血综合征的发病风险。

②盆腹部循环系统因素：如果近心端静脉内压力升高或回流不畅等原因可导致远心端静脉或侧支静脉如盆腔静脉的迂曲扩张；左肾静脉走行经过腹主动脉与肠系膜上动脉的夹角，当夹角过小时可以导致左肾静脉受压，继而汇入其中的卵巢静脉高压甚至逆流，造成盆腔瘀血综合征，临床上可表现为左下腹痛。

有学者提出：位于中线上的盆腔器官如子宫、阴道、直肠等都有左肾静脉的侧支循环参与其中，其周围部位的静脉就容易迂曲扩张，产生炎性反应，管壁增厚，静脉管径增大，导致相应部位难治性疼痛；左侧髂总静脉受压也可导致盆腔静脉瘀血综合征。盆腔静脉瘀血综合征多见于盆腔左侧。

③内分泌因素：女性雌孕激素可调节盆腔血管的扩张与收缩，雌激素有扩张血管的作用，而孕激素引起盆腔血管平滑肌收缩、提高血管张力，在内分泌功能紊乱时可导致盆腔瘀血综合征的发生。

绝经后妇女不发生盆腔瘀血综合征；给予GnRHa治疗抑制卵巢功能能够明显缓解盆腔瘀血综合征患者的症状；卵巢静脉曲张和盆腔瘀血常见于多次妊娠的妇女，因妊娠期间高雌孕激素水平使血管平滑肌舒张，盆腔静脉极度扩张充血。说明卵巢功能紊乱可能是盆腔瘀血综合征的重要原因。

（3）疼痛机制

盆腔静脉瘀血并不都有盆腔痛，临床上常于妇科剖腹手术中发现阔韧带，卵巢周围有较大的静脉曲张团，但患者并没有临床症状。

盆腔静脉瘀血综合征时瘀血的静脉肿胀、扩张，血管壁的损伤，产生炎性反应，释放系列炎性介质可引起疼痛。

盆腔静脉瘀血伴有生殖器下垂或盆底松弛时，静脉曲张瘀血滞留较重，常发生坠痛并伴有腰骶部不适；如发生静脉栓塞、溃疡、破损出血等，则因刺激腹膜或形成血肿，则有明显甚至急性患侧下腹盆内疼痛。

4. 盆腔粘连

盆腔粘连是在盆腔内组织、器官及腹膜表面形成的致密粘连，限制了盆腔内脏器的活动度，可导致疼痛；进行粘连分解治疗可以有效的治疗慢性盆腔痛，进一步说明盆腔粘连与慢性盆腔痛存在内在联系。

形成盆腔粘连的危险因素主要为盆腔炎性疾病史、子宫内膜异位症、盆腔手术史、阑尾穿孔史和感染性肠道疾病，其他危险因素包括细菌性腹膜炎、放射治疗、化学性腹膜炎、长期腹膜透析等。

5. 遗留卵巢综合征和残留卵巢综合征

子宫切除术后的遗留卵巢、卵巢切除术后残留卵巢可引起周期性腹痛和盆腔肿物，或者持续性疼痛伴急性加重。

（1）残留卵巢综合征　卵巢切除手术少量皮质组织无意地残留在盆腔，称为残留卵巢综合征。

（2）遗留卵巢综合征　因子宫肌瘤、子宫腺肌病、功能失调性子宫出血等疾病而行子宫全切除术或子宫次全切除术的患者，保留一侧或双侧卵巢组织，日后出现残留卵巢持续性增大，因卵巢周围组织发生轻度炎症浸润，使卵巢包膜增厚或纤维化，致排卵困难发生排卵期下腹剧痛或慢性盆腔疼痛、性交痛等一系列症状者，称为遗留卵巢综合征。

6. 妊娠与分娩

妊娠和分娩可导致盆腔骨骼、韧带、肌肉及筋膜的持续牵拉和损伤，形成躯体性疼痛。如果产后疼痛得不到及时有效的治疗，反复拖延、不断加重，形成慢性盆腔疼痛。

妊娠和分娩有关的慢性盆腔疼痛的危险因素：①脊柱前凸。②分娩巨大儿。③腹直肌分离。④难产。⑤阴道助产：产钳、胎头吸引等。⑥耻骨联合分离等。

7. 妇科手术后

妇科手术后的盆腔粘连、遗留卵巢综合征、残留卵巢综合征，子宫韧带缩短或固定而术后性交痛，全子宫切除后的输卵管脱垂等都是引起妇科手术后慢性盆腔痛的原因。

（1）输卵管脱垂是子宫切除术后的一种少见的并发症。输卵管自阴道断端脱出于阴道内，表现为阴道水样排液、平卧起身时下腹牵拉痛、下腹坠痛、阴道流血、接触性出血、性交痛以及性交后出现气腹等，置阴道窥器可见阴道断端脱出的输卵管伞端，似息肉样改变，钳夹牵拉会出现明显腹痛。

（2）输卵管脱垂的处理原则是切除脱垂的输卵管及修补腹膜阴道瘘孔。单纯切除部分脱垂输卵管或烧灼输卵管远端处理复发率高，因残留的输卵管黏附于阴道顶端，会造成持续牵拉性疼痛。建议行阴道高位结扎、经阴道或开腹或腹腔镜切除脱垂的输卵管，缝合阴道残端的方法处理输卵管脱垂。暴露出输卵管阴道交界处且松解粘连和分辨输卵管阴道结合部分是手术成功的关键。

（3）全子宫切除术后输卵管脱垂的预防

①纠正贫血，治疗好阴道炎症，做好阴道的术前准备，手术中彻底止血有助于预防输卵管脱垂的发生。②在全子宫切除的同时行输卵管切除是预防输卵管脱垂的最有效方法，但需注意保留卵巢血供。③全子宫切除术中将附件固定在盆腔侧壁圆韧带的高处，阴道残端的缝合需要仔细，并尽量腹膜化，避免放置盆腔阴道引流管，防止腹膜与阴道之间窦道形成。④子宫切除术后发生阴道流液，出血，伴腰酸等感染症状，应仔细检查阴道残端，清除异物和炎性组织，用碘纺纱条贴敷创面，促使伤口迅速愈合。

8. 妇科肿瘤

妇科恶性肿瘤等妇科疾病也可引发慢性盆腔痛。①当妇科恶性肿瘤直接侵蚀或压迫神经根、神经干、神经丛或神经，如宫颈癌、子宫内膜癌可出现会阴部及大腿内侧疼痛、腰部疼痛等。②妇科恶性肿瘤侵犯或堵塞脉管系统，肿瘤引起局部坏死、溃疡、炎症等引起疼痛。③盆腔或肠道肿瘤压迫等均可导致盆腔静脉压力升高，产生盆腔瘀血综合征。④伴有其他部位的牵涉痛。

9. 盆底松弛

盆底松弛由于器官失去有力的支托，受腹压影响而下垂如子宫后倾脱垂，膀胱或直肠膨出。韧带、筋膜受到牵拉，使盆腔及骶前神经丛被拽扯而发生下腹及骶背部疼痛；如伴有卵巢脱垂，则下腹两侧深处的卵巢周围神经丛受拉扯而发生骨盆深处、后穹隆上方触痛及牵扯痛。

盆底松弛多见于双胎、巨大儿史、阴道难产史者或重体力劳动妇女。

10. 外阴疼痛综合征

外阴疼痛是一种多因素多元性的疾病。其定义为外阴不适感（主要为外阴灼烧感），症状发生时未发现肉眼或其他检查可见的异常，并排除其他神经疾病。依据疼痛特点，主要分为 2 种外阴疼痛：诱发性前庭痛和广泛性外阴疼痛。前者指定位于阴道开口处的诱发疼痛，在绝经前女性中较为普遍。后者指没有诱发因素，弥漫于整个外阴区域的外阴疼痛，有时会放射至肛门、臀部、大腿根部及其他与阴部神经分布一致的区域，更常见于围绝经期及绝经后女性。

三、消化系源性慢性盆腔痛的疾病

引起慢性盆腔痛的消化源性疾病常见的有肠易激综合征、溃疡性结肠炎、憩室性结肠炎、功能性肛门直肠痛。

1. 肠易激综合征

是一组持续或间歇发作，以腹痛、腹胀、排便习惯和（或）大便性状改变为临床表现，而缺乏胃肠道结构和生化异常的肠道功能紊乱性疾病（图 6–5）。

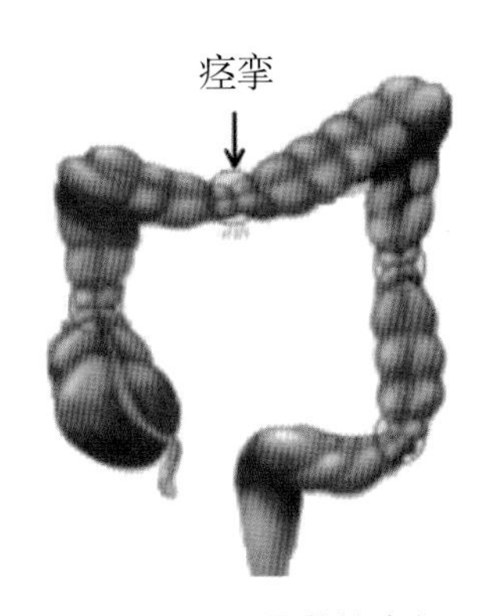

图 6–5　肠易激综合征

诊断标准为：近 3 个月中，每月出现至少 3d 腹部疼痛或不适感，并且同时出现以下任何 2 种以上情况：①排便后腹痛减轻。②病变开始时出现排便频率改变。③病变开始时出现大便性状的改变。

肠易激综合征占慢性盆腔痛的 35%，发病年龄多见于 20 ~ 50 岁，女性多见，有家族聚集倾向，常与其他胃肠道功能紊乱性疾病如功能性消化不良并存伴发。

2. 溃疡性结肠炎（炎性肠病）

溃疡性结肠炎是一种病因尚不十分清楚的结肠和直肠慢性非特异性炎症性疾病，病变局限于乙状结肠和直肠黏膜及黏膜下层，也可延伸至降结肠，甚至整个结肠，可致肠壁增生性狭窄和肠梗阻（图 6–6）。

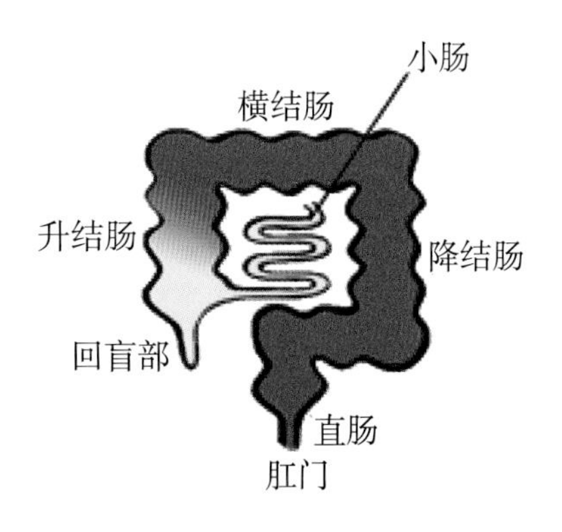

图 6–6　溃疡性结肠

溃疡性结肠炎或其他原因引起的结肠炎临床表现相似，典型表现是疲乏、腹泻伴有痉挛性腹痛、体质量下降、发热、便血等。本病见于任何年龄，但20～30岁最多见。病程漫长，常反复发作。

3. 憩室性结肠炎

常发生在结肠吻合术后，主要症状有黏液样、血性甚至脓样便，腹痛、盆腔痛、低热、肛瘘和里急后重。最常见的组织学改变为局灶性活动性炎症，隐窝炎或隐窝脓肿，肠壁溃疡、黏膜水肿、浅表糜烂（图 6–7）。

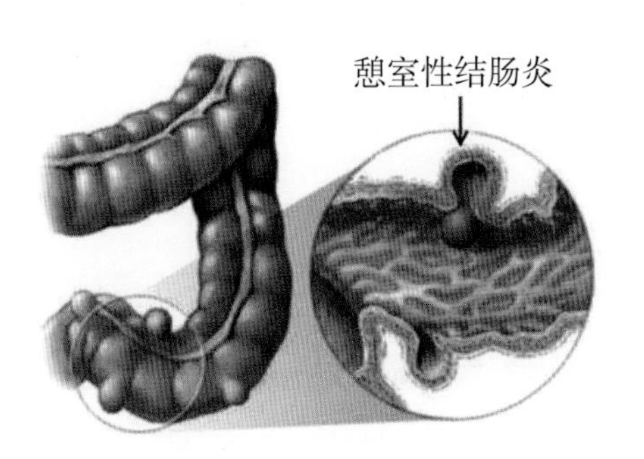

图 6–7　憩室性结肠炎

4. 功能性肛门直肠痛

是发生于肛门直肠的非器质性疾病引起的疼痛，考虑可能与盆底肌肉异常、精神心理因素有关。

诊断标准为近 6 个月出现并持续超过 3 个月有下列情况：①慢性或复发性直肠疼痛。②每次发作持续时间超过 20min；③除外其他原因，如缺血、溃疡性结肠炎、隐窝炎或隐窝脓肿、肛裂、痔疮等。④查体时向后压迫耻骨直肠肌可及压痛，以往也称之为肛提肌综合征。

四、泌尿系源性慢性盆腔痛疾病

1. 间质性膀胱炎、膀胱疼痛综合征

是以膀胱慢性疼痛为特点，严重的原因不明的膀胱炎症综合征，是一种少见的自身免疫性特殊类型的慢性膀胱炎（图 6–8）。其病理特点主要是膀胱壁的纤维化，并伴有膀胱容量的减少；临床表现为痛性膀胱疾病，往往伴有尿频、尿急、尿痛、起夜，而尿培养则无菌，症状多持续 1 年以上。常发生于中年妇女。

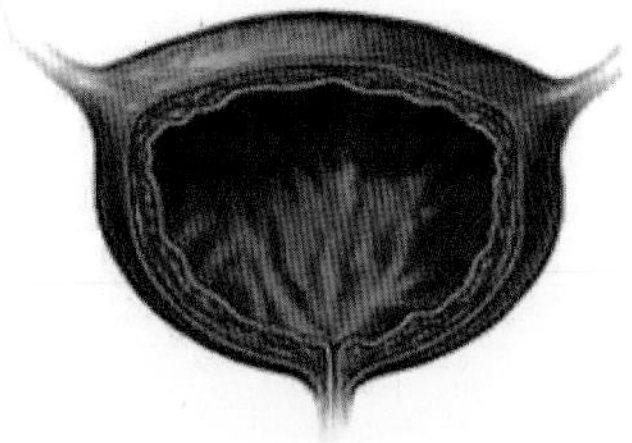

间质性膀胱炎

图 6–8　间质性膀胱炎

2. 女性尿道综合征

是指有尿频、尿急、尿痛等症状，但膀胱和尿道检查无明显器质性病变的一组非特异性症候群。多见于已婚的中青年女性。

五、骨骼肌肉系统致慢性盆腔痛疾病

1. 盆底肌筋膜疼痛综合征

肌筋膜痛综合征是局部的肌筋膜疼痛，表现为肌肉的高张力、肌痛、过劳和疲乏，

通常具有激发点（扳机点）（图 6-9），若触及此激发点则可引起典型的转移痛。

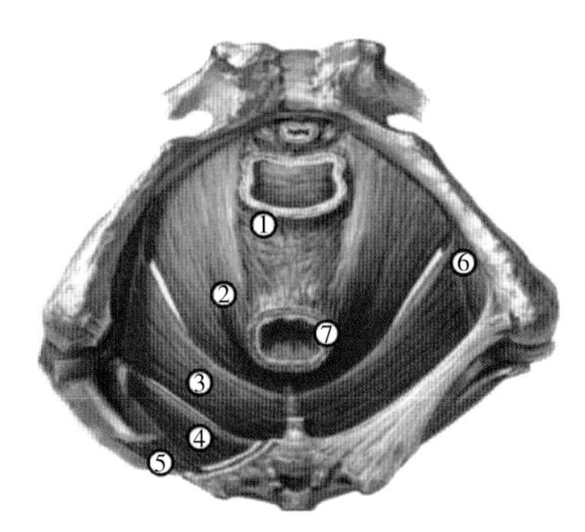

图 6-9　盆底肌

（1）盆底肌筋膜疼痛综合征病因　是肛提肌、梨状肌、髂腰肌和闭孔内肌等无意识地痉挛引发的疼痛，其病因可能为感染、分娩、盆腔手术、外伤等造成盆底肌肉和筋膜损伤致局部粘连、挛缩，而引起的长期疼痛。15%的慢性盆腔痛患者有肌筋膜疼痛综合征。

（2）症状　慢性盆底肌筋膜疼痛综合征发病隐秘，病程较长，往往超过 6 个月，表现为隐痛或坠痛，常不剧烈，可以在长时间行走或劳累时诱发，久坐时加重，平卧髋关节弯曲体位或热敷会缓解，肌筋膜受损严重者可以影响盆底功能。不同部位的盆底肌筋膜疼痛表现为不同症状。前盆腔可以引起泌尿系统症状，如尿频、尿急、排尿不适、尿失禁等下尿路的症状；中盆腔可以出现盆腔器官脱垂、性交痛；后盆腔表现为大便疼痛及肛门周围胀痛。

（3）体征　专科检查会发现患者有疼痛激发点，可能为肌肉损伤点，是位于一束紧张的骨骼肌或其筋膜之内的一个超敏区域。按压激发点会产生牵涉痛，表现为立毛、多汗、血管扩张或收缩等自主神经症状和恶心、呕吐等的内脏症状。

（4）盆底肌筋膜疼痛综合征诊断要点：①生殖器检查注意阴道前庭、闭孔及梨状肌部位的疼痛。②患者可以感知疼痛，手法触压可引发局部肌肉痉挛反射，明确激痛点。③通过肛提肌收缩放松可感知会阴部和肛提肌的强度和张力及盆底肌肉痉挛和激痛点。④观察步态、脊柱等有无骨骼系统的异常。⑤下肢及腰骶部运动是否受限，是否存在坐骨神经痛。

2. 腹壁肌筋膜疼痛症

腹壁肌筋膜疼痛症是指肌筋膜原因引起的腹部内脏体表投射部位的疼痛。也就是说，引起腹壁疼痛的原因是肌筋膜源性而非真性内脏病。

腹壁肌筋膜痛病因：一类是妇科手术的创伤、分娩创伤（不论阴道分娩还是剖宫产），外阴阴道部创伤或性虐待等，这样的事件引起的损伤，可能不会立即引起慢性的腹壁筋膜疼痛，但损伤持续存在，远期有导致肌筋膜功能障碍的风险，使腹部肌肉紧张收缩，造成腹部疼痛持续不愈甚至加重；还有一类是因为腹部肌肉的损伤直接诱发腹壁肌筋膜痛。

症状：腹部肌肉的触发点不仅引起腹部疼痛、还会引起身体两侧和后背的疼痛。它们关联痛的区域还包括女性的生殖器官，引起会阴部疼痛和性交疼痛等。也就是说，腹壁肌筋膜疼痛跟妇科疾病的慢性盆腔疼痛，会阴部疼痛和性交疼痛等可能互为因果。

体征：肌筋膜源性内脏病的标志诊断指标是肌筋膜触发点的存在。

诊断要点：①肌筋膜源性内脏病是指肌筋膜和内脏连接关系而出现腹壁肌筋膜疼痛的存在，但是没有伴随内脏器官异常病理学（影像、化验室数据据支持）的改变。②触诊肌肉触发点存在。③相应肌肉运动快速测试证实肌肉筋膜有损害。

六、神经系统疾病致慢性盆腔痛疾病

1. 阴部神经痛

（1）定义　阴部神经痛（pudendal neurolgia）亦称阴部神经卡压综合征、阴部神经管综合征。是指没有任何器质性病变、发生在阴部神经管的阴部神经卡压或受损（图 6–10），导致其分支所支配区域的肌肉筋膜及皮肤的疼痛（图 6–11）。

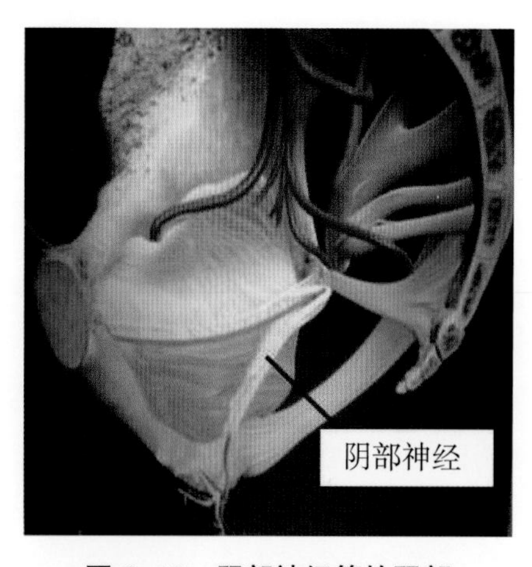

图 6–10　阴部神经管的阴部

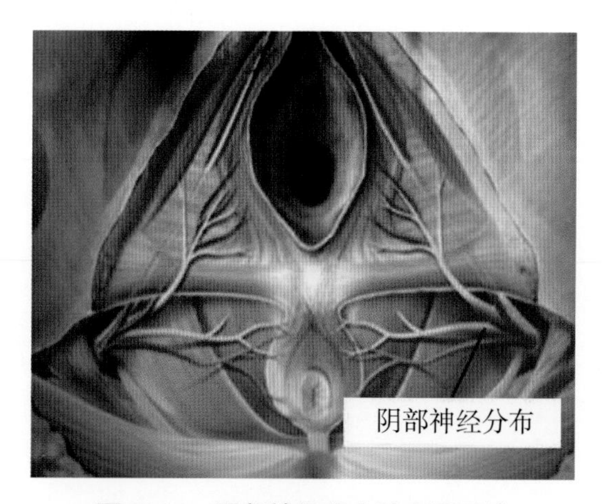

图 6–11　阴部神经分支及支配区域

（2）临床表现　阴部神经解剖、神经纤维组成的复杂性，阴部神经痛临床表现也是复杂的，往往合并多种症状和体征，临床表现不一，疼痛性质多样，在神经支配的臀部、肛门周围及会阴部位表现为皮肤疼痛、烧灼感、麻木感、针刺样等，并常伴有泌尿及直肠肛门功能的变化，这些症状可因性交触发或加重。长期病痛导致患者焦虑抑郁。

（3）诊断 基本诊断标准：①阴部神经支配区域肛门到阴蒂部位的疼痛。②坐姿加重疼痛，患者坐圆形垫圈或坐式便器可以减轻疼痛症状，这是诊断阴部神经卡压综合征的重要依据。③不影响睡眠。④没有客观感觉异常，不引起浅感觉纤维病变。⑤神经阻滞可减轻疼痛，如果阳性结果则支持阴部神经痛的诊断。

补充诊断标准：①疼痛性质为烧灼痛、放射痛、刺痛、麻木感等呈神经病理性疼痛的特征。②痛觉过敏，轻触即诱发疼痛，神经分布区域甚至不能耐受紧身衣物和性交痛。③直肠阴道内异物感，感觉多样，常被误诊为肛提肌综合征。④日间逐渐加重，清晨醒来不痛，之后渐加重，劳累后亦加重，是阴部神经痛的时间分布特点。⑤明显一侧痛，但会阴中间痛不排除阴部神经痛诊断。⑥排便触发痛，疼痛在排便后数分钟或数小时后发生。⑦直肠阴道检查触及坐骨棘周围异常敏感或触痛点明显。⑧在未生育过的女性进行临床生理学检查有一定意义。

排除诊断标准：①尾骨、臀肌、耻骨及下腹部的疼痛与阴部神经不对应。②瘙痒症是皮肤病变而不是神经病理性病变。③痉挛性的疼痛，常常规律地出现在日间或夜间，患者往往痛醒。④影像学不能诊断阴部神经痛。MRI、CT、其他检查能解释的疼痛非阴部神经痛。

2. 髂腹下神经痛

髂腹下神经由第 12 胸神经和第 1 腰神经的纤维组成，在腰椎 1 平面离开腰丛，自腰大肌外侧缘上部穿出，在腰方肌和肾之间斜向外下达髂嵴上方进入腹内斜肌和腹横肌之间前行，并在此分为外侧支和前皮支。其肌支支配腹外斜肌、腹内斜肌和腹横肌，皮支布于臀区和耻骨区的皮肤。负责腹股沟和大腿皮肤感觉。

传统剖宫产采用下腹正中切口，从脐部向下垂直切开腹壁；现在多采用下腹部横切口，一般在耻骨联合上方 2～4 横指水平，切口长约 10cm。腹壁皮肤内有小血管、淋巴管和神经，任何部位的切口都会引起皮肤神经损伤，造成局部皮肤感觉的缺失。下腹部横切口常发生切口皮肤麻木感，但症状通常较轻，很少引起重视。如果横切口较宽较大时，有可能损伤髂腹下神经和髂腹股沟神经，前者会引起下腹部或阴阜皮肤的感觉异常，后者会引起阴唇和腹股沟附近的皮肤感觉异常。如果横切口更大时，可能引起大腿前部的感觉异常，包括麻木感和疼痛感。

3. 髂腹股沟神经疼痛综合征

髂腹股沟神经疼痛综合征指由各种原因使该神经及髂腹下神经遭受到损伤、刺激或压迫而产生的一种髂腹股沟疼痛的病症，在临床上比较少见。

髂腹股沟神经起源于 L1 脊神经，位于髂腹下神经的下方，并与之平行。此神经出腰大肌外缘后，越腰方肌前面至髂前上棘内侧，并先后穿过腹横肌及腹内斜肌。在腹外斜肌腱膜下面沿子宫圆韧带继续前行，最后在腹股沟管外（浅）环处穿出腹外斜肌腱膜，并分出终支至耻部、腹股沟及大阴唇区皮肤。其中皮支分布于耻部、腹股沟及股内侧上端皮肤，大阴唇前支至大阴唇上部皮肤。此外，该神经尚分出一肌支支配下部的腹壁肌肉。

病因：本症多因施行腹股沟疝修补术、阑尾切除术于术中损伤或术后瘢痕刺激髂腹股沟神经而致，亦可由于腹肌经常剧烈活动（如运动员）使该神经在穿过腹壁各肌层时受到反复牵拉或压迫所引起。

主要症状为一侧腹股沟区剧烈疼痛伴股内侧及阴囊区感觉异常和过敏，直立、行走或咳嗽时症状加重。病者常取轻度髋屈曲和内收姿势，走路时以小步缓行，局部可有明显的压痛点。

七、心理源性慢性盆腔痛疾病

（1）引起慢性盆腔痛的常见心源性疾病：

①抑郁：抑郁是一种情绪性心理障碍，可表现为躯体或生物学症状，如慢性盆腔痛。②躯体化障碍：是一种慢性精神疾病，其主要特征是存在一种或多种经常反复变化的、可涉及身体任何系统和器官的躯体症状，可表现为慢性盆腔痛，或头疼、恶心和呕吐、腹胀、腹泻和便秘、月经不调、性冷淡、尿失禁等。③幻痛：盆腔生殖器官切除术后、计划生育术后，常因思想顾虑而发生盆腔内疼痛。④慢性应激和恶性生活事件可能是慢性盆腔痛的社会心理发病诱因。

（2）心理性慢性盆腔痛与器质性盆腔痛的鉴别

器质性盆腔痛：疼痛为锐痛、痉挛性、间歇性，可发生于任何时间、睡眠时可因疼痛而觉醒，沿神经分布途径放射，有典型压痛点，发展或很快好转或更加剧烈，在手法检查后产生或加剧，不受情绪影响。

心理性盆腔痛：为钝痛、持续性发作，往往在觉醒后疼痛，遇有社会心理因素时发作，疼痛部位与神经分布不一致，无放射痛，呈转移改变及弥漫性，长年累月维持同样的疼痛，检查后不会触发或增加疼痛，处理人际关系不当时即会发生。

第三节　慢性盆腔痛的诊断

慢性盆腔痛的诊断十分困难，因其常多病因复杂，涉及较多相关学科领域，需详细地问诊、仔细查体、必要的辅助检查、可选择性的内镜检查，并注意进行心理评估。

1. 问诊

（1）需要详细了解患者的年龄，与月经的关系，绝经状态等。

（2）疼痛特点：疼痛性质、疼痛部位、疼痛强度、疼痛持续时间、疼痛周期，疼痛特点的变化过程。

（3）疼痛伴随症状：是否同时伴有痛经和性交痛，疼痛是否与运动及体位相关，是否与排尿相关，是否合并消化道症状。

（4）使疼痛加重、缓解的因素。

（5）妊娠、分娩、手术及外伤等病史。

（6）以往治疗情况与效果。

2. 体格检查

（1）全身查体：包括站位、坐位、仰卧位及膀胱截石位的检查。①站位查体：检查患者的外观、站姿、下肢是否等长、脊柱、腰骶部等，判断是否存在骨骼肌肉系统的异常。②坐位查体：检查坐姿及神经，判断是否存在骨骼肌肉系统及外周神经病变。③仰卧位检查：包括腹部视触诊及神经检查。前者检查腹部有无瘢痕、包块、疝气、扳机点、压痛、反跳痛、肌紧张、耻骨上压痛等，腹部扳机点采用单指触诊，阳性提示可能为肌肉筋膜痛，耻骨上压痛提示可能为间质性膀胱炎；后者通过搔抓、捏、轻触等方式进行浅表检查，判断髂腹股沟神经、髂腹下神经、生殖股神经分布区域是否存在感觉异常。

（2）专科检查：包括观察外阴外观，有无外阴痛，可单指检查、双合诊及直肠阴道检查。外阴痛检查包括皮肤捏痛、棉签试验和牙签试验，用于前庭炎、外阴痛、阴部神经痛的判断。单指和双合诊检查闭孔肌、梨状肌、耻尾肌等肌肉痛及肌张力、阴部神经管压痛、膀胱区压痛、子宫后壁触痛结节、骶韧带结节等。阴部神经管压痛提示可能为阴部神经痛，膀胱区压痛提示可能为间质性膀胱炎。

3. 辅助检查

包括一般常规检查项目和有针对性检查项目。

（1）一般常规检查项目：血尿常规，肝肾功能，钾离子试验检查，肿瘤标记物如CA125、HE4 等，胸片，腹部肝、胆、脾、泌尿系统及妇科超声检查，宫颈细胞学检查等。

（2）有针对性检查项目：①可疑泌尿系源性慢性盆腔痛者，行中段尿培养、药敏检测以及泌尿系超声检查，若除外尿路感染及器质性病变，进行间质性膀胱炎的相关检查如行钾离子试验、膀胱镜下水扩张试验以及膀胱活检可确诊；可疑泌尿系结石或梗阻相关疼痛者，可进行静脉肾盂造影、CT 尿路造影等检查。②可疑妇科因素如盆腔炎患者，可行经阴道超声检查、宫颈和阴道分泌物拭子培养，帮助诊断和指导抗生素应用；可疑盆腔瘀血综合征者，行彩色多普勒和盆腔 CT 血管造影有助于诊断；可疑深部浸润型子宫内膜异位症尤其是阴道直肠隔型者，双合诊或三合诊、经直肠超声及 MRI 可判断病灶与直肠的关系。③可疑消化系源性慢性盆腔痛者，可以行腹平片、消化道造影、胃镜和肠镜检查来除外器质性病变，还可行肠道肌电评估来判断胃肠动力学。④可疑骨骼肌肉系统源性慢性盆腔痛者，可行骨平片、MRI 检查等。

4. 内镜检查

（1）膀胱镜：在排除感染的情况下，如症状来源于下泌尿道，可行门诊膀胱镜检查。但如果疼痛伴有尿频、尿痛且在膀胱充盈时症状加重时，怀疑间质性膀胱炎者，则需要入院在麻醉下充分评估。间质性膀胱炎在膀胱充盈的情况下，可见到膀胱壁上典型的瘀血点。

（2）结肠镜：结肠镜是下消化道最准确的检查方式，可清楚地显示肠道黏膜和黏膜下病变，但仍需掌握适应证。腹泻和便秘交替考虑是肠易激综合征可能，但如果主要表现为腹泻且便中带血和黏液，则必须检查有无结肠黏膜的病变。

（3）腹腔镜：腹腔镜可以得到盆腹腔各脏器表面清晰的图像，并同时采集病变组织标本进行病理学检查，因而能够发现体格检查和影像学检查未能发现的病理情况，是评估妇科来源慢性盆腔痛不可缺少的重要手段。腹腔镜可确认 60% 的慢性盆腔痛病因，但需注意即使是腹腔镜发现了某种病变，也并不一定是导致慢性盆腔痛全部病因。微型腹腔镜可在局麻下实施，患者在清醒状态下，可以配合术者寻找致痛的病灶。

高度可疑子宫内膜异位症或盆腔粘连患者可进行腹腔镜探查。

诊断性腹腔镜检查指征中的 40%是慢性盆腔痛，其中子宫内膜异位症占 33%，盆腔粘连占 24%，无病理异常为 35%。

5. 心理评估

心理学评估是每一个慢性盆腔痛患者最初以及重要的评价和治疗的一部分。

慢性盆腔痛为所有妇科疾病中比较多发的一种病症，社会因素、负面心理特征、甚至受虐待等均与慢性盆腔痛的发生相关；同时，长期的慢性盆腔痛给患者造成的负面心理症状也较多，这对于患者的症状治疗效果有非常大的影响。

对于患有慢性盆腔痛的患者应该实行临床治疗与心理护理并重的治疗方案，心理护理也是不容忽视的一部分，心理学治疗可能降低在慢性盆腔痛中所受的伤害和功能丧失，这是很有价值的治疗方法，所以心理评估对慢性盆腔痛患者非常有必要。

6. 多学科会诊

慢性盆腔痛原因复杂，可涉及多个系统，包括生殖系统、消化系统、泌尿系统、肌肉骨骼系统、神经系统和心理疾患等，必要时需要多学科会诊。

第四节　慢性盆腔痛的治疗

一、治疗原则

慢性盆腔痛原因复杂，是一种涉及多个系统，包括生殖系统 、消化系统、泌尿系统、肌肉骨骼系统、神经系统和心理疾患等的复杂疾病，即使存在明显的可导致盆腔疼痛的躯体病变，也不能忽视心理、社会因素对疾病的影响。

治疗原则：首先要尽可能多地找出致病因素，最有效的临床方法需要同时治疗所有可能的因素；需要运用多学科的综合方法，包括药物治疗、物理治疗、中医治疗、手术治疗、心理治疗、饮食疗法等；治疗的最终目标为缓解疼痛、改善器官功能、消除心理障碍、提高生活质量。

二、药物治疗

1. 用药原则

慢性盆腔痛病因复杂，往往涉及多个系统，尽量少或不用药的原则不适用于慢性盆腔痛，单一用药往往难以取得理想效果，联合用药应特别注意药物的相互作用，需重视药物的反应，尽量减少药物的种类和剂量，以减少副反应和费用。

2. 常用的药物种类

（1）止痛药　非甾体抗炎药（NSAIDs)、纯麻醉剂、非甾体抗炎药和作用较温和的麻醉剂的复合剂。

常用的镇痛药为非甾体类抗炎药和对乙酰氨基酚、阿司匹林。其中非甾体类抗炎药是最常见的外周止痛药，口服非甾体类抗炎药半衰期短，可以反复应用，但具有胃黏膜损伤和肾损害的副作用，常用于慢性盆腔痛的对症治疗，是治疗慢性盆腔疼痛的一线用药之一。但应注意非甾体类抗炎药及麻醉剂的成瘾性。

（2）激素类药物　部分慢性盆腔痛患者疼痛随月经周期变化，激素类药物可通过抑制卵巢功能减少盆腔充血，以缓解相关疼痛。

目前临床上常用的激素类药物包括促性腺激素释放激素激动剂(GnRH-a)、孕激素、口服避孕药以及左炔诺孕酮宫内缓释系统（LNGIUS)。

目前治疗倾向于在未行腹腔镜检查确诊前应用 GnRH-a 诊断性治疗慢性盆腔疼痛。该理论认为随着月经周期而发生变化的任何盆腔情况，均会对抑制下丘脑—垂体—卵巢轴的治疗产生反应，包括子宫内膜异位症、盆腔静脉瘀血综合征、遗留卵巢综合征、残余卵巢综合征、间质性膀胱炎和肠易激综合征。①口服避孕药：目的是降低垂体促性腺激素水平，长期连续服用造成类似妊娠的人工闭经，称假孕疗法。临床上常用低剂量高效孕激素和炔雌醇复合制剂，用法为每日 1 片，连续用 6 ~ 9 个月。但需警惕血栓形成的风险。②孕激素：通过抑制垂体促性腺激素的分泌，造成无周期性的低雌激素状态，并与内源性雌激素共同作用，造成高孕激素性闭经和内膜蜕膜化形成假孕。如甲羟孕酮 30mg/d，用药剂量是避孕剂量的 3 ~ 4 倍，连续应用 6 个月。③促性腺激素释放激素激动剂（GnRH-a）：GnRH-a 已被建议用于鉴别妇科原因和非妇科原因的疼痛，值得注意的是，它对肠易激综合征也有缓解作用，可能是降低血清松弛素的缘故 GnRH-a 已被建议用于鉴别妇科原因和非妇科原因的疼痛，值得注意的是，它对肠易激综合征也有缓解作用，可能是降低血清松弛素的缘故。月经第 1 日皮下注射后，每隔 28 天注射 1 次，共 3 ~ 6 次。④左炔诺孕酮宫内节育系统（LNG-IUS）：适用于没有生育要求的患者，能有效治疗子宫内膜异位症和子宫腺肌病引起的慢性盆腔痛，具有长期的效果，不需要反复给药。

（3）器官特异性药物　治疗慢性盆腔痛的过程中，针对胃肠症状、膀胱刺激症状和骨骼肌肉痛等，可使用解痉药，肌松药等，但也可请专科医生会诊，指导用药，对于性功能障碍的患者，还需要指导外用阴道润滑剂等方法。

（4）抗抑郁药　约半数的慢性疼痛患者合并抑郁，抗抑郁药不仅可对抗抑郁情绪，还有机制未明的镇痛作用。虽然抗抑郁药用于慢性疼痛的疗效并不十分可靠，由于可作为麻醉药的替代品且不易被滥用、依赖性低的优点而被广泛应用。

三环类抗抑郁药用于治疗慢性疼痛已有数十年的历史，阿米替林作为其代表性药物，已有大量临床实践证实了其疗效，其用量为 50 ~ 75mg/d，只占抑郁症常规治疗量的 1/3 ~ 1/2，最大的副反应是便秘和晨起困倦，对于有肠易激综合征或有明显膀胱敏感症的患者，其抗胆碱的副作用可起有益的影响。

选择性 5- 羟色胺再摄取抑制剂（SSRIs）是一种新型的抗抑郁药，比三环类疗效高而便秘的副反应小，由于过度兴奋平滑肌的作用，可造成轻微的腹泻和肠痉挛，目前临床应用的 SSRls 有氟西汀、帕罗西汀和舍曲林等。

三、手法治疗

首先在阴道内寻找扳机点，检查者右手食指深入阴道内，由浅入深，沿着阴道后壁、左侧壁、前壁、右侧壁的顺序，用指腹触诊阴道壁组织，检查浅表肌肉（浅触诊）。遇到紧张度明显增高的带状区域即为包含扳机点的高张力肌梭。在肌梭内，找到最硬的点即为扳机点。

按压此点，可诱发局部疼痛或牵拉痛。局部疼痛往往非常剧烈、尖锐，患者常表现出躲避反应：抽动、大声喊叫或拒绝内诊。

对于扳机点的手法按摩，包括缺血性压迫和深压按摩。

缺血性压迫是以指肚以手法施加压力持续按压扳机点，按压力度以患者能耐受的最大力度为宜。此疼痛消失一会儿之后，15～60s，然后放松15s，增加压力至另一个耐受阈值，反复上述治疗，直至扳机点疼痛消失。

深压按摩：用右手食指和中指沿整个高张力肌束以恒定速度进行反复循环按压。该操作亦可引起疼痛，但应在患者耐受程度以内。持续按摩直至疼痛消失（2～3min）。

四、物理治疗

1. 盆底肌肉锻炼

可增强盆底肌肉的张力，恢复松弛的盆底肌从而改善盆腔充血，减少炎性渗出及促进炎症吸收从而缓解慢性盆腔痛。

2. 微波治疗

原理是随着微波磁场振动受热，使盆腔局部组织血管扩张，加速盆腔血液循环及淋巴液回流，增加组织代谢和白细胞的吞噬能力；同时微波可以改善局部血液循环，增强代谢过程，加强局部组织营养；提高组织再生能力，具有解痉、止痛的作用，故利于增生组织及组织代谢产物的吸收，也增进组织的新陈代谢，促进血管和神经功能的恢复。

3. 盆底电刺激治疗

局部电刺激可通过兴奋粗纤维关闭疼痛传入的闸门，加速肌肉收缩从而加速血液循环，减轻盆腔瘀血并减少渗出，接触盆腔炎症及其与周围组织的粘连，从而改善慢性盆腔痛。可能通过激活脑内的内源性吗啡多肽能神经元，导致内源性吗啡样多肽释放，抑制前列腺素分泌从而减轻疼痛。

局部电刺激治疗包括经阴道电刺激治疗和经皮肤电刺激治疗。

4. 生物反馈电刺激疗法

将电子生物反馈治疗仪置入阴道或直肠内，把盆底肌肉活动的信息转化为听觉和视觉信号反馈给患者，指导患者自主进行盆底肌肉训练，并形成条件反射，进而增强盆底肌肉锻炼的效果，减轻因盆底功能受损引起的慢性盆腔痛症状。研究报道盆底生物反馈疗法能有效地缓解慢性盆腔痛，治疗有效率达68.1%。

五、妇科疾病引起慢性盆腔疼痛手术治疗

1. 基本治疗原则

妇科领域内对慢性盆腔痛的手术治疗大致有三种基本的手术方法：①切除可见的

病灶：若合并盆腔包块首选手术治疗，尽量切除肉眼所见病灶，重建盆腔解剖结构；其他一些妇科疾病如子宫肌瘤、卵巢肿瘤、盆腔器官脱垂等均可伴有慢性盆腔痛的症状，疼痛一般不是很严重，手术也可以较好地改善疼痛的症状。②切除盆腔器官：盆腔器官切除术为治疗慢性盆腔痛的最后备选方案，应持谨慎的态度，应在彻底的保守治疗失败后，经过全面细致地评估再考虑实施。③其他外科疗法包括神经阻滞技术、神经刺激术和经皮神经失活术（射频或冷冻疗法）等。

2. 子宫内膜异位症致慢性盆腔痛手术

针对子宫内膜异位症疼痛的药物治疗能有效缓解症状，但并不能治愈疾病。手术治疗可消除病灶、缓解并解除疼痛、改善和促进生育能力、减少和避免复发。对于有手术指征的内异症疼痛患者应该首先选择手术治疗。

盆腔子宫内膜异位症是慢性盆腔痛的常见原因，病变多位于卵巢、子宫直肠陷凹、子宫骶骨韧带、阔韧带后叶等部位，在腹腔镜可看到病变呈典型的蓝黑色、棕黑色、棕色、红色斑点或斑块，或卵巢形成巧克力囊肿，有时病变为膜状或絮状粘连带，一般肉眼可确诊，可疑者需取活检行组织学诊断。

（1）病灶切除术　保留生育功能的情况下，可行卵巢囊肿剥除术、粘连分解术、病灶切除或烧灼术等。腹腔镜手术在诊治子宫内膜异位症具有明显的优势，腹腔镜对盆腔子宫内膜异位症的治疗方式取决于病灶的部位和大小。①卵巢子宫内膜异位症如病灶 <5mm，可予以活检，凝固和汽化；病灶＞ 5mm 应切除或切开卵巢，行囊壁剥出；近绝经期或复发的无生育要求的患者在充分的知情同意下行患侧附件切除。②腹膜的子宫内膜异位症如体积较小可采用凝固和汽化进行治疗，但诊断不明者一定先取活检，对于较大的病变＞ 5mm 以切除更为彻底。③侵及膀胱或肠管的子宫内膜异位症，如病变体积较大或浸润较深时，建议和相关科室医生共同完成手术。腹腔镜子宫内膜异位症检出率为 35%，腹腔镜手术后症状缓解或部分缓解率 92%。

（2）子宫切除术或子宫及双附件切除术　若子宫内膜异位症患者病情严重，保守性手术失败且已无生育要求者，可在切除异位病灶的同时行子宫和（或）附件切除术，可显著改善症状，减少再次手术的风险。有研究报道，子宫切除术对于周期性疼痛的治疗效果较非周期性疼痛更好。

（3）神经阻断术　骶前神经切断术（presacral neurecto-my，PSN）和子宫神经切断术（laparoscopic uterine nerve abla-tion，LUNA）是缓解痛经及 CPP 等中线部位疼痛的辅助性手术。骶前神经切断术后疼痛缓解率可明显提高 73%～83%，但手术损伤的机会多。

神经阻断术目前不是 EMs 疼痛治疗的主要术式，临床应用并不十分广泛。在开腹手术和腹腔镜手术中，更提倡腹腔镜手术。腹腔镜手术有助于减少疼痛的复发和提高生育能力，骶前神经切除，而不是宫骶韧带神经切除是保守性手术的有效辅助手术，尤其适合于有中线部位疼痛的患者，手术后的孕激素、左炔诺孕酮宫内节育系统、GnRH-a 制剂抑制卵巢功能的治疗能有效减轻疼痛和推迟复发，具有疼痛和生育功能下降的患者切除异位囊壁是首选的术式。

3. 盆腔粘连致慢性盆腔痛手术

腹腔镜下粘连松解是治疗慢性盆腔痛的一种有效方法，它可以在直观下用电凝、电切、激光、氩气等方法分离粘连，绝大多数粘连均能成功分离。

腹腔镜分离粘连时应注意：

（1）薄膜状粘连或胶冻状粘连可以吸引器剥离；致密的粘连需电凝、电切，分离时要注意周围的解剖关系，注意血管及重要脏器的走行，避免损伤。

（2）在分离肠管周围的粘连时，尽可能用锐性剥离方法而不用电能或激光等。

（3）广泛性盆腹腔粘连分离术后宜采取预防再粘连的措施，如放置低分子右旋糖酐、生物蛋白胶、透明质酸酶或防粘连膜等。

腹腔镜下粘连松解治疗慢性盆腔痛的疼痛缓解率达 65%～84%。

4. 慢性盆腔痛的子宫切除术

慢性盆腔痛患者中有 10%～12% 为顽固性、难治性，必要时可行子宫切除术，能使 78% 的患者获得症状的改善，多数为子宫腺肌病或盆腔淤血综合征。但应在彻底的保守治疗失败后，经过全面细致地评估再考虑实施，同时应除外胃消化源性、泌尿源性、骨骼肌肉源性和心理因素等慢性盆腔痛。

可根据患者具体的情况实施腹腔镜下全子宫切除术（LTH），腹腔镜辅助的阴式子宫切除术（LAVH），腹腔镜下筋膜内子宫切除术（LIH），腹腔镜下次全子宫切除术（LSH）等。

子宫切除术后仍有约 22% 的患者在术后 1 年持续疼痛，疼痛的常见原因包括残留卵巢综合征、遗留卵巢综合征、粘连、隐性疝和腹壁或阴道穹隆触痛点，也不除外这些因素术前即存在。

5. 慢性盆腔痛行神经阻断或去除术

包括骶前神经切除术（PSN）和子宫骶韧带神经切除术（LUNA），这两种手术方式都是阻断了疼痛的传出神经治疗慢性盆腔痛。

（1）骶前神经切除术主要适应证是经系统的内科治疗无效的顽固性盆腔中部疼痛 骶前神经为上腹下神经丛，于腹膜后自主动脉分叉处走行至腰 5、骶 1 锥体连接处，形成中腹下神经丛，子宫及宫颈的大部分感觉神经纤维通过这一神经丛。神经分布区域后方为重要的血管，术中容易发生大血管损伤、血肿等并发症，对手术者的技术要求较高；术后存在加重便秘（37%）和尿急（8%）等风险，骶前神经切除只用于慢性盆腔痛的辅助治疗。

骶前神经切除术慢性盆腔痛患者的痛经和性交痛缓解率 75%～95%。

（2）子宫骶韧带神经切除术　主要适用于来源于盆腔中部的疼痛，子宫骶韧带神经切除术虽操作相对简单，但也有术中损伤子宫、血管和输尿管等的风险，术后有子宫脱垂和尿潴留等风险，故不作为手术治疗慢性盆腔痛的首选术式。

子宫骶韧带神经切除术盆腔痛的缓解率 33%，术后复发率 >50%。

六、中医中药治疗

1. 中医治疗

（1）针灸推拿　依据经络循经取穴，疏通经络气血，从外治内，方法安全有效，可选取关元、中极、子宫、三阴交、足三里、肾俞针刺，或选取臀大肌、梨状肌、臀中肌、竖脊肌等肌肉上的触发点、配合整脊、揉腐恶、点穴等方式达到治疗的目的。

（2）艾灸　艾绒可通十二经，走三阴，理气血，逐寒湿，暖胞宫，艾灸可奏温经散寒逐湿、活血通络止痛之效，对于寒证引起或兼夹明显寒证的痛经尤为合适，灸法不会刺破皮肤而引起强烈疼痛，故若对于针灸有所顾忌或惧怕疼痛的寒湿型患者，可优先考虑。

（3）耳穴压豆　耳穴压豆具有疏通经络、调节脏腑、扶正祛邪、调和阴阳的作用，具有不破皮、操作简便、刺激强度因人而异、可操作性强、实惠经济、起效后持续刺激且不良反应少等特点。一般选取神门、子宫、内分泌、皮质下、交感、肝、肾等穴位。

（4）贴敷疗法　贴敷疗法具有使用简便、有效、无创无痛的特点，中医的贴敷疗法通过药穴结合，药物经过穴位和腠理吸收，从而达到疏通经络、解痉止痛的目的。因三伏天阳气隆盛，肌腠疏松通畅。药物容易被吸收，药物随经气运送直达病所。故常用有元胡、细辛、白芥子、当归等药物组成的敷料在三伏天将其帖在寒凝血瘀患导致慢性盆腔痛患者的关元穴，具有良好的临床疗效。

2. 中药治疗

中医认为本病的病理性质以肾气不足为本，湿热、气滞、寒凝、血瘀为标，属本虚标实，治疗上应标本兼顾。

（1）寒凝血瘀证　温经汤加减，小茴香、肉桂、干姜、当归、赤芍、白芍、丹参、延胡索、川芎、桃仁等药物，以温经散寒活血。

（2）气滞血瘀证　逍遥散加减，香附、当归、川芎、白芍、柴胡、茯苓、佛手、郁金、丹参、桃仁、红花、延胡索等药物，以疏肝行气活血。

（3）肝肾亏虚证 补肾调肝汤加减，熟地、山药、山萸肉、丹皮、当归、白芍、巴戟天、续断等药物，以调肝补肾止痛。

（4）气虚血弱证 圣愈汤加减，党参、黄芪、白芍、丹参、鸡血藤、熟地、茯苓、白术、延胡索、当归、香附等药物，以益气养血止痛。

七、心理治疗

慢性盆腔痛是机体、心理和社会因素联合作用的结果，由社会心理因素所致的慢性盆腔痛占 5% ~25% 。

对慢性盆腔痛患者的心理治疗，需要注意以下几个方面：

（1）可疑心理因素致慢性盆腔痛者，首先需排除躯体因素所致慢性盆腔痛。心理性慢性盆腔痛为持续性发作的钝痛，疼痛部位与神经分布不一致，呈弥漫性，无放射痛，遇有社会心理因素时发作，检查后不会触发或增加疼痛。

（2）和患者建立相互信任的关系。对患者耐心细致、态度真诚，抱有同情心，使患者毫无保留地向医生倾述自己所有不适，以便使医生更好地判断病情对于治疗至关重要；使患者了解疼痛原因的复杂性，生理和心理的因素对疼痛都有重要的影响；争取患者家属的配合，共同参与患者的治疗，帮助患者在日常生活中转移注意力、消除紧张、稳定情绪。

（3）对患者进行全面、细致的查体和心理社会方面的评估，以明确患者是否有器质性病因。在进行疾病的问诊和检查时，还应该对患者进行心理、人际、职业等全面评估，以便寻找疼痛的心理因素。

（4）对怀疑有较严重的心理疾病的患者，建议接受心理医师的咨询，并按照严格的心理治疗模式进行治疗。心理疾病的患者应进行心理治疗，可从简单的方法开始，如从教育和消除疑虑入手，逐步进行特殊的心理治疗技术，如放松疗法、认知疗法、支持疗法、行为方式改变、催眠术等。

（5）需注意长期慢性盆腔痛的患者有部分是源于心理社会因素，即使是有明确躯体病因的慢性盆腔痛患者，也经常由于长期疼痛而伴有焦虑症状，二者常互相影响，故应将心理社会方面的诊治作为慢性盆腔痛的治疗常规。心理治疗可以增加患者的信心，加强药物治疗的效果。

（6）建立多学科会诊制度，成立由多专业组成的盆腔痛治疗组，包括可能引起慢性盆腔痛所有可能涉及的学科，包括心理医师及护士等，对各种因素做出评价，并制订合适的综合治疗方案。

八、多学科协作

慢性盆腔痛多病因复杂，涉及较多相关学科领域，诊治比较困难。躯体性疾病涉及多个系统，涵盖了生殖系统 、消化系统、泌尿系统、肌肉骨骼系统、神经系统等，包括了腹腔镜检查容易发现的妇科疾病如子宫内膜异位症、盆腔炎性疾病、盆腔粘连和盆腔静脉瘀血综合征等，也包括了非妇科疾病如肠易激综合征、溃疡性结肠炎、憩室性结肠炎、功能性肛门直肠痛、间质性膀胱炎、盆腔肌筋膜疼痛等，尚有由社会心理因素所致的慢性盆腔痛。

慢性盆腔痛可由单一疾病引起，也可由多种因素相互作用引起。长期的躯体性疾病所致慢性盆腔痛使患者长期处于抑郁、焦虑、精神紧张状态，对患者的精神、心理影响也很大。

慢性盆腔痛综合征的患者，往往经历了各种理化检查，辗转各科室就医，强烈需要多学科的合作联合诊断与治疗，为患者解决病痛，提高生活质量。

九、盆腔肌筋膜疼痛治疗

1. 确定触痛点

（1）治疗前需确定，手法触压可引发局部肌肉痉挛反射点为明确触痛点。

（2）注意检查阴道前庭、闭孔及梨状肌部位的疼痛。

（3）通过肛提肌收缩放松感知会阴部和肛提肌的强度和张力及盆底肌肉痉挛和触痛点。

（4）观察下肢及腰骶部运动是否受限，确定是否存在坐骨神经痛。

2. 治疗方法

关键也是针对触痛点采取的各种手段及措施，包括神经肌肉电刺激、手法按摩、药物、针灸等中医治疗方法，通过触痛点以达到松弛受累肌肉，减少或解除挛缩肌和其筋膜来缓解疼痛的目的。

（1）手法按摩：经阴道深部按摩疼痛点 5min，每 2 ~ 3 d 1 次，共 12 ~ 18 次。

（2）神经肌肉刺激治疗，可采用 Tens 电流进行疼痛干扰，频率 50 ~ 280Hz，脉宽 100us，时间 10min；内啡肽样电流，频率 1 ~ 10Hz，脉宽 200us，时间 15min；解痉电流，频率 1 ~ 2Hz，脉宽 300us，时间 10min。

（3）中医穴位推拿：以足太阳膀胱经为主，取肾俞、大肠俞及局部的阿是穴、承扶、殷门、委中、承山、昆仑等穴，给予适宜刺激的点按、弹拨等手法治疗，时间 30min。

第七章　便　秘

便秘（constipation）是指排便次数减少和（或）排便困难。慢性便秘（chronic constipation）通常病程持续 6 个月以上，包括慢传输型便秘（slow transit constipation，STC）、出口梗阻型便秘（outlet obstructive constipation，OOC）和混合型便秘（mixed constipation）。

从现代医学角度来看，便秘不但指一种具体的疾病，更倾向于认为便秘是多种疾病综合的一个症状。以往对于便秘的研究，主要集中在结直肠外科和消化内科，随着研究的深入和对 PFD 的进一步认识，越来越多的医生认为，仅仅从结肠、直肠、肛门的角度研究便秘有失偏颇，应从盆底的角度整体上认识和了解便秘，拓展便秘研究的相关思路，进而制订更有针对性更为合理的个性化的治疗方案。

第一节　粪便的形成与排出

一、粪便的形成

人体进食的食物和水，经过口腔的咬切、咀嚼，胃及小肠的消化吸收后，大部分营养成分已经进入血液并被吸收利用，剩余食糜经回盲瓣进入大肠，经过细菌的发酵和腐败作用，一部分水分和电解质等被大肠黏膜吸收，食物中不消化的纤维素、食物残渣，消化道脱落的上皮细胞，黏膜碎片和大量细菌，还有未被吸收的消化道分泌物，如黏液、胆色素、黏蛋白和消化液等共同组成了粪便。不排便时，这些粪便就储存在乙状结肠内（图 7–1）。

正常粪便形状是圆柱形，长 10 ~ 20cm，直径 2 ~ 4cm，重量 100 ~ 200g。正常粪便为碱性，其碱度高低与在结肠存留的时间长短有关，存留时间越长，碱度越高；相反，稀粪便存留时间短，常呈酸性，可刺激肛门周围皮肤。一般正常粪便呈棕色，这是由于粪内含有粪胆色素和尿胆素。因进食食物种类不同，粪便性状亦有改变，如进食蛋白质丰富，粪便有臭味、稍硬、成块，色稍淡呈棕黄或浅黄色，含细菌以革兰氏

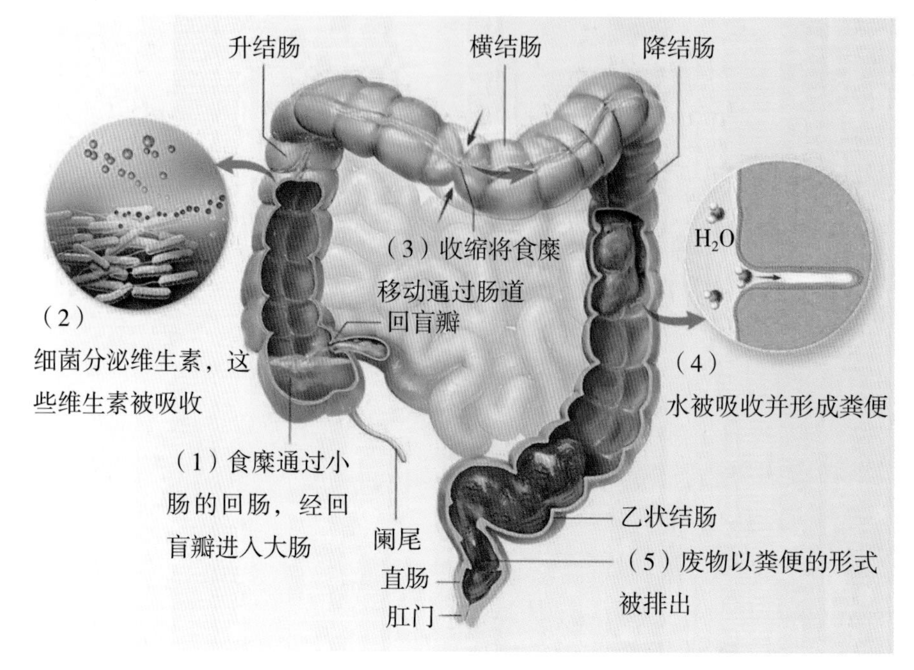

图 7–1　粪便的形成

阳性为多；进食碳水化合物丰富，粪便呈棕绿色，恶臭味，软或半液体状，酸性，细菌以革兰氏阴性居多。某些药物也可改变粪便颜色。

二、直肠解剖及功能

直肠上端位于第三骶椎平面，上接乙状结肠下至齿状线处与肛管相连，长12~15cm，下端扩大部分为直肠壶腹，具有储存粪便和排除粪便的功能。生理情况下，常人的排便都是直肠型排便控制模式。即粪便在直肠中逐渐积存至一定量，对肠壁产生一定的压力，当压力达到一定数值后，诱发便意反射。直肠内存储之粪便排空后，肛窦解除刺激，即为排便完毕。直肠主要由直肠壁、直肠纤维外膜、肛窦和直肠前倾角组成，各部分功能如下。

1. 直肠壁

有收缩功能（环肌）及硬化固定功能（纵肌）。黏膜及肌肉均有知觉感受器，接受粪便压力刺激，感受直肠压力信号，形成排便反射。

2. 直肠纤维外膜

以胶原纤维为主的外鞘，用于固定直肠的容积及直筒形状。以便形成定量的光滑圆柱形条便，便于排出。

3. 肛窦

肛瓣与直肠柱之间的黏膜形成口向上、底在下的袋状小窝，叫作肛隐窝，又称肛窦。深 3 ~ 5mm，底部有肛腺开口，为肛管与直肠交界处之黏膜皱壁，为感受器，接受并分辨刺激，可以分辨不同硬度粪便（干、稀或气体），非常敏感（图 7–2）。

4. 齿状线

齿状线是直肠和肛管的分界线，排便过程中当粪便下行达齿状线时，则产生便意感。一旦遭到破坏，将影响排便感，容易使粪便积滞于直肠内（图 7–2）。

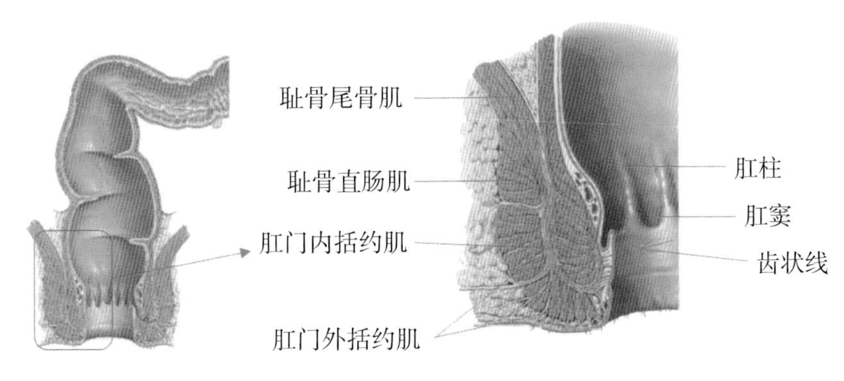

图 7–2　直肠肛门周围解剖

5. 肛直肠角

又叫直肠前倾角，是指直肠下段与肛管轴线形成的夹角，由耻骨直肠肌向前牵拉而成。直肠前倾角静息时 90° ~ 105° ，排便时 120° ~ 180° 。排便时，该肌松弛，角度变钝，从而使直肠肛管呈漏斗状，以利粪便排出。失去前倾角则会出现咳嗽、打喷嚏、大笑或腹部突然用力时发生便失禁（图 7–3）。

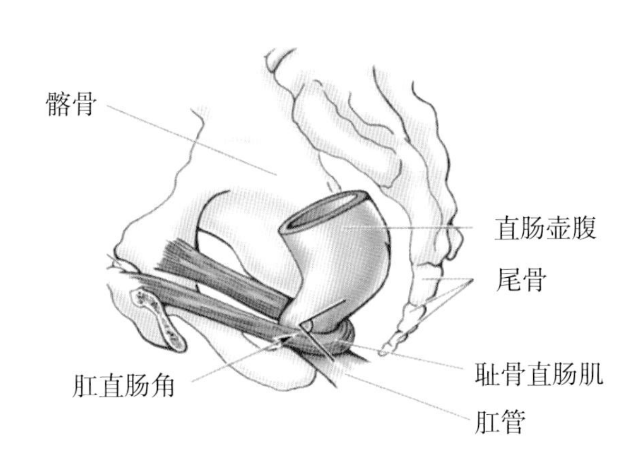

图 7–3　肛直肠角

肛管是括约肌包绕形成的消化道末端，长约 3cm，上界为齿状线，下界为肛缘。肛门括约肌主要由功能不同的两组肌肉组成，一组为随意肌，位于肛管之外，即肛门外括约肌及肛提肌；另外一组为不随意肌，即肛门内括约肌及位于内外括约肌之间的联合纵肌。

三、排便运动器

直肠、肛管、盆底肌及辅助排便的肌肉组成了排便的知觉感受器与运动器。

1. 肛门括约肌

肛门括约肌主要由功能不同的两组肌肉组成：肛门内括约肌及肛门外括约肌。肛门内括约肌是不随意肌，能帮助排便，但无括约肛门功能；肛门外括约肌是随意肌，有括约肛门及随意控制排便功能，失去外括约肌则造成粪失禁。

2. 盆底肌

参与排便的盆底肌包括耻骨尾骨肌及耻骨直肠肌。耻骨尾骨肌、耻骨直肠肌及肛门外括约肌从上、中、下三个平面包绕肛管全长。Garavoglia 指出：盆底肌的纤维排列宛如三条吊带，上下一对“8”形吊带将肛管上下端前方固定于会阴体，后方固定于肛尾缝。“U”形吊带牵引肛管中部，起闸门效应。此种特殊的解剖模式提示：盆底肌不仅起固定和支持作用，还可像弹簧夹一样从侧方夹闭肛管，维持肛门自制。

Shafik 发现肛提肌的耻尾部不仅构成盆底的直肠裂隙，其内侧部纤维在裂隙的边缘处急转向下，包绕肛管构成肛提肌隧道的内壁。此层纵肌可使肛管开放，它与隧道外层的耻骨直肠肌，在神经作用下，一舒一缩，协调维持排便活动。直肠裂隙或隧道肌肉薄弱无力的患者，在腹内压升高超过其负荷极限时，肛管与隧道之间的稳定性将遭到破坏，即可出现异常排便（图 7–4）。

3. 辅助肌群

排便过程中的辅助肌群包括膈肌、腹肌和臀肌。他们不是排便过程的主要力量，仅起一定的辅助作用。膈肌、腹肌和臀肌与盆底肌相互协调、支撑，以赋予直肠和肛管特有的形态、强度和功能，通过增加会阴稳定、增强盆底肌肉力量传导、同时辅助肛门外括约肌收缩，在排便和控制排便中发挥重要的作用（图 7–5）。

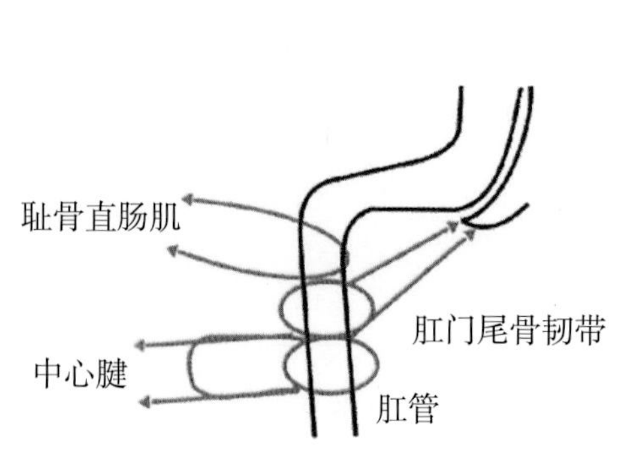

图 7–4　Shafik 三环分类法

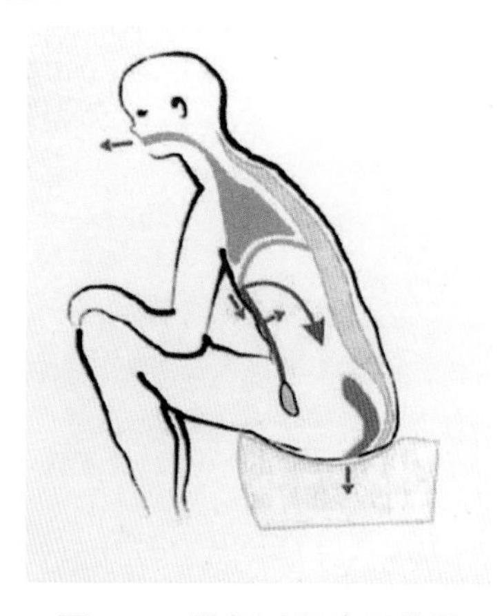

图 7–5　排便过程腹压传导

四、粪便排出机制

排便反射是一个复杂的大脑皮质与直肠之间协调配合的动作，包括不随意的低级反射和随意的高级反射活动。

粪便形成后，对结肠壁的促进作用，引起结肠的蠕动，聚集在乙状结肠内粪便进入直肠内，在直肠内蓄积足够数量时对肠壁产生一定压力时则引起排便反射。

当粪便充满直肠刺激肠壁感受器，发出冲动传入腰骶部脊髓内的低级排便中枢，同时上传至大脑皮层而产生便意。如环境许可，大脑皮层即发出冲动使排便中枢兴奋增强，产生排便反射，使乙状结肠和直肠收缩，肛门内括约肌舒张，同时还须有意识地先行深吸气，声门关闭，增加胸腔压力，膈肌下降、腹肌收缩，增加腹内压力，促进粪便排出体外。如环境不允许，则由腹下神经和阴部神经传出冲动，随意收缩肛管外括约肌，制止粪便排出（图 7-6）。外括约肌的紧缩力比内括约肌大 30%～60%，因而能制止粪便由肛门排出，这可拮抗排便反射，经过一段时间，直肠内粪便又返回乙状结肠或降结肠，这种结肠逆蠕动是一种保护性抑制。但若经常抑制便意，则可使直肠对粪便的压力刺激逐渐失去其敏感性，对排粪感失灵，加之粪便在大肠内停留过久，

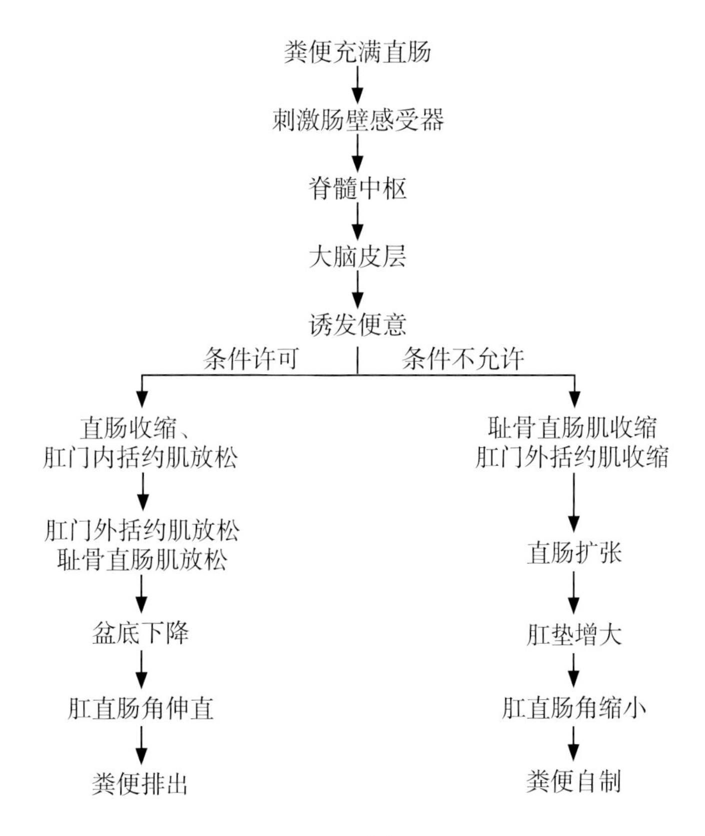

图 7-6　排便机制

水分被过多的吸收而变干硬，产生排便困难，这是引起便秘的原因之一。

五、影响排便的因素

影响排便的因素有很多，主要包含影响便意产生的因素和影响排便过程的因素。

1. 影响便意产生的因素

（1）进入直肠的粪便量过少，粪便容积小，不足以对直肠壁产生足够的压力，直肠感受器不工作，影响排便反射产生。进食过少、进食过于精细、喝水少者容易出现此类情况。

（2）直肠感受器敏感性下降。常见于长期抑制排便、经常灌肠或滥用泻剂者。

（3）脑部神经或脊髓受损，生物反馈传导通路中断，不能产生排便反射。

2. 影响排便过程的因素

（1）大脑皮层对便意的抑制作用。生活压力大、情绪压抑紧张、作息不规律和环境的改变等均可使排便反射受到抑制；痔疮、肛裂、产后会阴损伤会引起大便疼痛，影响排便。

（2）排便无力和肌肉不协调。盆底肌肉力量受损、膈肌、腹肌收缩无力，导致直肠推进力下降，盆底肌肉不协调，排便时肛门括约肌不能有效放松，也会导致排便困难。

第二节　便秘的定义和发病情况

一、便秘的定义

便秘以排便次数减少和（或）排便困难为突出表现，前者表现每周排便少于3次，后者包括排便费时费力、排便干硬、排出困难、需要手法辅助排便以及排便不尽感等。

二、便秘的发病情况

便秘在世界范围内均属常见病症，女性的患病率是男性的2～3倍；随着年龄的增加而升高，我国儿童、成人、60岁以上老年人患病率中位数分别为12%、16%、20.3%；不同地域和人种患病率亦不同，北美、欧洲、亚洲、大洋洲、南美、非洲的患病率中位数分别为16%、19.2%、10.8%、19.7%、27%、29.2%。此外，生活方式及饮食结构也是重要影响因素，我国北方患病率高于南方，城镇高于农村。

第三节　便秘的类型

便秘从病因上可分为器质性便秘和功能性便秘两大类，国内常用的慢性便秘大多数属于功能性便秘，但不能视为等同。

一、器质性便秘

主要包括肠管发育异常和肠道肿瘤、炎症等引起的肠腔狭窄或梗阻；糖尿病、甲状腺功能低下等内分泌疾病；红斑狼疮等自身免疫性疾病；脑肿瘤、脑外伤、脑出血、多发硬化、周围神经病变等神经系统疾病；心理因素和药物性因素等均是导致器质性病变的原因。

二、功能性便秘

是指无器质性疾病、系统性疾病、代谢性疾病、明确的形态结构异常证据和明确药物因素影响的慢性便秘。按照罗马Ⅲ：功能性便秘诊断标准包括了6个症状：排便费力、排干球粪或硬粪、排便不尽感、排便时肛门直肠堵塞感、需要手法辅助排便、每周排便次数少于3次、要求至少有以上症状中的至少2项且在不用泻剂时很少出现稀粪。

三、慢性便秘

指病程至少持续6个月，在我国常用，可分为3个亚型：慢传输型便秘、出口梗阻型便秘和混合型便秘。

（1）慢传输型便秘是指结肠的传输功能障碍，肠内容物传输缓慢引起的便秘，症状表现为大便次数减少，少便意或便意消失，粪质坚硬，一般伴有腹胀，病因不清，症状顽固。

（2）出口梗阻型便秘是指肛门直肠附近组织、器官的功能性改变，导致排便困难或羁留性便秘的一种综合征。以排便困难、排便不尽感、里急后重、大便干燥或不干燥亦难排出为主要症状。常见病因中，直肠脱垂、直肠前凸、盆底疝、耻骨直肠肌综合征等形态结构的异常，也包括盆底痉挛综合征，排便时耻骨直肠肌、肛门括约肌未能松弛，或松弛不足导致出口梗阻引起便秘。

（3）混合型便秘是指既有结肠通过缓慢，又存在排出障碍，具备以上慢传输型和出口梗阻型便秘的特点。

第四节　慢性便秘的病因

慢性便秘的病因相当复杂，概括起来可以分为以下几类。

1. 不良生活方式

（1）饮食习惯　摄入的食物过于精细，含纤维素少，饮水不足等。

（2）生活习惯　长期伏案工作，缺乏运动，胃肠动力减弱；经常出差，环境频繁改变等；生活节奏快，不能及时排便，人为抑制排便。

（3）排便习惯　饮食、作息不规律，有便意时环境不允许，人为的抑制便意，久之，排便阈值升高，引起便秘。

2. 精神因素

工作压力大、神经性厌食、抑郁症等。

3. 内分泌影响

甲减、甲亢，低钙血症、高钙血症，雌激素降低，催乳素升高，糖尿病，老年性营养不良等。

4. 神经系统影响

中枢神经系统病变，如各种脑部病变，脊髓损伤等；支配神经系统病变，如盆腔神经损伤等。

5. 结直肠器质性病变

结直肠良恶性肿瘤、炎性狭窄、巨结肠、肛裂等。

6. 结直肠功能和形态学异常

功能性便秘、功能性排便障碍、便秘型肠易激综合征；直肠内脱垂、直肠前凸、盆底疝、盆底痉挛综合征、耻骨直肠肌综合征、会阴下降综合征、内括约肌失迟缓症等。

7. 医源性因素

（1）使用药物：①作用于中枢神经系统和（或）肠神经系统的药物：阿片类药（如吗啡）、抗惊厥药（如氯氮卓）、三环类抗抑郁药（如阿米替林）、抗震颤麻痹药（如盐酸金刚烷胺）、拟交感神经药物（如麻黄碱）、抗精神病药（如氯丙嗪）等可引起排便障碍。②作用于平滑肌的药物：钙离子通道阻滞剂（如盐酸维拉帕米）、抗胆碱能药（如阿托品）等可影响平滑肌的舒缩功能而引起便秘。③抗组胺药（如苯海拉明）可影响神经肌肉接头的传导而导致肌无力，服用过量可引起腹泻或便秘；止泻剂服用不当、抗酸药、化疗药、补钙剂、补铁剂也可引起便秘。

（2）特殊患者病情需要长期卧床、制动。

（3）外科手术术后如直肠、肛门手术操作，子宫手术操作等，因麻醉、镇痛药物的应用降低了直肠压力感受器的敏感性使便意减低，术后较长时间卧床，活动时间少，进食减少，肛门疼痛不敢排便，伤口愈合不良致肛门狭窄等因素均可导致便秘。

第五节　便秘的危害

1. 消化功能紊乱

粪便在结直肠内长时间停留时，有害物质被吸收，引起胃肠功能紊乱，常有口苦、食欲不振、腹部胀满、嗳气、排气多等表现。

2. 诱发或加重肛门直肠疾病

长期粪便在结直肠存留、排出时费时费力可能会诱发或加重直肠炎、肛裂、痔疮，亦可导致或加重直肠前凸、直肠脱垂、会阴下降等病症。这些病的出现会进一步加重便秘，进入恶性循环。

3. 诱发心脑血管疾病发作

高龄的心脑血管疾病患者，便秘时用力排便，引起血压增高，心脏耗氧量增加，容易诱发脑溢血、心肌梗死等疾病，甚至猝死。

4. 腹疝

便秘时用力排便，腹腔压力增高，很容易形成腹疝，尤其是老年人。

5. 心理疾患

排便费力、排便不尽感等症状会影响患者的心情，产生负面的情绪如焦虑等，严重者可影响生活和工作，有时候便秘产生的心理负面情绪甚至比便秘本身危害更大。

另外，长期慢性便秘患者患大肠肿瘤及老年痴呆的风险较常人升高。

第六节　慢性便秘的诊断及鉴别诊断

一、慢性便秘的诊断

慢性便秘在诊断时主要基于患者的症状，同时需要结合患者排便的基础情况和其对排便过程的感受来综合判断，故需要完整详细的病史、认真的体格检查和必要的辅助检查。

1. 询问病史

详细询问有关便秘的症状及病程、饮食和排便习惯、胃肠道症状、伴随症状以及用药情况；便秘有关症状包括便次、便意、是否困难或不畅、便后有无排不尽感、肛门坠胀及粪便形状；注意询问有无肿瘤的预警症状，如便血、粪便隐血阳性、发热、贫血和乏力、消瘦、明显腹痛、腹部包块、血癌胚抗原升高等。

2. 一般检查

肛门直肠指诊能了解直肠有无粪便滞留及形状，肛管括约肌和耻骨直肠肌的功能状况，肛管和直肠有无狭窄和占位病变，有无直肠前凸和直肠内脱垂；钡灌肠或结肠镜检查是排除结肠、直肠器质性病变的重要检查；血常规、粪便常规、粪便隐血试验是排除结直肠器质性病变的重要而又简单的检查；必要时行激素水平和代谢方面检查。

3. 特殊检查

对于长期慢性便秘患者，可以酌情选择以下检查。需要注意的是，针对有关便秘的特殊检查，应在详细询问病史并进行各种常规检查如肛门直肠指诊、钡灌肠或结肠镜检查除外结直肠器质性病变后选用。

（1）结肠传输试验　常用不透 X 线标记物。检查前 3d 禁服泻剂及其他影响肠功能的药物。随标准餐顿服不透 X 线的 20 个标记物，服标记物后 6h、24h、48h、72h 各拍摄腹部 X 线平片 1 张，根据结肠内标记物数量计算结肠传输时间和排出率。正常值为 72h 排除 80% 的标记物。根据结肠的分布，有助于评估是慢传输型便秘或出口梗阻型便秘。采用核素法可检测结肠各节段的传输时间，但因价格昂贵而难以普及。

（2）排粪造影　通过逆行性向病人直肠注入钡液或钡糊等不透光的造影剂，分别摄取静坐、提肛、力排、排空后直肠侧位片，必要时摄正位片，同时将整个过程录制下来。记录病人“排便”时肛管直肠部位形态和角度，并记录粪便通过肠管的过程和时间曲线。显示肛管直肠部位的功能性及器质性病变。主要用于诊断肛门直肠的功能性疾病，如直肠内脱垂（直肠黏膜脱垂和直肠内套叠）、直肠前凸、会阴下降、盆底肌痉挛综合征等。盆腔多重造影包括直肠、盆底、膀胱和阴道造影，有助于诊断盆底疝和直肠内套叠，了解膀胱和子宫的形态变化。排粪造影是决定手术方式的可靠依据。

（3）磁共振排粪造影　该技术多平面成像、分辨率高、无辐射。能够完整地分析排粪时肛直肠角、肛管开放、耻骨直肠肌功能、盆底位置以及会阴下降程度等，可准确定量评价排粪速度和显示排粪过程盆底细微的形态学改变。

（4）肛管直肠测压　该方法评估肛管和直肠的动力和感觉功能。测定指标包括直肠压力、肛管静息压、肛管最大收缩压和肛门直肠抑制反射，还可以测定直肠感觉功能和直肠顺应性。有助于评估肛管括约肌压力、直肠有无动力和感觉功能障碍；监测用力排便时肛管括约肌有无不协调收缩；评估有无先天性巨结肠症。

（5）盆底肌电图测定　能够记录肛管括约肌的肌电图波幅和动作电位，可以判断有无肌源性病变；阴部神经潜伏期测定能显示阴部神经有无损伤以及模拟排便时的肛门外括约肌矛盾性收缩。

（6）球囊逼出试验　球囊逼出试验操作简单，无创、无副作用。可直观观察直肠排便功能，判断有无出口梗阻。对判断盆底肌肉力量和协调性、肛门外括约肌反常收缩及直肠感觉功能下降有重要意义。5min将50mL球囊排出为阴性，属出口功能正常；排出时间超过5min甚至排不出为阳性，基本确定患者有出口阻塞性疾病。球囊逼出试验可作为功能性便秘的初筛检查，简单易行，对于判断直肠无力有重要意义。

（7）结肠压力测定　将压力传感器放置到结肠内，在相应生理的情况下连续24～48h监测结肠压力变化，从而确定有无结肠无力。对选择外科手术方式有指导意义。

（8）肛门超声内镜检查　可了解肛门括约肌有无缺损和功能异常。为手术定位提供线索。

其他：如果患者常伴有睡眠障碍，焦虑抑郁情绪，必要时行心理评估，并分析判断心理异常与便秘的因果关系。

4. 慢性便秘诊断标准

病程至少6个月且近3个月症状符合以下诊断标准：

（1）必须包括下列2项或2项以上：①至少25%的排便感到费力。②至少25%的排便为干球粪或硬粪。③至少25%的排便有不尽感。④至少25%的排便有肛门直肠梗阻感/堵塞感。⑤至少25%的排便需要手法辅助排便（如用手指协助排便、盆底支持等)。⑥每周排便少于3次。

（2）不用泻剂时很少出现稀粪。

（3）不符合肠易激综合征的诊断标准。

慢性便秘的分度。轻度：症状轻，不影响生活，经一般治疗能好转，无须药物或少用药。重度：便秘症状持续，患者异常痛苦，严重影响生活，不能停药或治疗无效。中度：介于两者之间。

二、慢性便秘的鉴别诊断

慢性便秘是许多疾病表现的一种病症，因此对于慢性便秘的鉴别诊断主要在于区分器质性疾病（继发性便秘）和功能性疾病，对近期出现的便秘和警报征象、便秘症状或便秘伴随症状发生变化的患者，鉴别诊断尤其重要，根据其具体表现选择进一步辅助检查。

第七节　便秘的治疗

对慢性便秘患者的治疗目的是：改善便秘症状，消除病因，恢复正常肠动力和排便的生理功能；治疗原则是根据便秘轻、中、重程度，病因和类型，采用个体化综合治疗，包括：科学的生活方式管理、良好的精神心理状态、养成正确的排便习惯、优化药物治疗，必要时手术治疗。

一、非手术治疗

（一）生活方式调整

1. 运动

适当增加体育锻炼可促进肠蠕动，部分改善便秘患者的症状。

2. 饮食

增加水和膳食纤维的摄入对于改善轻度至中度便秘是有效的，但对于严重便秘效果不明显。

3. 建立良好的排便习惯

结肠活动在晨起或餐后最活跃，患者可在晨起或餐后 2h 内尝试排便，排便时集中注意力，减少外界因素的干扰，如玩手机、看书等；如为坐便，可脚踩小凳改变肛直肠角角度，帮助排便。

（二）药物治疗

1. 微生态制剂

部分便秘与肠腔内微生态失衡有关，其肠道内专性厌氧菌双歧杆菌、乳杆菌、类杆菌及梭菌等减少，产生的醋酸和乳酸减少，肠道运动减弱，导致便秘。微生态制剂是根据肠道微生态原理，利用对宿主有益的微生物及其代谢产物和（或）刺激其生长繁殖的物质制成的，主要包括以下 3 类：

（1）益生菌　如三联、四联活菌片等，可以恢复肠道微生态平衡，修复肠道菌膜屏障，提高肠道定植抗力，抑制潜在致病菌过度生长，改善便秘。

（2）益生元　如乳果糖、乳梨醇、果寡糖、菊糖等制剂，益生元可以选择性地促进一种或几种有益菌生长繁殖，从而促进宿主健康。

（3）合生元　为前两者以一定比例结合的产物，可以同时具有以上两种制剂共同的作用。菌种上主要分为单菌种和复合微生态制剂两大类。

表 7-1　常见益生菌成分

药品名称	主要成分
培菲康（双歧杆菌三联活菌）	长型双歧杆菌，嗜酸乳杆菌和粪肠球菌
思连康（双歧杆菌四联活菌）	婴儿双歧杆菌、嗜酸乳杆菌、粪肠球菌和蜡样芽孢杆菌
妈咪爱（枯草杆菌 / 肠球菌二联活菌多维颗粒）	屎肠球菌、枯草杆菌
地衣芽胞杆菌活菌	地衣芽胞杆菌
常乐康（酪酸梭菌二联活菌散）	酪酸梭状芽孢杆菌活菌、婴儿型双歧杆菌活菌
复方嗜酸乳杆菌	嗜酸乳杆菌
适怡（酪酸梭菌肠球菌三联活菌）	乳酸菌、酪酸梭菌、糖化菌
金双歧（双歧杆菌乳杆菌三联活菌）	长型双歧杆菌、保加利亚乳杆菌和嗜热链球菌

2. 缓泻剂

缓泻剂可以通过不同途径改善各种慢性便秘患者的临床症状。按照作用类型不同可以分为：容积性缓泻剂、渗透性缓泻剂、润滑性缓泻剂、刺激性缓泻剂四大类。

（1）容积性缓泻剂　一类是膳食纤维制剂，包括欧车前、车前草制剂、麦麸、魔芋等植物纤维素；另一类是人工合成制剂，如聚卡波非钙、甲基纤维素等。通过吸收水分，体积膨胀，刺激肠蠕动增加进而发挥作用，可用于轻度慢性便秘者，安全性好，作为孕产妇、老年患者、儿童、糖尿病患者的推荐。服药后可能出现腹胀，随着时间的推移或药物减量，不适症状可减轻。治疗期间应补充足够水分，治疗 7～10d 后需要调整剂量，疗程一般数周。

（2）渗透性缓泻剂　包括盐类制剂（氢氧化镁、硫酸镁、磷酸镁等）、不可消化的糖（山梨醇、甘露醇、乳果糖）和醇类（聚乙二醇等），此类药物可使肠腔内渗透压增高，增加肠腔内容量，刺激肠蠕动。轻、中度慢性便秘者在纤维素补充剂后不能改善，可选用。适合老年人、糖尿病患者。用药以排软便而不是水样便为目标调整剂量。对老年结肠无力不佳，禁用于肠梗阻或大便嵌塞患者，起效慢，需数天，依赖性低、不良反应少。

（3）润滑性缓泻剂　包括甘油、液状石蜡、食用油、灌肠剂等，其作用机制为包裹粪团，减少肠道水分的吸收，促进肠蠕动，进而促进排便，作用较温和，适用于粪便干结、嵌塞患者临时使用，或老年体弱者、排便动力减弱者。

（4）刺激性缓泻剂　如番泻叶、大黄、酚酞等，通过与肠黏膜接触，作用于肠神经元、肠细胞、胃肠道平滑肌，增加肠动力、刺激肠分泌、减少水分吸收，促进粪便排出。在短期内作为二线药物治疗慢性便秘；长期使用刺激性缓泻剂可造成肠道平滑肌萎缩，使肠道蠕动功能更差，并可能对肠道造成慢性损害，如结肠黑变病。

3. 促肠动力药及促分泌药

在对便秘机制研究的过程中，人们发现肠神经系统在慢性便秘的发生中起重要作用，研制出此类针对肠神经系统的药物，如普芦卡必利、鲁比前列酮和利那洛肽，其通过作用于肠神经末梢，作用于胃肠道平滑肌，增加肠道动力和推进运动。当饮食调节和应用各类缓泻剂均无效时，可考虑应用此类药物，其中鲁比前列酮可以有效治疗吗啡引起的便秘。

4. 传统中药

中医认为，便秘可由燥热内结、气机郁滞、津液不足和脾肾虚寒引起，中成药制剂和汤剂如麻仁丸、润肠方、通泰胶囊、补中益气汤等，能有效缓解慢性便秘的症状，但其疗效的评估尚需更多循证医学证据。

（三）生物电反馈治疗

生物反馈疗法通过应用电子仪器将人们通常情况下意识不到的生理情况和生理功能如肌电、肌张力等变化转变为可以被人体感觉到的信号如声、光及图像等，再让患者根据这些信号学会控制自身不随意肌功能的治疗和训练方法，属于行为治疗的发展。

测压反馈治疗系统主要包括压力传感探针、换能器、主机及显示器。通过测压传感器、肌电图电极传来的信息输入放大器，通过监测器和计算机等一系列的处理转换为人们熟悉的视觉或听觉信号显示，使受训者准确地看到或听到自身的生理活动。常用的形式有测压法和肌电图法。

1. 测压法

即动力学法，患者坐在有孔椅上，将肛管直肠测压导管的探头插入肛管内并固定于最大压力处，嘱便秘患者作排便动作，可见压力曲线上升，此为反常收缩，教患者设法使排便时压力曲线不上升或下降。从中学习放松盆底肌，纠正排便动作，反复训练直至排便时肛管压力下降。

2. 肌电图法及电生理法

同样坐在有孔椅上，将塞型电极塞入肛门，开启肌电图仪，患者可以看到排便时反常的肌电活动，让患者设法使排便时反常的肌电活动减少或消失，如此反复训练。每次治疗需 45min，进行 20～35 次排便训练，每周治疗 2～3 次。10 次为一疗程，治疗期间嘱其在家中进行同步反复训练，养成定时排便的习惯，鼓励多进食含有纤维素较多的食物、蔬菜和水果，多饮水，适当体育锻炼，以增加腹肌和肛提肌的肌力。

生物反馈治疗主要用于功能性排便障碍中的不协调性排便和大便失禁，也用于治疗其他类型的功能性便秘，如肛门痉挛、慢性盆底疼痛综合征、直肠肛门抑制反射消失、直肠感觉缺陷、大便失禁、STC、孤立性直肠溃疡等。与传统治疗相比，它具有相对非侵入性、易忍受、治疗费用低、门诊治疗等优点，至今尚无应用生物反馈治疗而造成并发症和死亡的报道，不失为西医传统疗法之外的一种治疗和预防便秘的新方法。

（四）心理治疗

功能性便秘与抑郁型和焦虑型心理障碍有密切关系，应强调精神心理治疗的重要性，包括健康教育、心理治疗、认知行为治疗、药物治疗等。对于伴有明显抑郁、焦虑和睡眠障碍的患者，需要选择抗焦虑抑郁药物治疗。

二、外科手术治疗

针对经过非手术治疗后收效不大、经便秘特殊检查显示有明显异常的患者，可考虑手术治疗。但应慎重掌握手术适应证，针对病变选择相应的手术，如有多种病变同时存在时，应手术解决引起便秘的主要病变，但也同时解决次要的续发病变。术前需进行预测疗效，应注意有无严重的心理障碍，有无结肠以外的消化道异常。

1. 慢传输型便秘（STC）的外科治疗

经结肠传输试验证实结肠传输时间明显延长，系统非手术保守治疗无效，严重影响日常生活工作的STC患者，建议采用外科手术治疗。STC手术方式主要有以下几种：

（1）全结肠切除回直肠吻合术　是改善排便困难最有效的术式，但术后会出现一定的并发症。

（2）结肠次全切除术　主要重建方式包括顺蠕动升结肠或盲肠直肠端端吻合术和逆蠕动盲直肠吻合术，保留回盲部是为了保留回盲瓣的功能，可有效减少术后并发症。

（3）结肠旷置术　对于老年及不能耐受大手术STC患者，国内率先采用结肠旷置术。

（4）回肠造口术　对于行结肠旷置术后出现盲袢综合征者、年大体弱的STC患者可建议采用回肠造口术。

STC手术指征：①符合罗马Ⅲ诊断标准。②结肠传输试验明显延长。③经过2年以上的系统非手术治疗无效。④排粪造影或盆腔四重造影能够明确有无合并出口梗阻型便秘。⑤钡灌肠或结肠镜检查排除结直肠器质性疾病。⑥严重影响日常生活工作，患者强烈要求手术。⑦无严重的精神障碍。

STC手术后可能出现一些并发症，主要包括：①粘连性肠梗阻：多发生在结肠（次）全切除术后。手术创面腹膜化、应用防粘连的药物与制剂及腹腔镜技术的运用等可降低肠梗阻发生率。②腹泻：多在 2 周至 3 个月逐渐缓解。腹泻严重者可应用思密达或易蒙停等止泻药物治疗。③腹痛、腹胀：可能与小肠蠕动过快、结肠次全切除术中保留结肠过长、结肠旷置后盲袢综合征等有关。④便秘复发：主要因手术切除结肠范围不够、混合性便秘未纠正 OCC 等导致。⑤手术创面淋巴漏：保持引流通畅是治疗关键，2~3 周多可自行闭合，手术创面的腹膜化和应用超声刀游离可减少淋巴漏的发生。

2. 出口梗阻型便秘（OOC）的外科治疗

（1）直肠内脱垂　直肠内脱垂的手术分为经肛门手术和经腹直肠悬吊固定术。经肛门手术包括经肛吻合器直肠切除术（STARR）、吻合器痔上黏膜环切钉合术、直肠黏膜纵行折叠术加硬化剂注射术。经腹手术包括各种直肠悬吊固定手术，如直肠腹侧固定术等。

直肠内脱垂手术指征：① OOC 症状明显。②经严格的非手术治疗包括提肛锻炼、饮食调节、软化粪便、适当应用缓泻剂及生物反馈治疗等无效。③排粪造影检查显示明显的直肠内脱垂。

（2）直肠前凸　直肠前凸修补术主要包括经直肠、经阴道及经会阴三种入路。经直肠入路手术包括 STARR、经肛腔镜切割缝合器直肠前凸修补术（Bresler 术）；经阴道直肠前凸修补术；经会阴直肠前凸修补术，常同时进行肛提肌成形，可改善并存的肛门失禁症状。

直肠前凸手术指征：①前凸深度应 >3cm。②排粪造影显示直肠前凸内有造影剂存留。③有明显 OOC 症状。④需要用手辅助排便。

单纯的直肠前凸少见，常合并有直肠内脱垂。对直肠前凸合并直肠内脱垂患者，可选择 STARR 或经腹直肠悬吊固定术，但术前合并肛门失禁者应慎用 STARR。对盆底腹膜疝常伴有直肠内脱垂患者，建议经腹直肠悬吊固定同时，抬高盆底腹膜，修复盆底疝。骶神经刺激术治疗 OOC 的疗效尚需进一步研究。

（3）盆底疝　往往同时伴随直肠内脱垂，处理方法同直肠内脱垂全层套叠，但重点是盆底抬高，修复盆底疝。

（4）耻骨直肠肌痉挛综合征（puborectalis syndrome，PRS）　也称为盆底肌痉挛综合征，是指排便时耻骨直肠肌异常或反常收缩或不能松弛的行为障碍。它易诊断却难以治疗。建议生物反馈结合扩肛治疗为主，也可以采用肉毒素 A 注射法，手术应慎重。可选择的手术方法有经肛门或骶尾入路的耻骨直肠肌束切断术和闭孔内肌筋膜耻骨直肠肌融合术。手术指征：①排粪造影和肛肠肌电图诊断耻骨直肠肌痉挛。②排便困难症状严重。

3. 混合型便秘的外科治疗

在手术处理 STC 便秘的同时，处理伴随的 OOC 便秘。如果伴随有痉挛性便秘，应术前进行生物反馈治疗及扩肛治疗。

值得注意的是，外科手术的治疗后，务必重视采取非手术治疗的措施，以便巩固治疗效果，防止便秘症状复发。

第八节　女性特殊类型便秘

一、妊娠期便秘

便秘在妊娠期比较常见，发生率11%~13%，可发生在妊娠期的各个阶段。妊娠期便秘除了导致孕妇腹胀、食欲减退外，会加重盆底肌肉的损伤，甚至可能会因排便时腹压增加诱发流产或早产。

（一）原因及机理

妊娠期便秘除了与普通人群中罹患便秘相同的常见因素外，妊娠本身的机体变化是便秘发生率增加的主要原因。

1. 孕激素水平高

妊娠期体内孕激素持续上升并始终维持在高水平，孕激素会降低肠道平滑肌收缩运动，减低肌肉收缩力、降低肌肉收缩频率，抑制胃肠道对于食物残渣的传输功能，导致结肠传输时间延长，导致排便次数减少、粪便干结变硬排出费力。

2. 子宫压迫

随着妊娠进展，妊娠后期不断增大的子宫压迫结直肠，粪便通过困难。同时增大的子宫对结直肠周围组织的压迫作用，直接影响了结直肠的血氧供应，使肠道蠕动减慢，导致粪便通过障碍，出现排便费力、排便时肛门直肠堵塞感和排便不尽感等排便功能障碍性症状。

3. 精神心理因素

妊娠期精神心理因素对孕期排便的影响也是不容忽视的。精神心理障碍可通过影响下丘脑和自主神经系统对结肠神经的支配，减少便意，引起便秘。

4. 痔疮出现或加重

孕后期血管扩张，孕妇腹压增加，子宫压迫上腔静脉引起静脉瘀血等，导致痔疮的出现或加重，患有痔疮的孕妇，往往由于排便疼痛，不敢排便，反射性的抑制了排便功能，有些孕妇因惧怕疼痛，常常强忍便意，进一步加重了便秘，形成恶性循环。

5. 药物影响

由于胎儿生长发育需求，妊娠期通常需要补充铁剂，补铁配方可导致孕妇便秘且便秘程度与摄入元素铁的量成正比。使用硫酸镁抑制早产或者治疗子痫前期也可能导致便秘。

（二）临床表现

妊娠期便秘主要表现为排便次数减少（< 3 次 / 周），粪便干硬；排出费时费力，有肛门直肠堵塞感，排便不尽感，甚至需要手法辅助排便。

孕期长期排便时间长、费力，可能导致腹压升高，进而诱发宫缩，严重者会导致流产或早产。盆底肌受压增加可能导致压力性尿失禁，产后盆底功能障碍性疾病风险增加。

妊娠期便秘患者如同时有精神心理因素方面原因，可使孕妇对便秘引起的腹痛、腹胀、烦躁等各类不适的感受放大，也影响便秘治疗效果。

（三）诊断

1. 询问病史

详细询问有关便秘的症状及病程、饮食和排便习惯（包括妊娠前及妊娠后）、胃肠道症状、伴随症状以及用药情况；便秘有关症状包括便次、便意、是否困难或不畅、便后有无排不尽、肛门坠胀及粪便形状；注意询问有无肿瘤的预警症状，如便血、粪便隐血阳性、发热、贫血和乏力、消瘦、明显腹痛等。

2. 一般检查

粪便常规、粪便隐血试验简单、无创，妊娠期可作为初筛首选方法。

肛门直肠指诊同样适用于妊娠期，可以掌握直肠有无粪便滞留及形状，肛管括约肌和耻骨直肠肌的功能状况，肛管和直肠有无狭窄和占位病变，有无直肠前凸和直肠内脱垂的第一手资料。由于增大子宫影响，体格检查时多无明显腹部体征。

妊娠期钡灌肠或结肠镜检查有一定风险，尤其妊娠早期，需要结合孕周及恶性肿瘤可能性大小等，权衡利弊并充分知情同意的情况下方可实施。妊娠中期流产风险较前减小，此阶段施行检查相对安全。妊娠晚期增大的子宫可能会影响操作，结合孕周及病情，可考虑终止妊娠后再行检查。

（四）治疗

妊娠期便秘的治疗原则基本同前述，需要强调的是个体化综合治疗同时应充分考虑母婴安全。

1. 非药物治疗

（1）适当活动，适当增加饮水量，晨起喝一杯温开水或蜂蜜水有助于肠蠕动。饮食结构调整，增加膳食纤维摄入，富含膳食纤维的食物，例如玉米面、糙米、燕麦、荞麦、高粱米等粗粮；芹菜、韭菜、白菜、油菜、菠菜、笋类、苹果、海藻类和魔芋等。

（2）鼓励孕妇养成固定时间排便的习惯，如为坐便，可借助脚踩小凳，使肛直肠角角度变大，有助于排便。

（3）如便秘系由钙剂及铁剂引起，尽量选择便秘副反应小的剂型，并做饮食指导，通过增加膳食摄入，减少药物用量。

（4）通过心理咨询辅导，解除患者心理负担，积极调整精神心理状态。

2. 药物治疗

（1）微生态制剂较为安全，对妊娠期便秘患者有一定疗效。

（2）容积性缓泻剂中小麦纤维素颗粒、欧车前，渗透性缓泻剂中乳果糖在妊娠期均可安全使用，对胎儿无不良影响，建议从小剂量开始试用，避免出现腹泻引起流产或早产。

（五）预防

妊娠期便秘的预防基本同非药物治疗，产科医生在产检时应将便秘及便秘预防作为问诊及宣教内容。

二、产后便秘

本节所述产后便秘是指孕前及孕期无便秘，产后出现的便秘情况。

（一）病因及机理

1. 肌力受损

分娩过程会造成盆底肌肉拉伸甚至发生肌纤维断裂，盆底力量下降，排便力量减弱，直肠推进力不足；腹壁松弛或腹直肌分离，腹部肌肉无力，排便时腹部压力传导异常，导致排便困难。在产程长、巨大儿分娩和阴道产钳或胎头吸引器助产的女性更容易发生产后便秘。阴道后壁膨出，粪便行走轨道前凸，大便瘀积也是造成便秘的原因。

2. 生活及排便习惯改变

我国女性有“坐月子”习惯，产后长时间缺乏运动，肠蠕动减少；月子餐中缺乏膳食纤维，产后出汗、哺乳造成体内水分缺乏，致使大便排出迟缓，大便干结；另外，很多产妇出现便意时可能正在哺乳，人为抑制排便反射，久之容易导致便秘。

3. 痔疮出现或加重

产时盆底受胎头压迫时间长，易导致痔疮的出现或原有痔疮加重，甚至出现肛裂、肛瘘等。患有痔疮的产妇，由于排便疼痛，不敢排便，反射性地抑制了排便功能，进一步加重便秘，形成恶性循环。

4. 产后抑郁

产后女性激素水平骤然下降、角色转变、睡眠不足、家庭关系复杂化可能会使部分产妇出现情绪方面的问题而不容易被家人理解，产后抑郁发病率 10%~15%，一半以上的产妇会出现抑郁情绪。这些情绪因素会影响下丘脑和自主神经系统对结肠神经的支配，减少便意，引起便秘。便秘导致会阴侧切或撕裂伤口持续疼痛，身体不适可能会加重抑郁情绪。

（二）临床表现

产后便秘主要表现为排便次数减少（＜3次/周），粪便干硬，有肛门直肠堵塞感，排便无力，排便不尽感，甚至需要手法辅助排便。部分患者还会伴有尿失禁，粪失禁症状。

产后盆底肌力尚未恢复，长期排便用力、腹压增加，会进一步加重盆底肌损伤，导致盆腔脏器脱垂，如阴道前壁膨出、阴道后壁膨出、子宫脱垂、阴道松弛等，患者自诉外阴异物感，坠胀感，阴道排气感等。

产后便秘会使痔疮出现或进一步加重，甚至出现肛裂，大便带血。会阴部伤口愈合缓慢，影响坐位哺乳。

（三）诊断

1. 询问病史

详细询问有关便秘的症状及病程、饮食和排便习惯（包括非孕期、妊娠期及产后）、胃肠道症状、伴随症状以及用药情况；便秘有关症状包括便次、便意、是否困难或不畅、便后有无排不尽感、肛门坠胀及粪便形状，有无痔疮、血便等。

2. 一般及特殊检查

除非孕期的常规检查方法外（参照第六节），产后应重视整体盆底功能检查及评估，包括盆底 POP-Q 评分，盆底肌力测评、盆底彩超等。

（四）治疗

产后便秘的治疗原则是缓解症状，恢复正常肠动力和排便生理功能。

1. 非药物治疗

（1）保证足够饮水量。哺乳期每日饮水量至少 2.5L，晨起喝一杯温开水或蜂蜜水有助于肠蠕动。

（2）饮食结构调整，增加膳食纤维摄入，比如新鲜蔬菜、水果，饮食不要过于精细。

（3）出现便意时及时排便，最好养成固定时间排便的习惯，坐便时可借助脚踩小凳增大肛直肠角，帮助排便。

（4）评估盆底肌力与盆腹动力的协调性，如肌力协调且综合肌力 3 级以上，可指导做凯格尔（Kegel）训练，如肌力不协调、肌力差、腹直肌分离，可进行腹式呼吸训练，同时积极进行盆底肌及腹直肌的康复治疗，恢复盆腹动力协调，有助于缓解便秘。

（5）如有需要，可使用低频电刺激治疗便秘：三通道进行治疗，A1 通道电极片置于升结肠部，A2 通道电极片置于横结肠部，B1 通道电极片置于降结肠部，频率 85Hz，脉宽 250μs，作用时间 20min，隔日一次。

（6）评估产后抑郁程度，严重者建议心理咨询辅导，解除患者心理负担，积极调整精神心理状态。

2. 药物治疗

（1）微生态制剂仍作为产后便秘首选，如三联、四联活菌片等，如有痔疮，可配合应用太宁栓 / 太宁霜治疗，肛裂便血者应积极到肛肠外科就诊。

（2）容积性缓泻剂中小麦纤维素颗粒、欧车前，渗透性缓泻剂中乳果糖在哺乳期期均可安全使用，对新生儿无不良影响，建议从小剂量开始试用。

（五）预防

（1）产后适当活动。一般自然分娩后 6~8h 产妇就坐起，进行一些翻身活动，采取多种睡姿或坐姿，也可自己轻轻按摩下腹部。第 2d 下地，在室内来回走动，以不疲劳为宜，但避免长时间下蹲、站立。剖宫产无合并症者，于产后第 2d 试着在室内走动，如有合并症则要遵循医生要求，不可过早下床活动。

（2）哺乳期保证高蛋白的同时，要多进食纤维含量高的食物，如粗粮、各种绿叶蔬菜，可以进食新鲜水果。酸奶不仅可以补充钙和蛋白质，还有增加消化与通便功能，可常饮用。产褥期出汗多，保证足够饮水量，可补充白开水、淡盐水、菜汤、豆浆、果汁等。

（3）顺产不建议使用束腹带、紧身衣等，剖宫产切口不影响活动后可停用束腹带，以减少对盆底肌的损伤，同时避免久站久蹲等。

（4）产后可进行盆底肌的锻炼，但同时要注意盆腹协调性，不要加腹压收缩盆底肌，反而会加重盆底肌损伤；如盆腹动力不协调，可用腹式呼吸法呼气同时收缩锻炼盆底肌。

结束语

经过2年多时间，700多个日夜不停地查阅国内外相关资料，结合自己团队的临床经验，一字一句地完成了此书的撰写工作，在此书即将付梓印刷之际，欣喜之余，也深感忐忑。盆底是如此复杂，不但结构复杂，功能也非常复杂。目前没有任何一个理论可以完全清晰透彻地解释盆底疾病的病因和解剖学基础，尽管我们试图从不同的角度、不同的层次去尽量完美地展现盆底相关疾病的有关内容，不足之处也在所难免。

女性是多么柔美，盆底是否健康与女性生活是否幸福密不可分。希望本书的出版发行，让更多的妇产科医生关注盆底疾病并给予高度重视，此书内容通俗易懂，实用性强，可以作为盆底初级工作者的案头书随手翻阅，也希望各位专家不吝指教，促使本书不断完善，推进盆底事业发展。

同时我们也应该看到，盆底学科作为新兴的领域，需要多学科的协助发展，将妇产科、泌尿科、肛肠科甚至影像学、生物力学、中医康复等融会贯通，那么盆底的明天一定会更加美好！

成书之际，感慨万千。感受到笔耕不辍的愉悦，感悟到梦想花开的真谛，感恩到亲朋相伴的温暖，也感谢生命美好的遇见。

韩璐

2019年8月18日